患者はだれでも物語る

医学の謎と診断の妙味

リサ・サンダース
監修・松村理司
訳・塚本明子

ゆみる出版

ジャックへ

患者はだれでも物語る　目次

装幀　moco／橘川幹子

謝辞

本書はもともとニューヨーク・タイムズ・マガジンに掲載されたものであり、その編集者であるポール・タフ氏が、私が雑談のなかで話したいろいろな物語を雑誌に載せてみたらきっといいものになると考えたことで、はじめて可能となったのである。ポール氏の先見性に感謝している。そこで仕事をしていた間中、多くのすぐれた編集者から親切なアドバイスをいただいた。ダン・ザレフスキ、ジョエル・ロヴェル、キャサリン・セント・ルイス、イレナ・シルヴァーマン、キャサリン・ブートン、ゲリー・マルゾラティ各氏に感謝したい。

患者さんたちの生が最も脅かされるとき、すなわち謎めいた症状が出現し、最終的に正しい診断が下されるまでの、何時間、何日間、ときには何週間ものそのときを、私に分かち与えてくれた患者さんたちに、心から感謝申し上げたい。すべての患者さんから、私は実に多くのことを学んだ。これらの患者さんたちがみせる謎を解きほどこうとして直面した、その不確かさを隠さずに見せてくれて、それについて私が話すことを許してくれた医師の方々にも感謝している。診断の過程というものは、ただ病気の原因を誇らかに宣言するというだけのものではない。そうした不確かさがどのようなものとして見えてくるかを私が描けたのは、まさに彼らの協力があってのことである。

こうした多くのすばらしい物語を手に入れて、それを私が書きたい本に仕上げようとすることが、いかに大変であるかを身に沁みて感じさせられた。ミンディー・ウェルナー氏は、当初の海のものとも山のものともつかないアイデアや物語のかたまりをうまく育てて、この本のいわば基礎がためをしてくれた。そしてスティーヴ・ブラウン氏は、彼の記者としての優れたわざを駆使して、本書を構成する適切な素材となるものを見つけさせてくれた。また、各章を今の形に仕上げるよう助けてくれたカール・ウェーバー氏に感謝している。私のジョギング仲間のエリザベス・ディロンとセリーン・ジョーンズは、一緒にイーストロックの丘を上り下りしながら、私が各章をどう書くべきか苦心惨憺していることにいつも耳を傾けてくれた。息を切らしながらも、なすべき質問を必ずきちんと挟んでくれた。アンナ・ライスマン、ユーニス・ライスマン、ジョン・ディロン、パン・メイ・チャン、ベッツイ・ブランチ、アリックス・シアヴォーンが快く、とことん本文に目を通してくれた。医学の難解な袋小路に迷い込んだときには、いつも彼らのコメントに助けられ、そのおかげで、話がずっとわかりやすくなっていると思う。イェール大学ではスティーブ・フオット、ジュリー・ローゼンバウム、オーガスト・フォーティン、ドンナ・ヴィンディシュ、アンドレ・ソフェア、デイヴィッド・ポデル、マイケル・グリーン、ダン・トービン、スティーヴ・ホルト、マイケル・ハーマ、ジャネット・テトロー、ジョック・ローラソン各氏、そして同僚の教授陣、スタッフ、研修医たちが一体となって、この仕事を進められるよう励まし、支えてくれた。トム・ダフィ、フランク・ビア、ナンシー・アンゴフ、アスガー・ラステガー、パトリック・オコーナー、マジッド・サディ、エリック・ホルンボー各氏から、私が今医者として知り得たことのほとんどを教わり、また本書での私の考えを形成するうえで、彼らの助力をいただいた。ジェローム・カッシーラーが統括する研修医のレポートは、明快な医学的思考とすぐれた物語の範となるものであり、私は各章の、特に思考に関する章を書きながら、かつて自分が何時間も聞いてメモした彼らの医学上の解説を、何度も読み返して参照した。

ジェイク・ブルーベイカー、エドムンド・バーク、ローラ・クーニー、オンニ・オフォール、ヴァレリー・フローレ、マージョリー・ゲッラ、ジェイソン・ブラウン、クレイトン・ハルデマン各氏は、私の遅々とした執筆の間中、毎週、心のこもった励ましの場を設けてくれた。ポール・アタナシオは、私がするような物語をテレビではどう取り上げればよいかのアイデアをもっていて、この私を、医者もののテレビ番組という素晴しい世界に招いてくれた。またデイヴィッド・ショーが、自らの〈内なるハウス医師〉を活かして、医師‐探偵役のグレゴリー・ハウス医師および、彼の診断への情熱的追跡に命を吹き込むことで、診断という私にとって親密で大切なテーマを、国民的な対話の場へと持ち出してくれたことに感謝している。

ブロードウェイ・ブックス社の担当編集者で、ここまで導いてくれたチャールズ・コンラッド氏は、初めからこの本の価値を信じてくれていた。彼の控えめな機知、見通し、そして（ありがたいことに）その忍耐が、支柱として終始私を支えてくれたのである。原稿編集担当のフレデリック・チェイス氏は、細かい点にまで目を配り、いくつもの恥ずかしい間違いを防いでくれた。友人で代理人でもあるゲイル・ロスは、これがよい本になることを私よりも前から確信していて、ずっと私の手をひっぱってくれた。ゲイル、本当に、あなたのおかげである。私の執筆の場をきちんと整備してくれたジェニファー・マンゲラにも、お礼を申しあげたい。

最後に私は娘たち、タープリーとヤンシーに感謝したい。あなたたちは私の世界の中心であったし、私の太陽系の引力の重心であった。この本の軌道が、自分の私的世界の最も暗い部分に入り込んでしまったとき、あなたたちの愛の力が、私もその一員であるすばらしい家族の温もりへと引き戻してくれた。そしてジャック、あなたなしでは、きっとこの仕事はなしえなかった。だからこの本をあなたに捧げたい。

著者による注

この本に書いた物語はみな本当にあった話である。自分の物語を心よく分かち与えてくれた患者の方々のプライバシーを尊重するために、その名前は変えてある。いくつかの事例では、本人が判明するような事柄も変えてある。この本に登場する医師たちは、自分の最も難しかった診断を、誤診も含めてすべて詳しく述べてくれた。彼らはその誤りのゆえではなく、それを議論することを拒まなかったがゆえに特別な医師である。ただ正直であるというだけで罰せられることがあってはならないし、それゆえ、私はこれらの勇気ある医師の名前も変えることにした。

今日では個人のことを指すのに、一般的に「he（彼）」を使うわけにはいかなくなっているので、代名詞については苦労した。現在のところ、このことについて特に規則はないので、この本では、私は一般的に医師を指す場合には「she(彼女)」を、患者個人を指すときには「he（彼）」を用いている。

患者はだれでも物語る

——医学の謎と診断の妙味

緒言　悪夢はどの患者にも起こる

バーバラ・レッシングは、窓越しに病院の背後の雪景色を眺めた。午後の空は暗く、また雪が降りそうだった。彼女は、ベッドのやせこけた患者を見つめた。彼女の娘であるまだ二二歳のクリスタルが、これまでずっと元気だったのに、今や原因がわからないまま死にかけているのだ。クリスタルは、ナッソー大学医療センターの集中治療室で二日間治療を受けていた。何十人もの医者にかかり、幾度となく検査も受けたのに、病気の原因がだれにもさっぱりわからないのだ。

歯医者のオフィスですべては始まった。クリスタルは、一ヵ月前に二、三の埋伏智歯を抜いてもらった。しかし、歯がなくなっても、痛みが続くのだった。彼女は、ニューヨーク州の半分ほど離れて住んでいる母親に、ほぼ毎日のように不満だと電話をかけた。「その歯医者さんに電話しなさい」と、母親は娘に勧めた。そして、ついにその勧めに従った。

歯医者は、一週間分の抗生物質を渡した。その次にもう一週間分が渡された。口の中は良くなった。しかし、かえって疲れて、体が痛くなってきた。その翌週は、寝込んでしまうような感じだった。それから血性下痢になり、熱が出てきた。どうしてもっと早く医者にかからなかったのかと、こぎれいな中年の母親は心のなかで娘を叱った。

バーバラは昨晩、この郊外にある病院の救急室の医者から電話を受けた。娘が病気であり、しかも死にかけているというのだ。彼女はシラキュースへ車を走らせ、ニューヨーク市への飛行機に乗り、そこからタクシーでロングアイランドに向かい、やっとのことで不規則に広がった大学の医療センターに着いた。集中治療室では、二年次研修医のダニエル・ワゴナー医師が案内してくれて、娘に会うことができた。クリスタルは眠っていた。黒みがかった巻き毛の髪は、枕の上でもつれていた。とてもやせこけていた。しかし、最もどきっとさせられたことは、彼女が黄色に、明るい黄色に変わり果てていることだった。

黄疸のあるこのか細い女性がベッドで動かないのを見ると、ワゴナーの心臓の鼓動は速まるようだった。彼女の皮膚は、不自然な明るい黄色に変わっていて、汗で光っていた。熱はおよそ摂氏三九・五度あった。脈は速いがほとんど触れず、鼻から酸素が管で送られているのに呼吸数は正常よりも多かった。彼女はほとんど眠っており、目を覚ましても、どこにいるのか、どのように運ばれてきたのかわからないことが多かった。

医者にとって、目の前で患者が死んでいくことほど恐ろしいものはない。死は集中治療室ではごくふつうに起こる。患者や家族にとって、死が苦痛の軽減として歓迎されることもある。医者も、もはや命を長らえさせられない患者なら、その死を許容できよう。しかし、一週間前まで元気だった若い娘の場合はそうはいかない。医者たちは考え及ぶあらゆることを行っていたが、この若い娘の生死を分かつことになる何らかの手がかりを見逃していないかと思い直すのだった。彼女は死んではならない。しかし、彼女を診療した若い研修医とすべての医者には、その死は避けられないと思われた。

クリスタルの薄いカルテは、彼女の状態が非常に悪いことを示す多くの証拠物でぎっしりだった。ワゴナーは、何十回もカルテに目を通していた。ほとんどの検査が異常だった。白血球数は非常に高く、感染が示唆された。赤血球数は低く、正常の半分しかなかった。救急室で輸血をされたし、集中治療室に移ってからも受けたのだが、赤血球数は動かなかった。腎臓は働いていなかった。凝固系も同様だった。黄色い皮膚はあざだらけだし、尿は深紅色だった。

血液を循環させ、肺に酸素をやり、血圧を十分高めて、患者を生かそうと最大限の努力を払うと、ひどい病気を乗り切ることができることもたまにはある。技術の進歩によってもたらされる奇跡といえよう。しかし、あくまでたまにであって、今回はそうではない。集中治療室チームは、クリスタルに何度も輸血した。壊れた凝固系にてこ入れをしようと最善を尽くした。血圧を上げる昇圧剤や腎臓を助ける輸液、何種類もの広域抗生物質も与えた。しかし、どれもうまくいかなかった。ともかく、診断がついていないのだ。彼女は死にかけているが、診断が欲しくてたまらない状態なのだ。

この本は、どのように診断するかを扱っている。医学のこの最大の急所は気づかれず、書かれないことが多いが、医者の行為の中で最も難しく、また重要なものなのである。医学が現代生活に普及するのに反して、この診断過程の大半は隠れたままであり、理解されず、信用されないことが多い。映画や小説では、診断過程は、魅惑的な症状と救命治療の開始との間に位置する一発芸となっている。テレビだと、スタートレックのマッコイ博士のもつ魔法の診断機器の現代版のようなものになる。しかし実際のところは、診断にまつわる物語こそ、最も複雑で、刺激的な物語なのだ。

ここで取り上げられる物語は医者たちが語ったものである。シャーロック・ホームズ、『影なき男』の英雄であるニック・チャールズ、それに『科学捜査班』のギル・グリソムが、被害者とその同僚に犯罪を説明するように、医者も複雑な診断がうまくいった話を喜んで詳しくするものだ。その話の中身は、変わった症状や予期せぬ所見、目くらましや見逃された手がかりなどのすべてが、最後にはうまくまとめられてやっと診断ができるというものだ。この本で私は読者の方々を、そういった話がされる現場、つまり現代の医学の謎が解けたり、解けなかったりする最前線に連れていきたい。

ちょうど百年前、ジャーナリストで辛らつな社会評論家のアンブローズ・ビアスは、彼の『悪魔の辞典』の中で、「診断とは、医者が患者の脈と財布をとることで病気を予測すること」と定義した。人類の歴史の長きにわたって、これは正しかった。ごく最近まで、診断は科学というより技芸だった。

しかし、ビアスが鋭くペンを振るって以降、症状の原因を特定し、その裏に潜む病理を理解する能力は飛躍的に進歩した。ビアスが執筆していた時代に、多くの者からアメリカ医学の父とみなされているウィリアム・オスラー博士は、千百頁の代表作である『内科の原理と実践』の中で、あらゆる既知の病気の包括的要約を書くことができた。今日では、医学のどんな小さな分野でも、提供できる超専門的な知識は同様の頁数になる。

医学が誕生した約千年前は、診断（患者の病気の確認）と予後（病気の経過と結末）が、医者がベッドサイドにもたらす最も効果的な道具だった。しかしその後は、診断を確認したり、病気の経過を変えるようなことはほとんどなされなかった。病気に直面した際のこの無能力さのために、誤った診断をされても、その結果はごくわずかの差だった。病気の真因は、患者とともに葬り去られてしまうことが多かった。

近年になると、医療技術が発達し、診断や治療の能力を変化させた。主として十九世紀に開発された身体診察が端緒だった。触診や聴診や視診で得られる間接的証拠は、皮膚の下の病気をほのめかした。それから二十世紀初頭に発達したレントゲンによって、それ以前なら想像するしかなかった人体内部を見ることができるようになった。皮膚を通して人体の内部構造を見るというこの行為が、一九七〇年代のＣＴ（コンピュータ断層撮影）や一九九〇年代のＭＲＩ（磁気共鳴画像）の基礎になった。血液検査は数も爆発的に多くなり、正確度も格段に高まり、あらゆる種類の病気の確定診断に役立つようになった。

より良い診断は、より良い治療に結びつく。病気の継続的援助のために医者ができることは、何世紀もの間、共感の気持ちをもつ以外にそう多くはなかった。無作為化比較試験とその他の統計的道具の発達により、本当に効いた治療と人体の自然治癒力以上にはみるべき効果がない治療とが区別できるようになった。二十一世紀に突入した医学には、病気の治療に幅広く対応できる有力で、効果的な薬がぎっしりと用意されている。

過去二十、三十年の研究の多くは、どの治療をどのようにするかを調べたものだ。どの薬、どんな量、どれだけの期間？　どんな手技？　効果はどれほどだった？　これらがよく聞かれるのだが、今日ではきちんと、確実に答えることができる。多くの病気の治療ガイドラインが出版され、入手できるし、きちんと使われている。「料理の本のような決まり切った医学」という心配や嘆きをよそに、こういったガイドラインは、急速に増加する証拠に基づき、多くの生命を助けてきた。こういった「根拠に基づく医学」によって、最も効果のある治療を思慮深く利用できるようになるので、患者には益が多い。

しかし、効果のある治療は、正確な診断の上に成り立つ。早く、正確に診断できるような新旧の道具は、今や手元にいくらもある。治療が標準化されればされるほど、最も複雑で、重要な決断は診断過程に起こることになる。

診断の多くは、回りくどくない。病歴と身体所見で病気を推定し、検査ですばやく確定する。熱と咳の高齢男性は、レントゲンでひどい肺炎が確かめられる。胸痛があり、左腕と顎に放散する五十歳代の男性は、心電図と血液検査で心臓発作を起こしていることが確認される。避妊用のピルを飲んでいるティーンエイジの女子が息切れと脚の腫れを訴えれば、CTで巨大肺塞栓が証明される。これらは医学診断にとってはごく日常的であり、これらの症例は原因と結果がきちんと結びついているので、医者はほぼ直ちに原因、経過や機序について患者や家族に説明できる。

しかし、それ以外の症例もある。複雑な病歴や既往歴の症例。症状が示唆的でなく、診察でもこれといったものがなく、検査でだまされやすい症例。病歴が道からそれやすく、ふつうなら考える病名がみな違うように思われるために、診断が外れる症例。このような症例の場合は、医者は、シャーロック・ホームズがたまに鳥打帽をかぶるように気をひきしめて、謎解きをしなければならない。医学が技芸の領域に立ち返るのはこのような症例においてなのだ。そこでは医者は探偵のように病気のもつれを解きほぐし、どのように聞き出すかを理解し、微妙な身体所見を把握し、どんな検査をすれば最終的に正しい診断にたどり着くかを判断しなければならない。

クリスタルの診療に当たっている医者たちには、彼女の病気の謎が解けて救命に間に合うかどうかがわからなかった。診断用の資料が足りないことは全くなかった。異常所見があまりに多く、どれが病気の基本経過で、どれが経過の結果にすぎないのか区別ができなかった。救急医たちは、制御できない出血に注目していた。血液がどうして凝固しないのか？　最も重篤な感染症にしばしば伴う、謎めいた病気である播種性血管内凝固なのだろうか？この病気では、凝塊になる線維性物質が血管内のあちこちにできる。この堅い物質は、動脈を流れる際に赤血球を破壊し、酸素運搬物質を流出させ、赤血球断片を血流中にまき散らす。しかし、クリスタルの血液を丁寧に見ても、そのような赤血球断片は認めなかった。だから播種性血管内凝固ではなかった。

彼女が黄色いのはなぜか？　肝炎は、若い人の黄疸の最も多い原因である。しかし、救急医たちは、肝炎を起こす幾種類かのウイルスのどれをも見つけることができなかった。しかも、彼女の肝臓がきちんと機能しているかどうかの検査はほぼ正常だった。だから、肝臓が悪いからではない、と結論された。

彼女が集中治療室に運ばれるやいなや、そこの医者たちは血性下痢に焦点を当てた。歯の感染症のために二度の強力な抗生物質治療を受けた後に、下痢と熱が起こっているからだ。それだと、クロストリジウム・ディフィシルと呼ばれる細菌によって起こる感染症の型にぴったりするし、この感染症は最近ぐんぐん増えているのだ。この結腸の感染症は、猛烈な下痢や重篤で致命的になることもある全身病をきたすが、抗生物質療法が治療になる。

集中治療室チームは、クロストリジウム・ディフィシルが産生する危険な毒素を探したが、見つからなかった。しかし、その検査には一〇％もの見逃しがある。実際、その病気の可能性が高い場合は、病気がないとするためには三度も再検しなければならないとされている。同チームは、クロストリジウム・ディフィシルを治療するために抗生物質を開始した。抗生物質の使用とその後の血性下痢という筋書きのために、そういうことになった。

しかし、患者の診療に当たっていたワゴナーは、その診断に満足しなかった。合わない事柄が多すぎる。抗生物質と下痢については理解できるが、彼女の症状のあまりにも多くが説明できないのだ。

その金曜日の夜、つまりクリスタルが入院してから四八時間後だが、ワゴナーは複雑な症例に出くわしたときに多くの医者がすることを行った。すなわち、もっと経験のある医者に援助を求めたのだ。利用できる技術はかなり広くなったが、こういう際に医者が一番頼りにする道具は最も旧式のものであり、電話、尊敬できる同僚、先生や友人といったところだ。

トム・マニス医師は、病院で最も高く評価されている医者の一人だった。腎臓内科医の彼が呼ばれたのは、クリスタルの腎不全のためだった。しかし、ワゴナーがこの年長の医者に症例呈示をした際、この先生なら腎臓以外のことも解決する手助けをしてくれるのではないかと期待したのは確かだった。

カルテを読み終えると、マニスも悩んだ。診断は的が外れているというワゴナーは正しい。第一に、クロストリジウム・ディフィシル腸炎は、ふつうは高齢者の病気だ。患者は若く、それまで元気だった。もっと要を得た点は、きつい黄疸と頻回の輸血に反応しない貧血が、クロストリジウム・ディフィシル腸炎では説明できないことだった。そこでマニスは、ワゴナーがすでにしていたことをした。「知る限りの優れた医者に電話しました」と、マニスは言う。彼らの一人ひとりにクリスタルの当惑させられる物語を語ったのだ。ここでも用いられたのは、取り替えられない道具である電話と友人だった。その医者の一人が、内科部長のスティーブン・ワレスタイン医師だった。

ワレスタインが患者を診にくることができたのは夕方近くだった。彼はカルテを読まなかった。このような手ごわい症例では今までもそうしてきた。すでに診た医者たちの考えに影響されたくなかったのだ。こういった困難な症例では何かが見逃されているか、誤解されていることが多いものだ。あらゆる断片が集められていたとしても、間違って組み立てられてしまっていることが多い。

ワレスタインは患者のベッドサイドに直接向かった。

彼は、若い患者と母親に自己紹介し、イスを引き寄せて、座った。全体の話をつかむのは必須だが、時間がかかる。何が起こったのか、最初から話してもらえないかと、彼は病気の娘に聞いた。推理小説の古典的な探偵のように、彼は被害者に犯罪をもう一度語ってくれないかと頼んだのだ。「もう何回もしゃべってきましたわ」と、クリスタルは抗議した。彼女の声は疲れでしわがれており、言葉は不明瞭だった。カルテを読んで間に合わせることはできないのか？　それではだめなのだと、彼は穏やかに、しかしきっぱりと言った。彼女からじかに聞き、自分自身で組み立てる必要があった。彼女はゆっくりと、もう一度話し始めた。あいまいになったり、覚えていないときは、母親が話を継いだ。

二人の女性が集中治療室にやってきた出来事を語り終えたところで、ワレスタインは母親に娘についてもう少し聞いた。クリスタルは大学を出たところだった。とりあえず子守りとして働きながら、今後の人生をどう生きようか考えているところだった。タバコもお酒も薬もやっていない。病気なんて罹ったことはない。一度も。母親はこの親切な中年の医者に娘の話をしながら、大振りに涙をぬぐった。彼はうなずいて、共感を示した。彼にも娘がいた。

それからワレスタインは、ベッドの若い女性に向き直った。黄色い皮膚は熱く、乾いていた。唇はかさかさで、ひびが入っていた。おなかは膨らみ、軟らかかったが、肝臓の硬い辺縁が触れた。これはふつうなら、肋骨の下に隠れているのだが、五、六センチ突き出ていた。腫れて、圧痛のあるこの臓器に指圧が加えられた際、彼女はうめき声をあげた。

それからワレスタインは、はじめてカルテに目を通し出した。カルテ記載は読み飛ばし、集中治療室の二日間に集まった無数の異常検査所見の解読に没頭した。

ワレスタインは一般内科医で、幅広い医学知識と臨床の洞察力で尊敬されていた。ただちに答えがわからなくても、答えにつながるような質問をすることで知られていた。この若い女性には答えが必要だった。さもなくば彼女は死ぬだろう。患者とカルテを徹底的に調べてから、ワレスタインは距離をおいて物を考える間をとって、膨大な数の検査と異常値に何らかの型が埋まっていないかを探した。

集中治療室の医者は、血性下痢に焦点をしぼったが、役に立たなかった。実際、家では便に血が混じっていたのかもしれないが、病院にたどり着いてからは下痢はほとんどなかった。これは、ワレスタインには最も重要な症状とは思えなかった。それよりも、彼は救急医の目を奪った際立った特徴に戻るのだった。血液が固まらないのだ。血液を固まらせる蛋白の多くは肝臓で産生される。彼女の肝臓はもはやこれらの蛋白を産生していないのだろうか？　そもそも彼女の肝臓は全く機能していないのだろうか？　そうなら、出血と黄疸は説明できる。しかし、肝不全なら、肝細胞が破壊される際にある種の酵素が遊離するので、その値が劇的に上昇するのが一般的な特徴なのに、彼女の場合は、その酵素値が病院にやってきて以来ほとんど正常なのだ。主治医たちは、この致命的な過程にあっても彼女の肝臓はやられていないと考えていた。

そう考えるのではなく、クリスタルが病院にやってきたときにはすでに、彼女の肝臓は破壊されていたとしたらどうだろうか？　トランスアミナーゼとして知られる肝障害のマーカーが上昇しないのは、障害される肝細胞がもうないからではないのか、すべての肝細胞がすでに破壊されてしまっていたとしたらどうだろうか？　救急部や集中治療室では誰もこの飛躍を考えなかった。ワレスタインと同じくこのように考えると、すべてが理解できる。すべて合致するのだ。

次にワレスタインは、当初から気づかれていた重度の貧血に関心を向けた。何度輸血しても、クリスタルの血液は半分止まりだった。彼女は出血していた。彼女の尿は赤色であり、その証拠だったが、出血がそれほど多いわけではなかった。そうなのだ、貧血の原因は出血ではなくて、彼女の赤血球が体内で壊れているのだ。カルテの奥にそれを示す検査結果があるのに、彼女の診療チームはそのことに思い及ばなかったとワレスタインは気づいた。

初めにわからなかった情報は、頻繁に簡単に捨て去られる。特に、このような検査の洪水がある場合には。ワレスタインは、この現象を理解していた。一度捨て去られると、忘れられてしまうものだ。これは始終起こることだ。しかし、このような困難な症例の場合は、捨て去られた検査結果が鍵を握ることがよくあることをワレスタインは知っていた。

そうすると、クリスタルには肝不全と赤血球破壊があったことになる。その組み合わせは、ワレスタインの記憶の奥深くの何かを呼びさました。何か古い機械の歯車のように、断片が次第に集まってくるように彼は感じた。そして突然に、その何かがわかったのだ。

彼は、ひらめきを裏づけるために図書室へ走った。やはり、彼は正しかった。肝不全と赤血球破壊の組み合わせは、珍しい遺伝性疾患であるウィルソン病の珍しい徴候だった。

ウィルソン病では、食物の中の必須ミネラルである銅を調整する機能を肝臓がもっていない。こういった化学的道具がないと、過剰の銅が肝臓やその他の臓器に溜まり、ゆっくりと、知らぬまにそれらの臓器を破壊する。この過程は何十年もかかるのがふつうだが、時には銅が肝臓で爆発し、肝臓を破壊し、それまでに貯蔵された銅が血流に流れ込む。この爆発の理由は未だにわかっていないのだが、クリスタルの場合のように、抗生物質の使用と関連していることが多い。さてこうなると、大混乱になる。銅は接触する赤血球を破壊する。腎臓は赤血球断片を血流から除去しようと懸命に働くが、重症を負う。血液中の高濃度の銅は、ほぼすべての臓器を攻撃する。急速に致命的になるので、助かる道はただ一つしかない。銅の爆発で破壊された古い肝臓を新しい肝臓、つまり過剰のミネラルを処理できる機能をもった肝臓と置換することだ。本当にウィルソン病ならば、この患者には早急な肝移植しかない。

しかし、ワレスタインが先ずすることは、診断確定だった。金曜の晩なので、血液中の銅の量は測定できなかった。そもそも彼の病院ではそんな検査をしていなかった。別の診断法があった。ウィルソン病の患者では、銅が目にたまり、虹彩の最外層の辺縁に金褐色の輪ができることが多い。ワレスタインは集中治療室に取って返し、クリスタルの目を慎重に観察した。なかった。輪は見えなかったが、眼科医が特別の機器を使えば可能かもしれない。「緊急検査のために眼科医が金曜の午後九時に呼ばれるのはそう多くはない」と、ワレスタインは私に語った。彼は眼科医に患者の話をしたのだが、今度はそれらしい病名をあげて、確定診断さえしてくれればよいのだと言った。「輪が観察されるまでは私は馬鹿だと思われていたのに違いないのです」。結果がわかるやいなや、ワレスタインは患者の部屋に駆けつけて、彼女と母親に事態を説明した。

クリスタルはその夜にヘリコプターでニューヨークの長老派病院に運ばれた。移植の順番は、必要度の最も高い患者が優先される。新しい肝臓がなければ、彼女は数日で死んでしまう。そのために彼女は最前列に据えられた。翌週に移植が行われ、彼女は生き延びた。

クリスタルの悪夢はだれにでも起こる。病んで、死にかけるが、医者という医者に原因がわからない。診断が間違ったり、全くつかなかったりするために、患者自身の忍耐力と、医者の「よかれと思ってする」治療にしか頼れずに病魔に倒れる。近代病院での生死のあり様、それは治療の見込みは山ほどあるのに、それを用いるための診断がつかないことである。

かくも多くの医者が診断できなかったのに、どうしてワレスタインはついに診断に至ったのか？　どうしてこんなすばらしい診断が下せたのか？　自分の任務に関して彼は謙虚だ。「この稀な病気の、こういった稀な発症の仕方についていただけですよ。医学のすべてを知る医者なんていません。たまたま知っていただけですよ」と、彼は私に言った。このあたりは、医者にとってさえ謎めいていることが多いものだ。「頭の中で鐘が鳴って、連想が浮かんだのです。そうとしかわかりません」と、彼はつけ加えた。

本書は、その鐘について考察している。知識をどのように入手するか、目の前の生身の患者に知識をどのように応用するか。目くらましや、偽りの手がかりや、袋小路に満ちていることがある。病歴聴取や身体診察で重要な手がかりが見逃される。見慣れない検査所見のためにかえって診断があいまいになる。医者が忙しすぎたり、疲れすぎたりで、症例の全貌に考えが及ばない。偉大なウィリアム・オスラーにすらそんなひどい日々がきっとあったに違いない。

疲れていたり、痛かったり、苦痛で口もきけないことが多い患者が、医者に命を助けてもらう材料になる大切な病歴をしゃべらなければならない。だからこそ間違いや不確かになりやすいのだ。「不十分で、首尾一貫しない情報しかないことが多く、不確実な状況の中で展開される推理作業である」と、ジェローム・カッシーラーは言う。彼は『ニューイングランド医学雑誌』の前編集長で、このまとまりのない作業についての最も古くからの、最も思慮深い執筆者の一人である。

正解への道は曲がりくねり、人的・技術的に信頼できない語り手が多く、解決の見込みがないように思われるのに、正解に至ることは多く、命が救われる。

しかし、いつも正解に至るわけではない。間違いは常にある。

医療過誤がありふれたものであることは、いまさら耳新しくはない。一九九九年にアメリカ科学アカデミー医学研究所は、医療過誤に関する報告書を『人は誰でも間違える』（L・コーン他著、医学ジャーナリスト協会訳、日本評論社）と題して発表した。今では有名になった報告書だが、そのなかで著者たちは、米国で医療過誤で亡くなる患者は毎年九万八千人にも及び、その数はジャンボ旅客機が毎日一機ずつ、一年間墜落し続けたと想定した場合に匹敵すると結論した。こうして医療過誤を減らそうとする国民的努力が巻き起こり、今に実を結んでいる。

この報告書は、誤診には着目していない。しかしながら、誤診は医療過誤の実に大きな部分を形成する。研究によって若干異なるが、誤診は医療訴訟の第一ないし第二に頻度が高い理由となっている。研究によれば、内科や家庭医療や小児科といった、プライマリ・ケアで診療される患者の一〇～一五％が誤診されている。誤診されても結果に影響はないことのほうが多い。つまり、患者はひとりでに良くなるか、もし悪くなっても主治医の元に戻ってくるものだ。しかし、医者も患者もともに、誤診で傷つけられたり、場合によっては死んでしまう可能性が懸念される。三万人以上のカルテを調べた研究では、誤診は有害事象の一七％に及んでいた。

医者の診断はますます向上している。血液検査や画像技術は、以前なら病理解剖でしかわからなかった診断までも可能にした。米国でかつてなされた検死研究では、誤診率は過去数十年間、驚くほどに変わっていないとされるが、その統計は病理解剖の減少によって変化する。スイスのチューリッヒの大学病院の病理解剖率は九〇％ときわめて高いが、そこでの研究では、過去二、三〇年の誤診率は着実に減少している。アメリカ国立衛生研究所の一研究部門である「保健医療研究品質局」の研究でも、病理解剖率の漸減を考えれば、米国においても同様の傾向があることがわかる。

それでもなお、誤診の恐怖は、医者にも患者にもいつも付きまとう。その結果、誤診をもっと十分に理解しようとする新しい関心が大きくなってきた。その第一回目の会議が二〇〇八年にアリゾナ州のフェニックスで開かれたが、これは研究の関心ぶりが高まってきたことを示すものだ。そして、米国のヘルスケアの質の向上を目指す政府機関である「保健医療研究品質局」が、誤診の研究に最初の補助金を交付したのが二〇〇七年秋だった。

誤診の研究は、診断過程自体の研究と同じく、非常に新しい分野である。誤診を構成するものは何かを決めるのさえ難しい。思慮深い患者が誤りだと考えるものと、同程度に思慮深い主治医が誤りだと考えるものとは必ずしも同じではない。

たとえば、喉が痛く、熱のある患者が受診すると、私なら咽頭ぬぐい液で連鎖球菌迅速抗原検査を行い、それが陰性なら、ウイルス性疾患と診断して帰宅させる。しかしその際に、二、三日の内に起こるだろうこと、すなわち一両日以内に良くなることを、すべての患者に説明するようにしている。もし良くならないなら、連絡をして知らせてほしい、と言うようにもしている。なぜなら、これがウイルス性疾患であることはまず間違いないのだが、百%そうだとは言えないからだ。私が間違っているかもしれないし、検査の誤りということもある。伝染性単核球症や、連鎖球菌以外の細菌による扁桃腺炎のこともある。がんの可能性も全くないとはいえない。

ボンネットの下にいて、火花放電装置を取り替えないといけないかどうかを調べるようなわけにはいかない。これは、修理工が自動車の変な雑音を調べるやり方だ。医者である私の場合はそうではなくて、エンジンの音に耳を傾け、収集できる間接的な証拠に基づいて、おそらくこうなのだという思慮深く、情報に通じた推量をしなければならない。

ウイルス性疾患だとして帰宅させたが、良くならず、患者が再受診したときは誤診なのだろうか？　患者はそう思うだろう。正しい診断でなかったのも事実だ。私は誤診したのだろうか？　違ったことをすべきだったのか？

診断をより確実にすることは確かにできた。患者を耳鼻科医に診てもらい、特別な鏡で喉を詳しく観察してもらえた。診断確定のために、赤く腫れた喉を生検するように依頼することもできた。しかし、それは時間がかかり、患者には苦痛となり、途方もなく高くつく。それに、そこまでしたところで、診断は百%確かにはならないのだ。医学においては、不確実さというのは、泳ぐときの水のようなものなのだ。

喉痛よりももっと込み入ったものを扱うときは、誤診の可能性はずっと高まる。何らかの誤診が不可避であることを、医者は患者よりもずっと深くわかっている。患者から一時も目をそらさず、症状をきたす可能性のある原因の一覧、つまり鑑別診断をまずあげる。事態の進行とともに、一覧表は修正される。一部の病気は消え、病歴や身体所見や検査結果にもっとよく合致する病気が新たに加わる。最後に、確からしい容疑者の一覧ができあがる。

医者が事象をうまく取り扱っていれば、これらの可能性のある診断名のどれかは正しいことになる。しかし、その他は間違いということでもある。真実を追求する中で、医者はいつも何らかかは間違えるというわけだ。医学は込み入っていて、病気や人体には個人差があるから、可能性のある診断の一覧を作るのは大切だ。最もそれらしそうに思える診断名があがるのがふつうだが、それ以外のものも考え出すようにしなければならないのは、最もそれらしく思える病気が正解とは必ずしも限らないからだ。医者が自らに問うべきことどとされるのは、そうでないなら、はたして何でありうるのか、ということだ。

診断にまつわる物語の収集家としていつも自問することは、診断を下せた医者がいるのに、どうして他の医者たちはそれ以前に下せなかったのかということだ。間違いはどこにあったのか？　どのように誤診されたのか？　教訓は何か？

知識の欠如のことがある。クリスタルの場合がこれだった。珍しい病気の稀な徴候だった。医学の限界のひとつは、何でも知っている者はいないということだ。

クリスタルの場合には、思考の間違いもあった。肝不全が根本的な問題だとの判断が、ワレスタインの思考の第一歩だったが、それ以前に彼女を診たすべての医者には、この判断ができなかった。

患者に関する情報にも間違いがあった。「血性下痢」といわれるが、彼女が病院にやってきた日に起きた二、三回の血便のことにすぎないと、ワレスタインにはわかった。拡大した、圧痛のある肝臓を診察で見つけたのもワレスタインが最初であり、この臓器が血液検査で思われていたようには正常でないことがわかった。検査で見つけられた異常所見が正しく解釈されていないこともあった。黄疸は、当初は赤血球の破壊によるものだとされていた。さらなる検査で、この赤血球の破壊が免疫系の故障によるものではないとわかったとき、その原因に最初に思い至ったのもワレスタインだった。この症例がそうであるように、誤診はあちこちの段階での失策の積み重ねによるとの研究もある。

この症例は、自由にできるあらゆる道具を適正に使って解決したが、これは多くの他の症例でも同じことだ。ワレスタインは、丁寧な病歴聴取、徹底した身体診察を行い、重要な検査異常を見つけた。こうして初めて、患者情報と診断用の知識が結合した。また、謎の断片が寄り集まった。

このようなお話をすることで、私は読者の方々に、医療の前線、つまりベッドサイドの医者の立場に身を置いてもらって、死んでしまうかもしれない病気を抱えている患者と対面した際に感じるあの不確かで、困惑した感情を共有してほしいと思っている。病気の真因を努力して探している医者の心根をわかってほしい。

医者が患者を診察し、診断を下していく順序で本書の章立てをしたのは、そのためである。各章いずれも、医者の商売道具の一つに焦点を当て、それがどううまく利用されるか、逆に間違いがどのように起こるかを記している。

医者が自らの実践にもっとあけっ広げになればなるほど、患者側も自らのケアにより十分に加わるためにはどうすればよいかがわかってくる。

この本は、『ニューヨーク・タイムズ・マガジン』のコラムに最近六年間寄稿した記事を集めたものである。このコラムは、私が個人的に集めた診断にまつわる興味深いお話を、一般の読者の方々と共有できる機会だった。もう何年も前にあまり意識せずに収集し始めたのだが、その頃は医者としてのキャリアはまだ形成途上にあった。

医学校は、私の二番目のキャリアだった。第一のキャリアはテレビ報道であり、そのほとんどがCBSの医学番組だった。医学校へ行く計画はしていなかった。夢を長く延ばしていたわけでもなかった。しかしある日、テレビ記者のボブ・アーノット医師と番組を作っていたとき、彼が老婦人の命を助けるのを目撃することになった。急流の川下りの現場で、ボブは立って説明を加えていたのだが、モニターで見ていたところ、突然いかだから消えてしまったのだ。カメラマンと私がちょっと遠くを眺めたところ、土手で老婦人を岩場に引きあげているボブが見つかった。カメラマンはこの新しい場面を撮影し、私はボブが基本的心肺蘇生をし、溺れかけた老婦人を生き返らせるのを魅せられたように眺め入った。

すぐにテレビの仕事を辞め、医学校に入ったわけではなかった。しかし、そうした考えが芽生えてきたし、私のなかにテレビの仕事に対する不満が隠れているのを実感した。テレビは何百万の人々の元に届くが、影響を与えることは少ない。医学はテレビほど多くの人々に届くわけではないが、接触した人々の生命を変える可能性がある。

そういう次第で、私は二年間の医学部進学課程をコロンビア大学で送り、イェール大学医学部に応募し、合格した。研修はイェール大学プライマリ・ケア内科で終え、今もここで働き、患者を診療したり、後輩の医者を教えたりしている。

医学部生活を始めた頃は、病態生理学、病気になったときにどこが悪いのかを明らかにする学問が最も面白そうだと思った。面白かったのは事実だし、今もそうだ。しかし想像力を最もかき立てられたのは、医者が話す特筆すべき診断、謎めいた症状が解決されることだった。夕食時に夫や友人によくしゃべったものだ。

何年も医学を扱ってきたので、医学がどう役立つか私にはわかる。しかし、診断の話は、医学の新しい側面、つまり医者にはよくわかっているが、一般の世界ではめったに議論されない側面を明らかにする。コラムや本書を書きながら私は、刺激的で重要でもある医学の側面を読者の皆さんと共有しようと努力した。刺激的というのは、病気の謎を解明する作業は探偵業のようなものであり、込み入ってはいるが、満足を覚えるものだという意味だ。重要だというのは、私たちのだれもが、いつそういった患者になるかもしれないという意味だ。ともかく診断過程について皆さんが知れば知るほど、皆さんは医学に一層の力を貸すこともでき、その理解もさらに進むものなのだ。

第一部　患者はだれでも物語る

第一章　事実とその向こうにあるもの

一年次研修医のエイミー・シア医師が、救急室の患者の仕切りスペースに入ってきたとき、その若い女性は大きなピンクの洗面器にかぶさるように背を丸めていた。彼女はシアを見上げた。涙が顔いっぱいに流れていた。「もうとても我慢ができそうにないわ」。二十二歳のマリア・ロジャーズはすすり泣いた。今朝早く救急室にやってきたのは吐き気があったからだが、それを止める薬を二種類もらっても、何も効果はなかった。

「この九ヵ月の間、ほとんど病院か診療所で過ごしたような気がするわ」と、マリアは静かな声で医者に話した。そして今また、病院に舞い戻ってきたのである。去年のクリスマスの直後まで、全く健康だった。大学から家族に会いに家に帰り、友人たちとつるんで出かけ、それからまた大学へ戻ろうと準備しかけたところで、この妙な吐き気に襲われたのだ。彼女は食べることもできなかった。どんな匂い――特に食べ物の匂い――をかいでも、すぐ吐きそうになってしまうのだった。しかし実際には吐かなかった。初めのうちは。

次の日、大学へ戻る車のなかで突然冷や汗をかき、車を止めて吐かざるをえなかった。そしていったん始まると、もういつまで経っても止まらないという様子なのだった。「どうして大学まで行けたのかわからないわ。数分ごとに、吐くのに車の外に出なきゃならなかったのだから」。

大学に戻ってから学期初めの数日は、ベッドに寝ていた。クラスに戻ると友人たちは、休暇中に太った分を取り除くのに忙しかったんでしょう、と冗談を言った。ともあれ彼女は元気で、特に心配はしていなかったが、しかしまた始まったのである。繰り返し、繰り返し。

発作はいつも同じ調子だった。二、三時間あの奇妙な吐き気がして、それから実際に吐き出すとそれが何日も続くのだった。発熱も下痢の症状もなかった。筋肉のけいれんもなかったし、どこも痛くなかった。彼女は薬局で見つかるものは何でも試してみた。タムズ、ペプチド、ペプトビスモル、プリローゼ、マーロックスのどれも効かなかった。次の発作が必ずまた、いきなりやってくるのだとわかっていることが頭のどこかにあって、絶えず彼女を苦しめていた。

彼女は発作のたびに保健室へ行った。そこの医者はまず妊娠チェックをし、それがいつものように陰性であると、静脈輸液とコンパジーネ（吐き気調節の薬）を少し与え、一、二日して彼女を寮へ送り返すのだった。学期途中で彼女は大学をやめ、帰宅した。

マリアはかかりつけ医のところに行った。医者は途方にくれた。彼女は消化器内科医に回されたが、そこでは胃内視鏡、大腸鏡、胃透視、腹部ＣＴスキャン、さらに頭部ＣＴスキャンがなされた。肝臓病や腎臓病、さらに聞いたこともないいくつかの遺伝性の病気の血液検査もした。全く異常なしであった。

また別の専門医は、腹部性片頭痛かもしれないと考えた。片頭痛は脳への血流の異常によって起こる。あまり多くはないが、腸への同じような異常な血流が吐き気と嘔吐を催すことがある、つまり片頭痛に対応する現象が胃腸に起こることがある、と。その医者はこの腹部の「片頭痛」を予防する薬と、もうひとつ、それでも実際に発作がきたときに飲む薬を与えた。これらは効かなかったので、彼はまた別の薬剤を試した。それも効かなかったので、マリアはその医者のところへはもう行かなかった。

奇妙なのは、こうした発作の間、ほとんど正常と感じるのは、熱いシャワーを浴びているときだった、とマリアはシアに話した。冷たいシャワーではだめで、温かいシャワーですら効果はあまりなかった。しかし、やっと我慢できるくらい熱いシャワーを浴びていると、嘔吐は止まり、吐き気もゆっくりと治まったのである。何度かは、自宅で熱いお湯が出なくなったという理由だけで病院に来たこともあったという。

最近、これは食事アレルギーではないかと友人が言うので、生姜と塩クラッカーだけにしてみた。すると、それはいいようだったが暫くの間であった。二日前にまた、同じ気分の悪さで目が覚めた。昨日から、全くノンストップで吐き続けたのであった。

マリア・ロジャーズは、豊かな長い栗色の髪をバレットで後ろで留めた、やや太り気味の小柄な女性であった。そのオリーブ色の肌は血の気はなかったが、しかし澄んでいた。目はあまりに泣いたのと疲れで、はれぼったかった。彼女は調子が悪そうで、たしかにストレスを受けてはいたが、でも慢性の病気ではないと、シアは思った。

この吐き気はどのくらいの頻度かと、シアはこの若い女性に尋ねた。一ヵ月に一度くらい、との答えだった。月経と関係あるかしら、とシアは助け舟をだしてみた。彼女は顔をしかめて首をふった。何か食べたあとに起こるのがふつう？　それともお腹が空いているとき？　疲れているとき？　いらいらしているとき？　いいえ、いいえ。マリアはほかに悪いところもないし、何の薬も飲んでいない。付き合いでタバコを吸うこともあるけれど、それも一箱買って、一週間とかそれ以上もつこともある程度。アルコールも飲むけれどたいていビールで、週末、友達と出かけたときに飲むのがほとんどであった。

彼女の母親はアルコール依存症で、数年前に亡くなっていた。大学をやめてからは、父親と姉と住んでいたが、数ヵ月前、何人かの友人と近くのアパートに引っ越したという。ペットも飼っていないし、一年ほど旅行にも出かけていない。自分が知る限り、有毒なものに触れた覚えはない。シアは急いで診察した。腹部のごろごろいう音は通常より少なく、軽い圧痛があった。それはともに嘔吐の結果にすぎなかった。胆嚢が感染しているという徴候もなかった。肝臓や脾臓の腫大も見られなかった。そのほかの診察は全くふつうであった。「部屋のドアを出るときに、何かし残したような気がしたけれど、それが何かはわからなかったし、何を探せばよいのかさえもわからなかったわ」と、シアは私に説明した。

事実だけではない

シアはイェール大学のプライマリ・ケア内科研修プログラムの研修医で、私は現在、そこで教えている。彼女が私にマリア・ロジャーズについて話してくれたのは、私が興味深い事例を収集し、それをニューヨーク・タイムズ・マガジンのコラムにときおり書いたりしていたからだった。シアはこの事例について、患者をこれほど苦しめている原因をもし自分が探り当てたとしても、それは自分の豊富な知識のゆえではないと初めからわかっていました、と私に話した。なぜならマリアは、もうとっくに大勢の専門医に診てもらっていたのである。だから、もしシアがその原因を突きとめたとしても、それは他の人が見逃していた「鍵」を彼女が見つけ出したからということであろう。

患者の物語は、しばしばその「鍵」を見つけるのに最適の場である。それは昔から診断の手がかりである。そして結局のところは、今も最も頼りになる道具のひとつなのである。実に医学的な診断の大部分、七〇～九〇％が、患者の話だけに基づいて下されているのである。

そのことはすでに確立ずみなのに、診断に際して患者の話すことがいかに大事であるかが、どうも患者にも医者にも認識されていない。だが患者の話こそが決定的な情報である。ハイテクの検査も、これほどの打率で当たることはない。また身体診察でもそこまでは当たらない。しかもこの情報を手に入れるやり方は他にない。患者とより多く話す機会をもつことが、診断を下すのに決定的な手がかりをもたらすのである。それにこの単純な面接から得たことが、診断が下された後も、患者の健康状態についてしばしば重要な役割を果たす。

どの医者にかかった場合にも、必ずといってよいほど、今日はどうしましたかと聞かれるであろう。たいていの患者は、それに答える用意ができており、それはすでに友人や家族に話した物語である。ところが、患者にはその話をする機会がほとんどない、ということが多い。

医者は、この診断の第一段階をひとつの尋問と考えている。それで探偵ジョー・フライデーよろしく「どうぞ奥さん、事実だけ」を手に入れ、患者は現在進行中の犯罪の傍観者となって、何が起きたかについて、ためらいつつ、視野を限られた目撃証言をすることになる。このような見方からすると、患者の話はその事例の真実を伝えるものとしてのみ重要性をもつ。

この「事実だけ」の態度のため、医者たちはしばしば、患者が自分の物語を全部話す前にそれを遮ってしまう。医者と患者が対面し、互いにテープが回っていることを承知している録音においても、患者が初めに症状を話すのを医者が遮るケースが七五％以上である。いずれにせよ、その話は長く続かない。ある研究では、医者が口を開かずに聞いているのは平均一六秒である。三秒でもう遮る医者もいる。

そして一度物語が遮られてしまうと、患者はもう話の先をあえて続けようとはしない。この録音された出会いでは、医者が遮ったあとも、また物語を続けて最後まで話した患者は二%にも満たなかった。

その結果、医者も患者も、受診と病気について非常に異なった理解をもつことになる。調査を何度繰り返しても、受診の目的や患者のもつ問題そのものについてすら、診察の後で医者と患者の言うことがしばしば違っていることが示される。ある研究によると、医者の診察後の面接で、半数以上の患者が、自分が気にかけている症状があるのに、それについて話す機会がなかったと話した。別の研究では、医者と患者では主訴、つまり患者が病院に来た理由について喰い違っている場合が、二五%から五〇%あるという。主訴は患者の側からのみ得られる情報のはずであるが、医者がそれを捉えそこねることが多い。この問題について早い時期に書かれた論文で、ジョージ・バリント医師は次のように忠告している。「質問すればそれに返答は得られる、そしてそれだけしか返ってこない」と。逃されるのは患者の物語であり、その物語こそが尋問によって得られる、何が（whats）、どこで（wheres）、いつ（whens）起こったかだけではなく、なぜ（whys）、どのように（hows）そうなったのかをしばしば教えてくれるのである。

さらに言えることとは、尋問モデルは、引き出された症状や病気について仮説を立てるものだということである。たしかにこのような仮説は、その症状をもつほとんどの人にはあてはまるのであろうが、具体的な特定の個人にはそうでないかもしれない。偉大な探偵シャーロック・ホームズは、個人の行為や考えを、平均的なそれと比べたときにどう違うかについて長々と語っている。ホームズはワトソンに言う。平均的な人間がするであろうことについては、かなりの精度で言えるかもしれないが、「だれか個人がするであろうことは、決して予測はつかないものさ」。そして平均的人間とその個人との違いは、医者が聞かなければ表に出てこないであろう。

「その人がどのような病気をもっているかよりも、その病気に罹る人がどのような種類の人間かを知ることのほうが重要だ」と、オスラーは二十世紀の初めに研修医に教えている。診断技術および、病気の病態生理の理解がずっと進んでいるにもかかわらず、研究の結果はそれが今日もなお真実であることを示している。

だから、充分な病歴を得るプロセスは協働作業なのである。この問題について頻繁に書いているある医者は、この作業を共同執筆する二人の作家になぞらえている。物語の下書きが、二人の間を双方が満足するまでいったりきたりする、というわけである。「患者がこのプロセスにもたらす貢献はその人固有のもので、自分の生活と病気という特定の、私的な事柄である」。一方、医者はそこに知識と理解をもたらして、患者が自分の話を秩序づけるのを助け、この話が二人にとって了解可能となるようにする。医者はそれを用いて診断し、患者はこの部分的な筋書きを、今度は彼の人生の大きな物語にまとめていかなくてはならない。

充分な病歴を得ることが、正確な診断にそれほど重要であるのに、なぜそれがうまくできないのであろうか？ そこにはいくつかの理由がある。

まず第一に、ほとんどの研究者も医者も患者も、時間に余裕がないという事実を認めるであろう。診察時間は平均二十二分である。医者たちが患者と過ごす時間が短くなっているという実感はあるのだが、実はこの数字は最近の二十年間で増えている。一九八九年には医者の平均診療時間はわずか一六分であった。このように時間は延びているにもかかわらず、医者も患者も、一緒にいる時間が短すぎると、よく声をそろえて言っているのである。

これに対処しようと医者たちは、素早く診断できるような情報を引き出すために、数少ない、できるだけ的を絞った質問に頼ることになる。しかし、充分な病歴を得るために必要な時間を削るこの努力が、伝達上の誤解や、情報の聞き逃しのリスクを増やすことは明らかである。近道の多くがそうであるように、この情報の近道も、患者が自分のやり方で自分の物語を語ることができる面接より、結局は時間がかかってしまうのである。

さまざまな研究によると、充分な病歴があれば、医者はそれ以上時間をかけずに、直ちにより少ない検査の指示とより少ない専門医への照会ですませることができる。実際、充分な病歴があれば、診療時間を短縮することすらできる。さらに患者の満足感もより大きく、治療への遵守度も高まり、症状の解決が早くなり、訴訟件数も減少する。

この問題には訓練不足も関連しているであろう。医者は教室で二年間、症状を既知の病因に結びつけて病気の進行過程を同定し、分類するやり方を学ぶが、どのようにしてその基本的な情報を手に入れるかについては、何らかの訓練ができるようなプログラムが最近までほとんど組まれていなかったのである。どうやらそこには、そのようなことを教える必要はないという前提があったようである。また暗黙のうちに、発達した診断技術があれば、この種の個人的な情報に依存せずにやっていけるだろうという期待もあったかもしれない。さまざまな研究結果が、この前提がともに当たっていないことを示したため、今日ではほとんどの医学部で、医者と患者のコミュニケーションのための授業を開いている。さらに二〇〇四年からは、医学生は医師免許を得るために、病歴を聞き出す技能に習熟していることを実際に示すことが要求されるようになった。若い世代の医者たちはこの道具を活用しないかもしれないが、少なくとも備えてはいるのである。

最後の問題として、多くの医者には、病気に伴ってときに生ずるさまざまな感情を避けたい気持ちがある。患者は自分の物語を話すにあたって、どのような種類の情報を持ち出すべきか、その手がかりをしばしば医者から探り出そうとする。尋問型のやり方では、患者に求められるのは事実であり、事実のみであるとされる。しかし多くの場合、病気とは一連の症状を越えたものである。病んでいるということが、しばしばさまざまな感情や意味合いと絡まり合って、医者には想像もつかないような思いがけないやり方で、患者の病気についての経験と認識をこしらえあげ、色づけするのである。心臓病や癌の家系のゆえに、患者がある特定の症状を軽くみるということがある。最近、父親が心臓病を患ったという、五〇代後半の友人の男性から電話を受けた。その友人は、坂を登ると胸が痛いのだ、と言っていた。これは子どものときの喘息がぶり返したのではないか、と彼は言った。私が心臓内科医に診てもらったらと言うと、びっくりしていた。動脈が二ヵ所で詰まっており、これを開通させると痛みは完全になくなった。一方、家族に同じような病歴をもつ人が、一つの症状を実際以上に深刻にとるということもある。私の受け持ちで、胸の痛みを気にしてこれまで何度もストレス検査を受けている患者が一人ならずいる。彼らにとって、それまでの検査が心臓病を示していないということは、なんの慰めにも安心にもならないのである。また経済的な心配も、患者の話の内容に影響を及ぼすであろう。

症状の社会的な意味合いを心配することで、ごく明確な診断ですら簡単にすまされないことがある。このことを学ぶのに、私は苦い経験をした。私が研修医だったときに診た患者は、学校の健康診断で来ていたのだった。彼女は若く、健康であった。私が診察を終え、次の患者へと移る準備をはじめたとき、彼女は急に、自分のお尻の病変についてたずねた。固い床で半身を起こして腹筋運動したからでしょうかと、彼女は心配そうにきいた。私は急いで病変を見た。それは小さな水ぶくれのようで、お尻の間のくぼみにできていた。「ええ、きっとそうでしょう」と、私はちらっと時計を見ながら言った。彼女がその病変を心配していることには気づいたが、それ以上質問もしなかったし、予定時間を過ぎていたので、それ以上詳しい診察もしなかった。何ヵ月も後になってその病変がまた出てきたとき初めて、以前にボーイフレンドと休暇を過ごしたときに、彼が性器ヘルペスを発症しているのに、彼にコンドームを使うように強く言わなかったことを彼女は認めた。その病変がまた出てきたということは、おそらくはこのヘルペスが犯人だったのだ。私が彼女の心配を解消しようと急ぎすぎ、また彼女は恥ずかしくて、このもうひとつの物語のことを言わなかったために、単純な診断をミスしたのである。こういうことはたびたび起きる。

だれもが嘘をつく

何年か前、ポール・アタナジオというプロデューサーから電話を受けた。彼はニューヨーク・タイムズ・マガジンに掲載された私のコラム記事を基にテレビ番組を始めたのだが、この新しい番組のコンサルタントになってみる気はないだろうか、というものだった。彼が言うところでは、それは優れた診断医である頑固な医者のドラマであった。私はそんなに長続きしないだろうと思いながら、その番組に関わることを承知した。この番組は『ハウス医師』（House MD）というもので、すぐに熱心な視聴者を集めることとなった。

この番組では、グレゴリー・ハウス医師は患者の物語など評価しない。実際、彼は研修医に、患者が自分の病気や症状について語る話を信じるな、「だれもが嘘をつく」のだから、とよく話す。この番組の流れに即して言えば、それは一理ある。患者はハウスに、ときには彼のスタッフに何度も嘘をついた。それは患者が本来的に欺瞞的だからというのではなく、ハウスの人柄のゆえであった。（ヒュー・ローリーのすばらしい演技で）そこに描き出されるハウス像とは、そばにいると自然に信頼して打ち明けたくなるような、親切で優しいお医者さんとはほど遠いものである。それどころか彼は自己耽溺型で、傲慢で、薬物中毒で、いうなれば知ったかぶりのうるさ型であった。彼はコナン・ドイル作の、じっと考え込む探偵であるシャーロック・ホームズを、もっと陰鬱で、もっと嫌みにしたタイプであった。ハウスの態度はみるからに、君たちにとって病気がどう感じられ、どのような意味をもつかは大事ではない、そんなことを僕に話してくれるな、と患者たちに語っていた。その結果、ハウスが手に入れる話はいつも部分的であった。

不可解な謎が解けるのは、ハウスのチームスタッフが患者の家へ侵入する（全貌解明のための展開としては多少奇抜であるが）か、あるいは患者が隠していた真実を無理矢理言わされるかで、残りの話が明らかになるそのときである。ハウスは患者の病歴を徹底的に聞くことの重要性は認めるが、しかし結局のところ問題は、難しくて、やっかいで、悩ませるような真実を話せる関係が築けない医者にあるのではなく、むしろ嘘をつく患者にあるとしている。

エイミー・シアは、もし自分がマリア・ロジャーズの周期的な嘔吐の原因を突きとめられるとしたら、それは他の人が見落とした、何らかの鍵となる病歴の断片を得られたからでしかないと、初めからわかっていた。しかし、その日の午後、病室の外で腰をおろした彼女には、自分がそれを見つけたという確信はなかった。彼女は分厚い表にずっと目を落とし、それまでの入院で同じ仕事に関わった他の医者たちが集めた注記や検査結果を読み、それらがすべて説明がつくかどうかを考えてみた。特に訴えかけるようなものは何もなかった。そこにざっとメモしてあった症状や病歴は、彼女がすでに患者自身から聞いたことで、何も目新しいものはなかった。

シアはもう一度、鑑別診断をじっくりさらってみた。吐き気と嘔吐にはさまざまな原因がある。潰瘍、胆石、閉塞、感染、肝炎、膵炎、大腸炎、脳卒中、心臓発作。嘔吐を繰り返しながらも、無数の検査が何の異常も示していないこの若い女性の事例に、そのどれもが当てはまるとは思われなかった。結局のところ、この患者の診断は自分にもつけられないだろう。シアは、吐き気止めの別の薬を処方して、次の患者に会いにいった。

次の朝、シアと彼女の上級研修医、それに指導医――この二者が、今日の病院における医療ケアチームをなす――がマリアを回診すると、ベッドが空になっていた。シャワーの音が聞こえていて、彼女がそこにいるのがわかった。それがシアの注意をひいた。二時間前に彼女を診察しにきたときも、シャワーを浴びていた。シャワーを浴びると吐き気がよくなるのだとマリアが言っていたのを、シアは思い出した。どの種の吐き気が、伝統的な吐き気の薬――彼女はそのほとんどを使っている――では良くならず、熱いシャワーなら良くなるのか？

シアはチームのメンバーにその質問を投げかけてみた。だれもそのような症候群を聞いたことがなかった。そこで彼女は、チームが担当する全部の患者を回診したあと、急いでコンピュータを探した。グーグルで「熱いシャワーで改善するしつこい吐き気」と入力した。エンターキーを打って一秒とたたないうちに、シアが聞いたこともない、ある病気の関連記事で画面がいっぱいになった。つまりそれは「マリファナ性悪阻」（慢性的なマリファナ使用によるしつこく、過剰な嘔吐）である。

この病気は一九九六年、オーストラリアの医学雑誌に載っていた事例報告に最初に記されている。オーストラリアの精神科医であるJ・H・アレン医師は、自分が担当することになった心因性嘔吐、すなわち生理的理由ではなく精神的な理由で嘔吐すると診断された患者について、次のように記述している。アレンは、この患者の嘔吐が奇妙な行動と結びついているのに気づいた。つまり、何度もシャワーを浴びるのである。一日に一〇回以上もシャワーを浴びていた。アレンはまた、入院していると患者の症状は良くなったが、自宅に帰るとまたぶり返すのに気づいた。患者は長期にわたるマリファナの重度常用者で、嘔吐にはマリファナが引き金になっているのではないかと、アレンは仮説を立てた。

次の数年間にわたって、異常嘔吐で入院した別の患者たちにも同様のパターンが認められることにアレンは気づき、二〇〇一年、彼が「マリファナ性悪阻」と命名した症状の一〇人の患者について論文を発表した。彼の挙げた患者は、それぞれみなマリファナを日常的に使用していた。彼らは断続的に吐き気と嘔吐を繰り返した。この吐き気と嘔吐の周期的な発作が始まるずっと以前から、彼らは何年もマリファナを使っていた。そして注目すべきは、一〇人の患者のうち九人までが、ほかの何をやってもだめであったが、熱いシャワーが症状を緩和した、と言っていることである。彼らがマリファナを止めると、すべての症状は治まった。そしてマリファナを再度使用し始めると、一〇のうち三人にまた症状が再発したという。ほかの症例報告も世界中から相次いだ。

マリアを苦しめているのはこれだろうか？　マリアはマリファナを吸っていたのだろうか？　シアは急いで病室に戻った。マリアはまだ濡れた髪をタオルで巻いてベッドに座っていた。そう、たしかに彼女は、しばしばマリファナを吸っていたのだ。毎日とは言わないまでも、たいがいは。そうだ、これで謎が解けた、少なくともシアは心の中で確信した。この若い医者は万歳と叫びたかった。彼女は、専門医さえもがほとほと手をやいていた、その正体をつかんだのだ！　患者の話をうまくつなぎ合わせて診断が明らかになるのは、医学における実に素晴らしい喜びのひとつである。

シアは興奮して、マリアにインターネットで見つけたことを説明した。マリファナが吐き気の原因と言えそうよ。あなたは、病院ではマリファナを吸わないので良くなったの。でも家に帰って、いつものように薬を使うようになると、吐き気はまた始まるのよ。あなたがすべきことはただひとつ、マリファナを止めること。シアは最後に、勝ち誇ったように言った。あなたの辛い症状とは、それで永遠におさらばよ。

この物語はシアの視点からみると、いかにも論理的で筋が通っているのであるが、日々その物語を生きているその女性が同様の理解をするということにはならない。マリアの反応は即座で語気が強く、シアにとっては驚くべきものであった。「そんな、まったく馬鹿げてるわ。そんな説明には乗せられないわよ」患者は怒ってぴしゃりと言った。私よりもっともっとマリファナを使う人を大勢知っているけれど、こんなに具合が悪くなったりしない。これをどう説明してくれるわけ？　えっ？　それに、マリファナは、化学療法をして具合が悪い人を治すのに効果があるはずでしょう？　その場合は吐き気がなくなって、私の場合は吐き気を起こすわけ？　証明できるの？　どこに証拠があるの？

シアは患者の怒りにびっくりして、たじたじとなった。マリファナを止めるだけでこのひどい病気が治るという知らせにマリアは感激するだろう、とシアは思っていたのだ。なぜこんなに怒るの？

その朝遅くなってシアは医療スタッフに、自分が発見したことと、その診断を告げたときに患者がいかに腹を立てたかを話した。受け持ちの他の医者たちにも、この診断は筋が通っていると思われた。マリファナ使用、症状の周期性、熱いシャワーの改善力は決定的と思われた。しかし、どうやって患者を納得させようか？

彼らに試す機会は訪れなかった。マリアは次の日、病院を出てしまった。数週間後に連絡がつくと、マリアは吐き気がまた始まったと報告した。そうなのだ。何かの繋がりがあるとは彼女は未だに信じられないので、ほとんど毎日マリファナを吸う習慣に戻っていた。彼女はイェール大学の消化器内科医の診察を受ける手はずを整えていた。その後、私がマリアと話したとき、そこの医者たちも、以前の医者がやったのとほとんど同じ検査を依頼した、と彼女は言った。結果が同じなのは驚くにあたらない。マリアの視点からは、自分が罹っている病気は未だに謎なのである。

医療においては、患者は自分の病気の物語を医者に話し、医者はその物語の要素を医学的な形に、医学用語で整理し直す。医者は通常その話に、質問や身体診察や実施した検査などによって少しずつ集めた情報を付け加える。その結果は、筋の通る物語に、すなわちその話の各部分が、最終的にはひとつの統一された診断へと総合されていかねばならない。

しかしながら、病気についての物語がこれで終わるわけではない。診断がつくと、医者は自分の作った話――診断をするのに役立った話――をもう一度作り直して、今度は患者に戻さねばならない。医者は話を、患者の言語と生活の文脈に合わせて翻訳し、患者が自分に何が起こったのかを理解し、それを彼自身の人生のより大きな物語の中に組み入れていけるようにしなければならない。患者が病気の原因と治療、その意味を納得してはじめて、回復に必要とされることがなされると患者に期待できるからである。

多くの研究が繰り返し示しているように、患者が病気と治療法を理解すればするほど、治療において自主性が発揮できるようになるのである。この種の研究の多くは、糖尿病と診断された患者について行われている。自分の病気を理解している患者はそうでない患者に比べ、食生活の変え方と薬の服用の仕方についての医者の忠告にずっとよく従うようになる。

それは当然である。規則的な薬の服用は楽ではない。それには患者の側のやる気が必要である。動機がいるのである。もうすでに複雑になっている生活に、さらにこの不便なおまけを組み込もうと望むのだから。患者がよりよく理解することで、治療法への遵守は劇的に上昇する。そこにこそ、充分な病歴――その患者についての、あるいは自分の病気や生活や治療をどう感じているかについての洞察をもたらすような病歴――を手に入れることの真の報いがあるのである。

マリアの話に戻ると、彼女が自分の病気についての説明を受け入れようとしなかったときに、シアはどんなにびっくりしたかを私に話してくれた。マリファナが吐き気と嘔吐に結びついていることは、シアには明白だった。しかし、マリアには明白でなかったのである。もしかしたら、シアがマリアに受け入れ可能なやり方で説明する方法はないのかもしれない。シアが患者にした物語は医者側の物語であって、診断を下せるようになった観察と研究についてであった。その物語の患者版を作ること、それを彼女はしなかった。それは患者の生活というより大きな文脈のなかで、筋が通るように作られた物語でなければならなかった。

そして患者は病院を去り、それとともに彼女に病気を理解するよう促す機会も失われてしまった。マリアが退院したあとも、シアは連絡をとり続けようとしたが、彼女が教えてくれた携帯電話は数ヵ月後につながらなくなり、手紙は戻ってきた。そしてひとつの診断を拒否し、それに沿った治療の選択肢をも拒否したマリアは、名前のない、治療法もわからない病に今も苦しんでいる。

癒しの物語

医者が手にもっている最も重要で強力な道具のひとつは、この患者の物語をもう一度患者に送り返せること、自分の病気が何であるか、それは何を意味するかを患者に理解できるような形で与える力である。この能力がうまく使われると、患者はその知識を、自分の生活のより大きな物語の中に組み込んでゆくことができるようになる。理解することによって、患者は自分の苦痛をいくらかでも抑える力を取り戻すことができるのである。自分の病気そのものをコントロールすることはできないとしても、少なくともこの病気に対する反応をある程度は抑制できる。ひどい病気であったとしても、その物語によって患者の理解が促されるのであれば、それは癒しの物語となる。

医者の主たる仕事は、痛みをとり、苦しみを和らげることである。われわれはこの二つのことを、同じことであるかのようについ言ってしまう。エリック・キャッセルは、医療の倫理的な次元についてよく書いている医師であるが、いまでは古典となった論文のなかで、痛みと苦しみは非常に異なったものだと述べている。キャッセルによれば、痛みは身体への打撃であり、苦しみは自我への打撃である。苦しみとは、人間の健全性ないし統合性が脅かされたり、乱されたりしたときに生じる特有の苦悩の状態である、とキャッセルは言う。だから人生には、極めて大きな痛みをひき起こしても、苦しみをひき起こさないような事柄がある。子どもの出産が、おそらく最も明白なケースであろう。女性はしばしば痛みを経験するが、それが苦しみであると言われることは稀である。

そしてまた、苦しんでいる人が痛みをもたない場合もある。末期癌の診断は、痛みがない場合でも、ひどい苦しみをひき起こすこともある。死の怖れ、あるいは自律性や自我をなすすべもなく失ってしまうという怖れが、耐え難い痛みへの恐怖と結びついて、症状が起こるずっと前から苦しみをひき起こすことがある。苦しみを治療する薬はない。しかし、物語を生み出すことによって病気に意味づけすることが、苦しみを和らげる一つの方法になると、キャッセルは言うのである。

マリア・ロジャーズの場合、シアは診断をつけるのに必要なデータを集めることができた。彼女は患者の罹っている病気を知っていた。それでいて、その病気に罹っているその人については、充分知っていなかったのである。シアが患者に送り返した物語は、筋の通った合理的なものであったが、患者が受け入れられる物語ではなかった。そして物語に対する猛烈な拒否とそこに示された生な感情に直面して、シアはいったん退いてしまった。彼女がもう一度立て直し、再挑戦しようとする前に、患者は彼女の担当から去ってしまった。マリアはシアの物語を拒否し、診断を拒否し、そして私が最後に会って話したときにも、自分で自分の痛みと苦しみを終わらせる道を探し続けていた。

その一方で、良い物語は、ほとんど奇跡的といってもよい癒しの力をもつのである。私は二、三年前、ある患者からメールを受け取ったが、その患者の素晴らしい回復は、痛みと苦しみの違いを、そして物語の治癒力を、いやがうえにも照らし出すものであった。ランディー・フイッターは二七歳のコンピュータ・プログラマーで、全くの健康な状態で結婚を予定していた矢先に、突然記憶を失い始めた。ある週末、彼は翌春の結婚の最後の準備をしようと、婚約者とともに彼女の生まれ故郷の町へ旅行した折りに、それは始まった。集中できず、どこへ行くのか、だれと話しているのか、しょっちゅうわからなくなった。彼は疲労のせい——しばらく不眠が続いていた——だと思い、婚約者にも何も言わなかった。しかし月曜日の朝仕事に戻って、自分に問題があると気づき、婚約者のレスリーにすぐにＩＭ（インスタント・メッセージ）を送った。

レスリーは自分のコンピュータで、ＩＭの着信を示すアイコンが点滅しているのを見た。そして焦ってクリックした。

「何かがおかしいんだ」と、メッセージは言っていた。

「どういうこと？」彼女は送り返した。

「記憶が全部消えてしまった。僕は何も思い出せない」と彼は書いた。そして書き加えた。「たとえばこの週末、僕たちが何をしたかわからないんだ」。

レスリーの心臓はどきどきしだした。婚約者はこのところ落ち着かない様子であった。彼はちょっと疲れたのだろうと彼女は思っていた。しかし、この週末のニューヨークへの旅の間、彼は奇妙に黙っていた。旅行を決めたときには興奮していたのに、もしかしたら怖じ気づいたのではないかと、実は彼女は心配していたのである。

「結婚式いつだかわかる?」と彼女は尋ねてみた。もし何か覚えているとしたら、それだけは覚えているはずだ。ここ何カ月も結婚式の予定でいっぱいだったのだから。

「言ってみて」

「わからない」

「お医者さんに電話して。今すぐ。緊急の用件と言わなければだめよ」

それから三〇分間、ランディーは医者の診療所に三回電話をかけたが、婚約者にメッセージを送ろうとするときにはもう、医者が何を言ったか三回とも忘れてしまっていた。

何マイルもの州をはさみ、いくつもの郊外の町をはさんで離れていたレスリーは、気も狂わんばかりになってしまった。彼女が言い張るのでランディーも今は怖くなって、とうとう友人に一番近い病院に連れて行ってくれるように頼んだ。

何時間かの後、レスリーの携帯電話が鳴った。やっと終わったよ、とランディーは言った。救急室の医者は、彼の記憶障害が、彼が飲んでいた睡眠薬アンビエンのせいだと考えた。薬を止めれば症状は治まるだろうと、その医者は言った。

レスリーは全くそれを信用しなかった。「どこへも行ってはだめ」と、彼に指示した。「私が車であなたを迎えに行くわ。あなたのかかりつけ医のところへ連れて行くわ」。三〇分後、彼女は病院の前の通りをふらふら歩いているランディーを見つけた。どうしてそこにいるのか、そしていったい彼女がだれなのかすら、確かではないのだ。レスリーは急いで彼を車に押し込み、彼のかかりつけ医の診療所へ行った。そこから彼らは、ボストンのブリガム・アンド・ウィメンズ病院に回された。

その夜遅く、当番の研修医が、この新しい入院患者について話し合うためウイリアム・アーベント医師の自宅に電話した。アーベントは六一歳の神経内科医で，研修医が事例を説明している間、患者の医療記録の電子データを繰っていた。その患者は全く既往歴がなく、不眠とひどい記憶喪失を訴えてやって来たのだ。精神科医がすでに彼を診ており、精神障害ではないと診断していた。彼の身体診察は正常で、ただ彼は今日の日付けがわからず、一週間前、あるいはその日の出来事ですら覚えていないのだった。救急室は脳のＭＲＩを依頼していたが、まだ実施されていなかった。

アーベントは、これが感染症ではないことを確認するためには脊椎穿刺が必要であり、てんかん発作持ちかどうかを調べるためには脳波が必要である、と指示した。この両方とも記憶をやっつけることがある。あした一番に患者を診るから、と彼は言った。

アーベントが診察にやってきたとき、ランディーは意識があり、不安げであった。背が高く、ほっそりとして、真剣な青い目をしたこの若い患者は、いろいろ自分が覚えていない事柄について、狼狽しているようだった。婚約者は休憩をとってそこにいなかったので、母親が細かい事情を説明した。彼が最初に記憶についておかしいと言い出したのは、二カ月ほど前だった。前週末にすべてがずっとひどくなった。二、三日前の事柄も思い出せない。彼は自分が病院にいることすら忘れてしまうのだった。夜中の間に、何度も自分の点滴を抜いてしまっていた。

診察したアーベントは、強度の短期記憶喪失以外には何ひとつ異常なものを見つけることができなかった。アーベントが三つの語、automobile, tank, jealous を覚えるように言うと、患者はそのとおり言うことができたが、三〇秒後にはそのうちの一語も思い出せないのだった。「それは、たとえば車の鍵をどこへやったかしら？という忘れ方とは違っていた」と、アーベントは私に言った。「彼は本当に、全く何も覚えていなかったのです」。この神経内科医には、障害がもっと進む前に急いで原因を突きとめなければならないことがわかっていた。アーベントは脊椎穿刺の結果を調べた。感染の徴候は全くなかった。それから彼はMRIを見に放射線科にむかった。腫瘍や梗塞や出血の徴候もなかった。MRIが明らかにしたのは、脳の両側の、通常なら一様に灰色をしている側頭葉のところに、真っ白に光っている領域があることだった。

この種の損傷を起こす病気は少数に限られている。ウイルス性脳炎——単純疱疹によってひき起こされることが多い脳の感染——がたしかに最も多くみられる。ループスなどの自己免疫性の疾患も、このような異常を招くことがある。ループスでは身体がもつ自然な生体防御組織が、自分自身の細胞を外から異物が侵入したものと勘違いして攻撃してしまうのである。最後の可能性は、ある種の癌による場合である。肺癌によることが多く、ふつうは老年の喫煙者である。

この若者の症状は、ゆっくりと二ヵ月にわたって進行していた。それゆえアーベントは、単純疱疹のような感染とは考えにくいと思った。この疾患は脳に感染したら致命的なので、患者にはすでにアシクロビル——ヘルペス脳炎の治療に使う薬——投与が始まっていた。アーベントとしては、まずないとは思ったのだが、この危険なウイルス感染に罹っていないことを確認するためには、脊髄液の検査をさらに何回もしなければならないのだ。

ループスということは、もっとありえないとアーベントには思われた。これは慢性の疾患で、事実上全身の器官を攻撃するもので、ふつうは関節痛や発疹が出る。患者には全くそのような症状がなかった。それでももしかしたら、この複雑な疾患の最初の徴候ということもあるかもしれない。そのようなことは稀であるが、しかし稀といえば青年の甚だしい記憶喪失自体が稀であった。

この種の損傷の原因として癌は一般的ではないが、この患者の場合は、最もそれらしいとアーベントには思われた。喫煙者でなくても肺癌に罹ることがある。別の癌でも同じタイプの脳損傷をひき起こすことがある。さらに、もしこうした症状が癌によるものであったなら、癌が治療されれば、この症状が解決する見込みは大きい。彼は胸部、腹部、骨盤のＣＴを依頼した。これらのスキャンを全部依頼するということは、要するに何を探しているのか、どこにあるのかがはっきりしていないということである。しかしアーベントは、間違ってやり直している時間はないのだと強く感じていた。

次の数日間に、さまざまな検査の結果が徐々に入ってきた。てんかん発作は起こっていなかった。ウイルスでもなかった。ループスもなかった。しかし、こうした結果が届く前に答えはもう出ていた。ランディーの胸部ＣＴは、巨大な塊が肺の内部ではなく、左右の肺の間の空間の、縦隔と呼ばれる部分に存在することを示していた。生体組織検査から最終的な診断――免疫機構を攻撃する癌であるホジキンリンパ腫――が明らかになった。彼は癌の抗体が脳の健康な細胞を攻撃する、腫瘍随伴性症候群という稀な合併症に罹っていたのである。

ランディーはまず、この塊のサイズを小さくする外科手術を受け、それから化学療法が始まった。そして、ゆっくりと、目にみえて彼の記憶は改善してきた。それでも、例のニューヨークへの旅行の件はぼんやりしたままであり、一週間もの入院中の記憶のうち覚えているのは、看護師に退院ですよと言われたことだけだった。

婚約者は、彼が良くなっていることに気づいた日のことを覚えている。それは退院してから数週間目のことであった。彼女はランディーに、散髪に行きたいと言っていたでしょ、と言った。すると彼は、おとといするつもりだったけれど、理髪店での待ちの列が長過ぎてやめたのだ、と言った。

彼女はあやうく叫びだすところだった。「あのとき、遂に私は、自分の愛する人がまだそこにいて、帰ってくるのだとわかったのです」と私に言った。

Eメールをもらって私がランディーに電話したとき、彼はまだ自分の受けた試練の多くをよく覚えていなかったが、しかし病気と予後については理解していた。彼を担当した多くの医療関係者のなかから、ひとりの医者が立ち上がった。マルク・ヴァインはブリガム病院の医学生で、ランディーとその病気にすっかり夢中になっていた。彼はこの疾患について貪欲に文献を読み、癌に伴う同じような現象を示した他の患者についての事例報告を追跡し、何度も戻ってきては、ランディーとレスリーにそれを全部説明したのだった。マルクとランディーは協働して、この驚くべき診断について両者が納得できる物語を作り上げたのであった。そして、それが大きな違いを生み出したのである。

ランディーは一度も痛みを感じることはなかったが、自分が五分ごとに白紙に戻ってしまうのが嫌でならなかった、と私に話した。自分が愛する人たちの顔に浮かんでいる心配げな表情が嫌だった。自分がだれなのかすらわからなくなってしまうのが嫌だった。

ランディーは、マルクが自分のためにまとめ上げた物語を受け入れたのだった。レスリーは話の細部について、何度もランディーに思い出させなければならなかったが、ランディーは自分が癌を患っており、癌を治せば自分自身が取り戻せることを覚えていた。彼は外科手術を歓迎し、胸を縦に切開する痛みを嫌がることはなかった。化学療法を心待ちにすらしていた。恐ろしい針が自分の皮膚を貫いても、彼にはそれが回復への一歩であることがわかっていた。彼が自分の苦しい試練に直面しているときに私は何回か話したが、その楽観主義が萎えることはなかった。現在、彼にもう病気はなく、その人生は前進していた。あの不思議な週末から五ヵ月後には仕事に復帰し、ランディーは翌年に結婚した。

ランディーの身体は化学療法で治ったのであろうが、彼の心は物語によって治癒したのである。

第二章　患者が紡ぐ物語

最近フィラデルフィアで開かれた米国内科学会で、私が診断に興味を持っていることを知っていた友人から、ある特定の講演に出席するように勧められた。その講演の題目は、最新の心臓病学とか、腎臓病学、血液病学あるいは泌尿器科学の刷新といった、他のすべての題目と全然違い目立っていた。この講演は『教授に挑戦』とだけ題されていた。

案内に記されていた舞踏会用の大会場にたどり着いて、私はびっくりしてしまった。なんとそこは、何百人という医者たちでいっぱいだった。なかなか見あたらない空席を探して人々の足や膝の間をぬっていきながら、私は普段着の、ほとんどが中年の聴衆をながめた。全体の空気に何かめまいがするような期待感があふれていて、遠くのコンサート会場に医学生が押しかけていくような雰囲気だった。

いよいよ長身でほっそりとした女性が、灰色のバレーボールを思わせる巻き毛頭で、顔いっぱいの笑みを浮かべながら壇上にあがってきて、信奉者たちにうなずき、微笑みかけた。聴衆は拍手喝采した。

これがフェイス・フィッツジェラルド医師で、テレビのドクター・ハウスの実物版であった。彼女は診断問題の最高権威である。この何百という医者の聴衆は、彼女が一連の難しい事例の挑戦を受けて立つのを見るために集まってきているのだった。ここで出される患者の話は、米国中の医学生が提供したもので、そのなかでもこのプレゼンのために、特に難しく複雑なものが選ばれていた。患者の話と治療経過がフィッツジェラルドに少しずつ提示され、終了時間までにそれに診断を下すのが彼女の仕事であった。事例が示されている間、彼女は聴衆を自分の思考過程に巻き込み、いわばワトソン博士である群衆に対して、現代のシャーロック・ホームズを演じるのである。そのことは現代の特徴である、診断が一種の娯楽であることを示している。

この群衆には全く不必要と思われた紹介のあと、フィッツジェラルドは長い獅子鼻にメガネを半分ずらして、熱狂的なファンに挨拶した。すべてのうまい演者がそうするように、彼女はジョークで話を始めた。医者むけのジョークである。「話が始まる前に、そしてまた記録のために」と、フィッツジェラルドはまるでタバコのすい過ぎでギシギシするような声でうなるように言った。「とりあえず、まず心内膜炎、結核、ウェゲナー肉芽腫症，川崎大動脈炎、ヤコブ・クロイツフェルト、認知症、好酸球性胃炎をここであげておきます」。彼女は急いで、これらのわかりにくい病気を並べあげてから、最後に笑ってこう言った。「これからどんな事例を聞かされるのか知らないけれど、そのうちの一例くらいは、たぶん今あげたリストの診断が当たっているでしょう。ともかく、私がこれを言ったということを覚えておいてください」。

群衆はわかったというように笑った。このフォーラムで、最終的には事例の正しい診断に行きつかなかったとしても、途中で可能性として考慮した病気の中に最終診断が含まれるということで、点が稼げるというわけである。フィッツジェラルドはその日直面するであろう事例が、ふつう医者が日常の実践のなかで診ているようなものではなく、医療関係者が冷水器の前やナースステーション、あるいは病院の吹き抜けなどで話し込むような、非常に興味深い「難物」であろうと承知していたのである。

二十歳代の米国軍医科大学の卒業年度医学生、ジェイブド・ナシルが壇上に上がっていった。彼が最初の症例を紹介するのである。彼が三年生のときに受け持った患者の例であった。「お早うございます。フィッツジェラルド先生」彼の声は少し震えていた。彼はまず、(伝統的に)主訴と呼ばれる「妻の様子がおかしいのです」から話し始めた。この若者は少し自信なげに聴衆を見回してから続けた。「これは三ヵ月前から錯乱状態が進行している七三歳の女性の話で、夫が彼女を病院に連れてきたのです」。それから彼は、ごく慣習的な医学用語で患者の症状を詳述した。

次の九〇分間にわたって、ナシルの患者と他の二人の患者の物語を例に取りながら、それぞれの診断に至る内的思考回路を辿って病気の正体を明らかにしていくフィッツジェラルドの仕事ぶりを、医者たちはじっと見守り、ときには手助けした。彼女はこれらの患者のだれにも会ったことはなく、診察したこともなかった。フィッツジェラルドは患者の物語からの、(文字通り)医者用ヴァージョンアップ版を用いて診断するのであった。その物語とは、患者のもとの話の骨組みだけを残し、その人固有のもの、個人的で特殊なものすべてを剥ぎ取って医者によって語り直されたものであり、そこに身体診察で見つかったことや検査の結果が付け加えられていた。これらはすべて、極めて高度に構造化された医者になじみの形式で示されていた。

これは一種の催し物であり、医者でいっぱいの聴衆に謎解きクイズとして行われたものであるが、同時にまた医者が臨床でやることの模擬でもある。この課題が依拠している、この種の無駄を剥ぎ取られて高度に構造化された物語こそ、解剖用死体から、試験管から、そしてさまざまな本から引き出した身体についての抽象的な知識を、目の前にいる患者の診断へと翻訳するための重要な道具の一つなのである。こうした課題は、医者にとってはごく当たり前のことである。というのは、われわれは自分の患者のためにも、また自分の患者について助けを求めている他の医者たちに聞かせるためにも、こうした物語作りを日常的にやっているからである。

さてナシルは患者の話を続け、ごくふつうの健康状態であった彼女が、二、三ヵ月前から急に物忘れが進んでいった、と説明した。最初は、話をしているときに単語がなかなか出てこなくなった。それから、彼女がごく近所を運転していながら道に迷うようになって、夫は本当に怖くなってしまった。入院した時点ではすでに、日常の基本的な事柄もできなくなっていて、夫に手伝ってもらわなければ料理どころか、洋服を着ることすらできなかった。ひとりで家から出ることもいやがるほどだった。

フィッツジェラルドは内科医で、カルフォルニア大学デイヴィスキャンパスの医学部および人文学部の学部長である。この医学生が、錯乱症状が急速に進行してゆく患者の話をしている間、彼女は壇上を往ったり来たりした。彼女の長くて黒いコートがひらひらして、その下に黒い細パンツに黒いタートルネックという、おきまりの衣装が見え隠れしていた。

こうした企画はお手のものの彼女は、見るからに挑戦を楽しみ、ベテランと新米の入り混じった聴衆とのやり取りを楽しんでいた。フィッツジェラルドは十年もの間、このような会議の定番の人物であった。

「身体診察ですが、患者は痩せてか弱い女性で、いかにも臆病そうで怖がっているようでした」とナシルは続けた。「臆病で怖がっている？」と、フィッツジェラルドは尋ねた。（映画番組だったら、さしずめこのあたりで、ひょうたん製のパイプからぷっと息を吐き出していたであろう）。「ふむ…なるほど。彼女は錯乱しているのかもしれないけれど、もしかしたらその性格からきているのかもしれない。こういうことが起こる前は、彼女はどんな人だったか、見当がつきますか？」。医学生は首を振った。「急に何もわからなくなった世界で落ち着けといっても、それは難しいですよねえ」。

残りの身体診察の結果に特記事項はなかった、と医学生は報告した。

フィッツジェラルドは歩くのを止めた。「つまり正常だったということ？」と彼女は聞いた。ナシルはうなずいた。「脳神経検査も、全く正常？」。再び彼はうなずいた。フィッツジェラルドは黙ってそれまでの話をじっくり考えていた。

「何か検査を依頼しますか？」と、ナシルは助け舟を出した。この用意周到なパフォーマンスでは、医者はどのような検査も依頼することができ、もし患者がその検査を受けていたのなら、そのデータが発表されるのだった。「ええ」彼女は依頼したい検査をいくつかあげ、その結果が出された。脊髄は正常、白血球の増加は見られず、肝臓、腎臓はともに良好であった。

「要するに、急速な認知症が進行しているこの女性は、それ以外の身体診察は全く正常で、感染の徴候も、検査上の異常もない、ということですね」と、フィッツジェラルドは聞いた。それから聴衆の方を向いた。「正解があったらいつでも言ってください。かまいませんから」彼女はみなに呼びかけた。「だれもない？　では、少なくともみなさんにも、はっきりとはわからないわけですね」。

私自身もたしかに正解はわからなかった。フィッツジェラルドは患者について入手できたデータを順次調べながら、それまでに聞いたことを自分がどのように考えているかを述べ始めた。「ここで、考えを整理する手がかりになるような、何かの枠組みを作ろうと思います。鑑別診断を徹底するために、私はよく医学の別の領域から入ってみるのです。さて、これは認知症をひき起こす先天性の疾患、たとえば早期のアルツハイマーでしょうか？　もしかしたら、そうかもしれない。あるいは伝染性のものでしょうか？　彼女はひょっとして冒険心旺盛なほうで、梅毒とかＨＩＶといった派手な、性交によって伝染する疾患に罹るような危険な目に自らを曝したのでしょうか?」

自分の考えを整理しながら、彼女はこうした症状が出る可能性のある原因の一覧を作ってみた。聴衆からも、この鑑別診断の候補となる疾患の名が挙げられた。私の列の端の人が「パーキンソン病」と声をあげ、「ヤコブ・クロイツフェルト病（狂牛病）！」と前列の女性が言った。

「頭部のＣＴスキャンが要る」と、また別の声があがった。

「なるほど、頭部のＣＴ」フィッツジェラルドはこの提案を取り上げた。「この女性は神経上の異常はありませんね」と彼女がナシルに言うと、彼はそのとおりとまたうなずいた。「衰弱がなく、けいれん発作がなく、震顫《しんせん》もない、錯乱のみ。ということはＣＴスキャンをしても、たいしたことは出てこないだろうと思われます。私の病院では、精神状態に変化が見られる患者が、頭部ＣＴなしに救急室へ来ることはほとんど不可能です。でも、彼女の場合はおそらく正常でしょう。ということは……」と、彼女は考え深そうに言葉を切った。「ＣＴは抜かしましょう」。

事例が完全に提示されてしまうと、今度はフィッツジェラルドが診断を下す番であった。彼女は鑑別診断を行った。「まあ、ふつうのことが起こるのが一番ふつうですから、おそらく多発性梗塞による認知症の可能性が高く、もしかしたらアルツハイマーによるものかもしれません。しかし、これは『教授に挑戦』の時間ですから、ふつうのケースというわけにはいきませんね。ふーむ」彼女は聴衆の方を向いた。「だれかベテランのお医者さんはいませんか」聴衆から笑いがもれ、またいくつかの病名があがった。

「ほかにアイデアは?」。フィッツジェラルドは敗北を認めた。「オーケー、降参です。病気は何ですか?」。「結局、頭部ＣＴを入手すべきだったようですね」と、医学生はちょっと皮肉った。彼は自分が教授に挑戦できたので嬉しかったのである。彼は部屋の前にある大きなスクリーンに、最後のスライドを映し出した。頭部のＣＴスキャンに大きな、白い、不規則な形の丸い円が、脳のあのスパゲッティのような渦の中に入り込んで歪めていた。脳腫瘍だった。

「何と、しかも大きなこと」と、フィッツジェラルドは頭を振りながら認めた。「これがもっとはっきり症状に出てこなかったとは、驚きです。ま、百発百中というわけにはいきませんよね。あなた、できます？」と言って、彼女はいたずらっぽく笑った。聴衆は熱心に拍手した。

私は拍手をしながら、隣にいた若い女性のほうにふりむき、「先生が間違って、がっかりしませんでしたか？」と聞いた。「そんなことはありません。これは途中の過程が、つまり話を聞いてそれを全体としてまとめるというのが肝心ですもの。私は初め外科医になりたかったのですが、知的に向上できるのは内科学だということに気づいたのです」。

彼女の隣に座っていた男性もこちら側に身体を伸ばしてきて、付け加えた。「私も答えを聞きにきているわけではありませんよ。考え方です」。

正しい診断にいきつくのが、もちろんいつでも望ましいことだし、テレビや映画ではたいていそれにいきつく。しかし医者たちは、他の医者がどのようにして一つの事例を考えていくのかを、とても聞きたがっているのである。病気の人間が語る、奥行きのある、変化に富み、込み入った、矛盾をはらむ物語を、あちこち削ぎ落とし、剥ぎ取り、いわば骨組みだけのベッド上の患者のことばに翻訳して、その話から結論が見えてくるようにすること、それが診断の本質なのである。偉大なヒッチコックの映画がそうであるように、最後に暴露されることは、そこへ行くまでの道のりに比べればそれほど面白くない。だから答えが間違っていても、この複雑なケースをフィッツジェラルドがどう読み解いていくかを見守るのは、とてもわくわくするものであった。しかも、その午後提示されたあと二つの事例では、彼女は正解を出した。その日、後になって彼女に追いついて話を聞くことができた。「ああ、しょっちゅう間違えます。でも皆さん、許してくれるみたいです」と、フィッツジェラルドは笑って言って、こう付け加えた。「これは一種のお楽しみですから。内科学の面白さの多くはシャーロック・ホームズ的なものです。手がかりを読み取って事件を解決するのです。私たちは探偵です。事件解決のプロセスを大いに楽しんでいるのです。これは医者が一番やりたいことですよ」。

ジェイブド・ナシルがフィッツジェラルドにしたような種類の話は、シャーロック・ホームズ的プロセスの核心にあるものである。それは診断の基本的な道具なのである。診断をつけるために、医者たちは患者についての物語を作りあげる。それは患者の話に基づいた物語ではあるが、個人の特殊な細部が除かれており、病気のパターンがよく見えるように構造が作り変えられている。前の章で、私は患者から物語をもらい、そして最後にそれを患者に送り返すというプロセスを眺めてみた。ここでは診断を引き出せるようにするために、医者が物語をどう処理するのかを考えたい。

それがうまくいった場合には、その医者用の物語は、ある病気のパターンを見分ける手がかりをしばしば内包しており、それが診断につながっていく。医学部での四年間と、それに続く数年の研修期間のほとんどは、診断につながる医者用の物語を作るために提供される患者の生活や症状、診察や検査といった諸側面を明確にし、具体化する技術を教えることに集中している。実際、この簡潔かつ非人格的な医者用の物語を作る能力こそが、診断の基本的な技術そのものなのである。

それはまた、医学が最も非人間的に見える諸相のひとつでもある。それは〈三代にわたって学生たちをローマ帝国の話で魅了し、ラテン語の名詞の格変化を覚える気にさせてきた、いかにも優雅な元高校の先生〉が、「診断言語」の中におかれると、あっという間に〈七〇三号室にいる、急速に認知症が進行している七三歳の女性〉へと姿を変えてしまう、ということなのだ。

医者が一般的な医学知識をどのように特定の患者に適用するのかという問題に、何十年にもわたって強い関心とその研究が向けられてきた。現在は、その手がかりとなるものとして、物語に焦点を当てて考えようとしている。解剖学、生理学、生物学、化学といった基礎科学とベッド上の患者とは、医者が学び、やがては自ら作りだす極めて特殊な物語を通して繋がっている。このような物語を、今日の研究者は「病気スクリプト（台帳）」と呼ぶが、それには特定の病気の典型像を形作るような、いくつかの鍵となる特性が含まれている。病気スクリプトとは、どんな病気の場合でも、その病気自体についての病理学的、生物学的情報だけでなく、典型的な患者の通常の症状や身体所見——特殊ないし稀なものにも力点をおきながら——に関する情報をも大ざっぱに集めたものである。それはすべての医者が、多くの本や患者たちから得た知識を用いて、自分自身のためにまとめる物語である。これらのどの病気であれ、医者は経験を積めば積むほど、その病気スクリプトは豊富で詳細なものとなる。

このように呼ばれるようになるずっと前から、こうした病気スクリプトを大量に収集できることこそが、医学的訓練の目標であった。私の医学生時代、またその後研修医であった一九九〇代には、年長の医者から、自分が寝ているベッドを除いたすべてのベッドから学ぶものがある、とよく言われたものである。だからこそ、研修制度があるのである。より多くの患者を診ることで、より多くの医学を学び、よりよい医者になれるからである。

医者が病気についてどう考えたらよいかを教える方法の一つ、つまりこれらの病気スクリプトを作り上げていく方法は、いわゆる臨床の智恵——患者や適切な診断についての貴重な情報が含まれている、さまざまな観察記録や格言——を活用することである。これは「箴言（アフォリズム）」とだけ題した何巻もの本を出しているヒポクラテスの時代にまで遡る教授法である。現代の医学生は、「胆嚢疾患の五つのF」すなわち、女で（female）、太っていて（fat）、四〇歳ぐらい（forty）、子持ちで（fertile）、色白（fair）という典型的な患者の特徴を繰り返し覚えさせられる。また「シャルコーの三徴」、発熱、黄疸、右季肋部痛（肝臓に広がる胆嚢感染症の診断上の三つの指標）も詰め込まれる。

臨床の智恵はしばしば、うまい語呂合わせで医学生が覚えやすいようになっている。腕が麻痺し、顔の筋肉が垂れさがっている患者を受け持ったときには、次のように言われる。脳卒中は、D五〇の五〇を投与した後に初めて考える。つまり低血糖（これは五〇%のぶどう糖液＝D五〇、五〇ミリグラムで治療する）は、脳卒中の発作に似た症状を示すから注意しなさい、ということを思い出させるためである。かつて、厚い雪塊のなかで見つかり、救急室へ運び込まれた、心拍も血圧も全く反応の無い患者を私が診ていたとき、「ひとは、温かくて、かつ死んでいるというのでない限り、実はまだ死んではいない」と言われた。つまり、極端な低体温の条件下では生死の判断は難しく、正常程度まで体温を上げなければ生命徴候が出てこないこともある、ということである。実際、この患者は完全に回復した。このような臨床の智恵は、病気スクリプトの小さな宝石粒ともいうべきもので、その粒が、患者の診断がつくように医者を助けるのである。

医者たちは患者についての物語を、これらの病気スクリプトのように秩序だったものに作り上げる。患者の特徴、症状、診察所見、検査結果から余分なものを剝ぎ落とし、最も一般化された形にしておいて、医者は患者の物語を病気スクリプトと符合させて診断をつけようとするか、少なくとも鑑別診断を立てようとする。物語がうまく作られていれば、医者が一度も診ていない患者であっても、それによって正しい診断にいきつくことが可能となるかもしれない。

タマラ・リードンが今日生きているのは、（彼女のかかりつけ医ではない）ひとりの医者が、彼女の疾患についてのほんの一行の記述のゆえに、診断を下すことができたからであった。タマラは四四歳で、四人の子どもの母親である。ずっと健康であったが、ある日起きると喉が痛く、熱があった。彼女はアドヴィル（鎮痛剤）を飲んで、子どもを学校へ送り出し、また寝床へ戻った。子どもたちが午後学校から帰っても、まだベッドの中だった。彼女はなんとか起き上がって宿題をやらせ、またベッドに戻った。体中が痛かった。毛布を何枚かけても寒気でブルブル震えたかと思うと、今度は、汗びっしょりになるくらいの発熱の波に襲われた。その晩、夫が食事を作ったが、彼女は食べられなかった。次の日、医者に行くのにやっとの思いでベッドから出たくらいであった。まだ熱があり、喉はやけるように熱く、こんどは新しい症状が出てきた。顎の主に右側の部分が痛むので、話したり食べたりがどうしようもなく苦痛であった。医者が喉を見ようと彼女の口を開けさせると、あまりの痛さに叫び声を上げてしまった。

扁桃腺炎というのが彼の下した診断であった。たぶん連鎖球菌性だ。これはすでに一、二週間前に発生し、家族中に広がっていたので、医者は培養も送らなかった。彼はビアクシンという抗生物質を処方して、彼女を自宅に戻した。抗生物質を飲んで数日間で、彼女は良くなりはじめた。熱は下がり、喉の痛みもそれほどではなくなったが、今度は首に瘤ができているのが心配になった。そこでまた医者を訪ねた。彼は喉を覗き込んだ。顎の痛みはなくなっていたから、前より楽だった。扁桃腺は大丈夫だった。真っ赤な色は消えてなくなり、腫れ上がってもいなかった。しかし喉の裏側に、以前にはなかった白い斑点が見えた。そして首が腫れ、右側が柔かくなっていた。医者は、おそらく首の腫れは最近の感染で、リンパ腺がまだ炎症を起こしているのだろうと思った。しかし、白い斑点には首をかしげた。タマラが気にしているので、彼は炎症を和らげる一週間分のプレドニン（副腎皮質ステロイド薬）を与えた。そして、その白い斑点を診てもらうように耳鼻科の医者に予約を入れた。

ステロイドはほぼ時をおかずに、首の腫れを減少させた。そして最初に具合が悪くなってからの疲労感と痛みは和らいでいた。病因が何であったにせよ、治ったのだ。

最後のプレドニンを飲み終わった朝、彼女は発熱した。そして首の腫れが戻ってきた。それはプレドニンを飲み始めたときより、もっと悪くなっていた。彼女は口も開けられないほどだった。首も動かせなかった。翌日に耳鼻科の予約がとってあったが、タマラはこれではとても明日まで待てないと思った。夫が救急室まで車で送ったが、二、三時間待たされたあと、痛み止めのダルヴォセットを与えられ、次の日、耳鼻科に来るように言われた。

彼女はその通りにしたが、耳鼻科医も何が起こっているのか確信がなかった。彼女は発熱し、首が腫れて右側が赤くなっていた。リンパ腺が腫れただけにしては、広がりすぎているように思われた。もしかしたら扁桃腺の陰に膿瘍が隠れているのではないかと、耳鼻科医は心配した。かかりつけ医が恐れていた白い斑点は消えていた。耳鼻科医は喉の中を、細い管の先に埋め込んだ小さなカメラで覗いてみた。何も膿瘍を示すようなものは見つからなかったので、彼女にステロイドともう一期分の抗生物質を与えた。そのあと、彼女の首の部分のＣＴ結果が出てきた。

その夜、その耳鼻科医は自分の地域の医学会に行った。彼はそこで、古い友人で感染症専門医のマイケル・シムズ医師にたまたま出会った。席へ向かいながら、耳鼻科医はこの奇妙なケースのことを思い起こした。「ねえ、マイク、ちょっと君の意見を聞きたいことがあるんだけど。扁桃腺だった四四歳の女性で、いま熱があって、顎が痛んで、首の右側の瘤が腫れている。ＣＴスキャンをとったのだけれど、膿瘍はない、ただ頸静脈に塊があるんだ。これって何だかわかるかい？」。シムズは友人の顔を見た。彼は耳鼻科医が話した事実を一つひとつチェックした。「最近扁桃腺炎をした。いま熱と、首の右側の痛みと、静脈に塊？」耳鼻科医はうなずいた。「レミエール症候群だと思うよ」シムズはすぐに言った。

パリのアンドレ・レミエール医師は一九三六年、初めてこの病気について記述している。この病気は稀で、しばしば思春期から成人若年期にかけて見られる。レミエールはこの病気のいくつかの事例をあげていて、まず発熱があり、それから扁桃腺炎、そしてやがて感染が頸静脈に移動することで、首が腫れて痛みが出る。そこまでいくと、細菌が血液の塊を形成させ、それが体全体にごく小さな感染組織の断片を広げるのである。

ペニシリンが発見される以前にはこの病気は致死的であった。一九六〇～七〇年代に、ペニシリンが重症の喉の痛みに広く用いられるようになって、この病気は基本的に消失した。しかしこの二〇年間、レミエール症候群は一種のカムバックをみせている。これは抗生物質の使用がより慎重になったことと、新しい薬――たとえばタマラが投与されたビアクシンなど――の開発によるもので、これらの新薬は摂取が簡単であるが、こうした死に至る可能性のある感染については、ペニシリンほど効果的ではない。

シムズは次の日、タマラに会った。彼女は薬を投与されてずっと気分が良くなっており、あまり辛くなかったので、その日のうちに病院へ行くようにシムズに言われ、驚いた。彼女は病院へ行き、それがぎりぎり間に合った。感染はすでに両肺にまできていた。彼女の治療はきついもので、二ヵ月近くも入院することになったが、しかし彼女はやり抜いた。

ほんの二、三行分の文章と、その症例のいくつかの事実から、マイケル・シムズは一度も会ったことのない女性に対し、二人のプライマリ・ケア医および、頭と首の病気の専門医が見逃した診断を下すことができたのである。それは、こうした小さな物語のおかげである。

たしかに、ここで知識は重要な役割を果たしている。シムズにこの診断ができたのは、この病気を知っていたからである。この病気は稀なので、かかりつけ医や救急医は聞いたこともなかったであろう。しかし耳鼻科医は、この病気を知っていた。シムズがレミエール症候群と言ったとき、彼は合点がいったのである。ところが、彼はどうしたわけかこの病気についての知識と、示されているその古典的な臨床例とを結びつけることができなかったのである。なぜか彼には、この病気についての物語ないし、病気スクリプトができていなかった。もしかしたら、彼もそれまで見たことがなかったのかもしれない。これからはもう二度と見逃すことはないだろう。

医者たちは、頭のなかの病気スクリプトの量と質を絶えず増やし続けている。どの患者も必ずそれに寄与するところがある。講義もそうである。たいていの講師は、ある病気とか論題についての研究発表をするのに、まず古典的な患者の物語から始めるのが常である。医学雑誌はしばしば難しい症例を掲載している。フィッツジェラルドに提示された症例と同様、こうした症例はある特殊な病気について、また医者が患者を診断するのに助けとなるような物語の構築について、医者たちに教えてくれるのである。

これらの無駄を削ぎ落とした物語は診断の過程には役立つが、患者が医者にする物語とはほとんど似たところがない。医者は個人的で特定のものを切り捨てて自分たち用の物語を作るのだが、そうすることで、そもそもこれはベッドにいる患者を助けるためにしているのだということを、ときおり忘れてしまう。人間とは病気以上の存在であるにもかかわらず、そのことが時に忘れられてしまうようである。医者たちが患者の病気について作り上げた物語と患者自身とをごっちゃにしてしまうと、そのことが、医療とは冷たく非情で、患者の苦しみに無関心なものだという、医療のあるべき姿とは似ても似つかぬ感覚を抱かせてしまうのである

ナンシー・アンゴフ医師はイェール大医学部の学生部長である。彼女はそれぞれのクラスの医学生百人が、医者に育ってゆくのを注意深く見守っている。医学教育が、医学生の注意を病気に向けることに時間を多く取りすぎていて、患者に向ける時間が足りなくなっていると彼女は心配している。医学生が患者の病気や現状について話をしていたり、診断を受けた患者が悲劇的な結末を迎える可能性を見逃して、冷めた診断の議論をしているのをふと耳にすると、彼女はやりきれない気持ちになる。彼らが医者になったときに、患者との話し方、患者の話の聞き方、患者の感じ方を忘れてしまうのではないかと気になるのである。医療の言語や文化の習得に夢中になって、彼らが最初に医学部を志望したときの情熱を失ってしまうのではないかと、彼女はもう何年も心配し続けている。

アンゴフが学生部長になったとき、そのような医学生の変容を食い止めるために何かをやってみることにした。しかもそれを最初から、学部の初日からすぐにやりたいと願った。「ここにやって来て、医学生たちは医学に夢中になっています。彼らは病気の患者を助けたいと願い、それを可能にする手段が医学なのです。だからこそ彼らは医学部に来たのです。しかし医学部は患者について教えるのではなく、病気について教えます。私は初日から直ちに、患者のことを強調したいのです」。

そのような努力の一環として、アンゴフはイェール大医学部の始業日を、現在の医学教育の一側面である病気への集中と患者の非人格化に対する「免疫ワクチン」を医学生に注射するようにアレンジしたのだった。そのために彼女は、患者の物語とそこから作られる医者の物語との相違に焦点を当てた。

そこで私は、新しい世代の医学生が、患者から聞く物語と医者として話す物語について何を習っているかを確か

めるために、ある暖かな九月の朝、かつて医学生として最初の二年間の大部分を過ごした教室に戻ったのだった。

五十代半ばの小柄でほっそりしたアンゴフが壇上に登ると、新入生たちの神経が昂ったおしゃべりがすぐに静まった。彼女は歓迎の言葉を二、三述べてから、その朝の行事のあらましを説明した。私たちは患者の話の二つのヴァージョンを聞きます。最初は患者が話す物語、それから病院でその患者を受け持つ医者が書いたであろう物語です。

この二つの物語はアリタ・アンダーソン医師が朗読することになっていた。アンダーソンは三十代初めの若い黒人の女性であった。イェール大医学部卒業生（二〇〇〇年）で、一年間、健康管理環境について患者にインタビューをしていた。彼女がインタビューした患者はすべてアフリカン・アメリカン（黒人）で、ほとんどが貧しかった。また教育程度も低かった。それぞれ、さまざまな形で医療体系に出会っていたが、それはたまにしか彼らの必要に応えてくれないものであった。現在、彼女は全国を回って、こうした話を聞いてもらえる機会の少ない人たちから集めた、さまざまな物語を朗読していた。

アンダーソンはアンゴフを抱きしめ、それから壇上をゆっくりと中央へ歩いていった。彼女はゆるやかで物悲しい歌を、ハスキーなアルトで歌い始めた。私はそれらの言葉が全く理解できず、知らない歌だったが、なにか霊歌のような響きだった。

アンダーソンは舞台に一脚ぽつんとおかれた椅子のところまで行って、歌い終えた。しばらく黙って座っていたが、それから、南部なまりのしゃがれた声で言った。「一九六七年の六月、私はヴェトナムへ行った。私は歩兵第一部隊の隊員だった。が、初日の夕方に、待ち伏せ攻撃兵として送り出された」。彼女は小道具も衣装もなく、ただ声と表現力だけで、ヴェトナム戦争の戦場と監獄で過ごした年月からまだ回復できないでいる中年の黒人男性になりきっていた。彼女は、致死量に近い心的外傷後ストレス障害（ＰＴＳＤ）と麻薬とアルコールで、完全にだめになっているこの男を描き出していた。それは実に説得的な演技であった。

アンダーソンはこの悲しい中年の男となってしゃべり続け、彼の人生でもとりわけ辛い出来事について語った。「私は酒を飲んだ。その夜、私があまりに大声で騒ぎ、けんか腰だったので、おそらく私に一番身近な人間であった妹が、もう二度と私と一緒には行かない、どこへも行かないと言って出て行ってしまった。そのあと私は外に出て、ダンプスター（ゴミ収集車）のところへ行って瓶をゴミ容器に投げ込み、もう絶対飲まない、と言った。私は自力で禁酒するつもりだったが、次の朝、酒店が開くと、もう真っ直ぐにそこへ行って一本買ってしまっていた。人間は何度も止めたいと望んでも、自分でコントロールできないものだ。悪魔が、アルコールと麻薬で人を縛りつけているからだ」。

この男のモノローグを終えると、アンダーソンは初めに歌った悲しい歌をもう一度繰り返して歌った。歌っている間に、後ろ側のスクリーンにスライド写真が映し出された。アンダーソンはいつの間にか専門家の声に変わり、歯切れの良い話し方で、なまりもなく、彼がおそらく多くの病院へ行ったときに書かれたであろう入院許可文書のひとつを読みあげてみせた。

「主訴：三四歳のアフリカン・アメリカンの男性、警察によって搬入。麻薬過剰摂取の疑い」

「現在までの症状：患者は無反応の状態で発見され、救急室へ搬入。発見されたときけいれん発作を起こしており、呼吸器機能低下があったため、その場で挿管処置によって気道を確保した。救急室では痛みにわずかに反応。警察によればポケットに三グラムのコカインを保持。運転免許証から身元はＲ・ジョンソン氏、これまでの病歴より薬物多量摂取で過去に何度も入院経歴あり」

医学生たちは一時間もの演技の間、かたずをのんで座っていた。この若い医者レポーターが描き出す多彩で詳細な人生模様と、架空のものではあるが極めて現実的な入院許可文書の、切りつめた冷たい言葉の響きとの対照は、これ以上強烈なものはないと思われた。その後、医学生たちは小さなグループになって、この朝の行事について話し合った。彼らは患者の物語に感動し、それが医学の冷めた非人格的な言語に翻訳されることにぞっとした。

アンゴフは、これが患者がいつも出会っているもの、すなわち冷たい没個性化された医学の言語と治療の過程を示して見せるよい機会になると考えていた。「私は医学生たちに、そこには実際の人間がいるということを思い出してほしいのです。医学生は医者の物語がなしうること、医学ができることに惚れこんでしまうのです」と、彼女は私に言った。その朝の演技は、患者の物語がなしうることを、そして自分たちの医学熱が、自分たちが助けようとしている患者本人にはどう映り、どう聞こえるかを、彼らに思い起こしてもらうためであった。

午前中の最後にアンゴフは、医学生たちに何を学んでほしかったのかを短くまとめた。「あなた方は医学教育というこの橋を渡ろうとしています。今は、あなた方は橋のこちら側に患者と一緒に立っています。この橋を渡る途中で自分が変化し、患者とあなた方がもっていた言語が、もうひとつの言語、医学の言語に置き換わるのを経験するでしょう。彼らの個人的な物語は医学の物語に取って代わられます。そしてあなた方は自分が橋の向こう側におり、医学文化の一員となっているのに気づくでしょう。私はあなた方がそちらに着いたあとも、今のあなたを、もとの自分をしっかり持っていていただきたいのです。こちら側の患者のことを忘れないでほしいのです」。

第二部　生身の応対

第三章　消えゆく技能

最近『ニューイングランド医学雑誌』でこんな話を読んだ。

ある五十代の男性がものすごい胸の痛みで救急室に入ってくる。ひとりの医学生が、両腕の血圧を測りなさいと言われる。彼はまず自分に近いほうの腕をとって血圧を読み上げる。それから患者の反対側に回ってみるが、血圧が測れない。測れないのは、これは正しい身体所見なのではなく、自分の経験不足のためかもしれないと思って、彼は黙っている。それに気づく者もない。その夜、患者は大動脈の破裂、つまり心臓から体内の各所へ血液を運び出す血管の破裂を治療するため、急いで手術室へ運ばれる。その手術台で彼は死亡する。

二つの腕の血圧の相違、または片側の腕の血圧の喪失は、このような大動脈解離と呼ばれるこの種の血管の破裂を示す強力な証左である。しかしこの医学生が、患者の片腕の血圧が読めないとはっきり言わなかったので、この証拠が発見されずに終わった。

もうひとつ別の話がある。これは私の同僚の話である。

中年の女性が発熱と呼吸困難で病院にやってくる。一週間前から彼女は肺炎の治療を受けていた。病院では強力な抗生物質の静脈内投与を始めていた。翌日、彼女は背中が痛く、足に力が入らないと訴えた。彼女には慢性の背中の痛みがあり、医者たちは痛み止めの薬を与えた。彼らは診察をしなかった。熱が急上昇し、白血球数が極端に高くなったので、この医療チームは感染悪化の原因が肺にあるのではないかと、胸のＣＴスキャンをとった。しかし、見つけたのは脊髄上の膿瘍であった。彼女は直ちに外科手術へ向かった。

もしこの医療チームが診察をしていれば、感覚と反射機能の喪失に気づいて脊髄障害を疑ったはずである。

次の話は、イェール大学で医者のために毎週開かれている注目度の高い講義、「グランドラウンズ」の場で最近公表されたものである。

ある男性が心臓発作に襲われ、急いで病院へ行き、閉塞していた心臓の冠動脈は再開通する。集中治療室で血圧が下がり始め、彼は寒気と吐き気を訴えた。医者たちは危険領域まで下がった血圧を引き上げるため、静脈注射を指示する。彼らは患者を診察しない。その後も患者の血圧が何時間も上がってこないので、心臓専門医が呼ばれ、急いでやってくる。診察すると、患者の心臓は急速に脈打っているのが見えるのに、ほとんどそれが聞き取れない。首の血管が拡張して、どくどく動いている。医者は直ちにこれらが、心臓をとりまく心嚢の中に出血してしまう、タンポナーデと呼ばれる状態の徴候であるとわかる。これは、つい数時間前に行ったばかりの処置からくる合併症としてよく知られているものである。急いで患者を手術室に戻し、血液の排出にかかる。血はすでに心嚢いっぱいに溜まってしまい、心臓を打てなくしている。こうした懸命な努力にもかかわらず、その人は手術台で亡くなってしまう。医者たちが集中治療室で、生命徴候を辿るモニターだけに気をとられずに、きちんと患者を診察してさえいたら、この回復できたかもしれない合併症を診断できたことだろう。

これらは、医者たちが病院の廊下や階段の吹き抜けなどでかわす類の話である。つまり、最良の雑誌に載っている失敗談、週刊の『グランドラウンズ』や『傷病・死亡症例検討会議』での提示症例といったものであり、そこでは昔からさまざまな過誤が議論されるのである。これらは、ごく簡単な身体診察でそれと気づいたはずの手がかりが見過ごされたり、無視されたことで患者の容態が悪化し、ときには死亡した悲劇的な話である。われわれはこうした話を学ぶべき教訓として、あるいは祈りやお守りとして繰り返し話し合う。われわれのうちのだれかが、そういった事例の中の医者や研修医や医学生にならないとも限らないことを恐れるがゆえに、他人事ではないという同情をこめて話すのである。

これらの逸話は、ほとんどの医者がすでに認めている真実、すなわち身体診察という、かつては病気の患者を理解し、診断するのに最も信用できる手段であったものが、今や死んでしまっていることを示している。

その死は、突然の思いがけない死というわけではなかった。もう二十年以上も前から、身体診察の死は、病院の廊下や講堂で、あるいは医学雑誌の記事において、繰り返し注意深く議論されてきたのである。かつて雑誌の論説や評論が、思いもよらない疑問を投げかけたことがあった。「一九九〇年代の身体診断―技芸か遺物か?」とか、「医学に身体診断はもう不要となったのか?」、あるいはまた「医者は患者を診なければならないのか?」といったものであった。そして遂に二〇〇六年、かねてから予想されていた死の宣告文が『ニューイングランド医学雑誌』に載った。「身体診察の終焉」と題した記事においてサンディープ・ジャウハー医師は、あの経験不足の医学生――彼自身のことである――が、胸痛があって血圧が測れなかったある男性患者が大動脈解離であったために、やむなく死なせてしまった話を語っている。それは患者の死亡記事ではなく、かつては医者であることの重要な部分をなした身体診察の、その死亡記事の冒頭を飾るにふさわしい逸話といえよう。

かつて身体診察は診断の中心をなすものであった。患者の話と注意深い診察から、ふつうは一つの診断が浮かび上がってきて、その後もし可能であれば、診断結果が正しかったかどうかを確かめるのに検査を用いることができた。今日では、病んでいる患者に直面すると、医者はしばしば診察を完全に省いてしまい、いきなり画像診断装置とか検査室に回してしまう。医者が患者を見ただけで、その場でもっと素早く見つけられたかもしれないのに、わざわざ広い網を投げかけるように、そうしてしまうのである。ときには簡単な診察が試みられることがあっても、医者たちはそれにはほとんど期待していない。なぜなら、自分たちに診断を告げてくれるはずの検査結果を、期待を込めて待っているからである。

多くの医者や研究者はこうした変化を憂慮している。彼らは高価なハイテクの検査のし過ぎを憂うとともに、効果的な身体診察のために必要な技能が衰退していくことを歎いている。こうした懸念をよそに、医者のみならず患者さえもが、医者の手になるローテクの診察に比べて、ハイテク検査がより確かで好ましいとますます考えるようになってきている。

技能の喪失度を測る

一九九〇年代初期、フィラデルフィアのトマス・ジェファソン大学医療センターの医師で研究者のサルヴァトーレ・マンジョーネは、身体診察の基本的な要素のひとつである心臓の診察を通じて、医者がごく一般的な症状をどの程度認識し、解釈できるかを調べ始めた。彼は九個の異なる研修プログラムから、循環器を専攻している二五〇人の医学生、研修医、フェローについて試験した。その試験方法はごく単純で、医学生や医者たちは一時間の時間を与えられて、重要で一般的な十二種の心音を聴き、それについての質問に答えるというものである。

結果はショッキングかつ物議を醸すものであった。医学生のほとんどが、十二の心音のうち二つしか正しく言い当てることができなかった。残りの十種類についてはごく一部の医学生しかわからなかった。驚くべきことに、研修医の成績はそれ以上に上がらなかったのである。医学生よりも経験と訓練を数年間余計に重ねているにもかかわらず、彼らも同じく二つしかわからなかった。何よりも困ったことに、一般研修を終えてすでに循環器フェローの立場にいる医者たちのほとんどが、十二の音のうち六種も当てられなかったのである。

マンジョーネは肺音についても同様な試験を行ったが、医学生や研修医たちが最もありふれた、最も重要な身体音すら認識できていないことがわかった。もし参加者に文字による成績が配られたとしたら、ごく少数を除いて見事に落第点のFをもらったことであろう。

マンジョーネがこの研究結果を最初に発表して以来数年間、論説や教官たちはこの技能の喪失を嘆き、この問題に早急に対処する行動をとらなければ、医学生と同じほどに無知な教師が生まれ、盲人が盲人を導くという状況になるだろうと警告した。最近の研究では、すでにその時が到来しているようである。スタンフォード大学の医師ジャスミンカ・ヴカノヴィッチ＝クリレーは、開業医の心臓診察技能を、医学生および研修医のそれと比較してみた。医学部一年生の学生が正しく答えられたのは、質問の五割をわずかに超える程度であった。卒業年度の医学生はこれより少しましで、質問の約六〇％に正しく答えた。しかし、医学部卒業以後は、全く何の進歩も見られないのである。研修医も、学部の指導医も、周囲の地域の医者たちも、卒業年度の医学生より優れてはいなかった。

どうしてこんなことになってしまったのだろうか？　研修をし、ときには細分化された専門的訓練までしながらも身体診察の技能は伸ばそうとしない医者たちが、どうして何世代にもわたって続いてきたのだろうか？　マンジョーネは、この領域のカリキュラムに関する医学研修プログラムを調査し、基本的な診察技能を組織的に教えているのは四分の一に過ぎないことを明らかにした。研修医が身体診察をしているのを定期的に視察するということは、ほとんどなされていなかった。もしかしたら医者が身体診察を覚えないのは、それが指導プログラムに入っていないからではないか、とマンジョーネは言う。

歴史的にみて、研修医やフェローのプログラムでは、身体診察の技能が訓練の中の独立したコースとして教えられていることは稀であった。そもそもこうした教育というのは、一日中患者の世話をしながら、いつの間にか身につけているような類のものだったのである。ある時期には、研修医は実際に病院に住み込んで文字通りレジデントとなり、いうなればベルリッツ語学学校式の完全没入法によって、身体で技能を覚えたのである。その完全没入というのは、住み込みの研修医が、年上の医者たちの病室から病室へと移動する仕事の様子をながめることで、彼らの身体診察技能をいつの間にか身につけるという代物である。

夜の呼び出しの後、必ず指導医は、研修医、インターン、医学生たちと一緒に、新しく入院した患者を診て回る。彼らは患者が最初に話した内容を一同に会して検討し、それから患者を診察して、チームでメモした（しなかった）重要な身体上の発見について再検討する。さらに一週間に三度は、指導医は研修医や医学生と九十分の教育セッションをもつ。この授業のなかで指導医には、ベッドサイドで患者とともにいる身体診察の雰囲気のなかで、共に学ぶような指導が期待されている。

こういった患者の病状に即した、組織化されない、非公式の指導セッションの形が、患者ケアの他の側面に加えて、身体診察教育の主たる方法であった。

教育とは全く無関係ないくつかの時代の動向が重なって、この伝統はさびれていった。第一に、入院に関わるコストが上昇し、患者が病院で過ごす時間を短くすることに努力が向けられたことがある。心臓にかなりの雑音のする患者はよい教育対象であるが、入院患者は数日で入れ替わってしまう。一九八〇年、アメリカの病院の平均入院日数は一週間を超えていた。二〇〇四年にはそれが三日強に減っている。そのため臨床教育の機会は減少してしまった。この医療上の経済的な勝利が、実は教育を犠牲にしてなされているということがなかなか自覚されなかった。患者の入退院の変化が速すぎて、研修医がその診察から習う暇がないのである。

今日では患者をケアする研修医自身も、病院から出たり入ったりしている。二〇〇四年、医学教育を監督する機関である卒後医学教育認定評議会によって義務づけられた週八十時間という条件は、研修医が病院にいられる時間が限られているということである。一週間に八十時間は長いように思われるかもしれないが、やることはたくさんある。仕事量が減るわけではなく、そのために費やせる時間が短縮されるだけである。たいていの場合、これでは研修医が自分の患者と過ごす時間が減ることになる。イェール大学での最近の研究によると、インターンがそれぞれの患者と過ごす時間は、平均一〇分以下ということがわかった。

インターンだったとき、朝、私はまず患者と過ごす時間を二時間とり、その後の回診で、患者を研修医と指導医に紹介したものである。私には患者と話し合い、診察し、その検査結果をチェックする時間がたっぷりあった。週八〇時間のプログラムでは、インターンが回診の始まる一時間前より早く来ることはできない。患者のケアと教育の二重の要求のなかで――そのための研修なのであるが――何かを切り詰めなければならない。残念なことに諦めるのは、医者が患者と過ごす時間ということになるのである。

医学上の成功も、やはりそれなりの犠牲を伴う。病気の多くは、その深刻な結果が顕著に現れてくる以前からすでに罹患しているものである。私が訓練を受けた一九九〇年代に聞かされた心臓の雑音の種類は、前の世代の医者たちが聞いていたものよりずっと少なくなっていた。リウマチ性心臓病は、かつてはごく当たり前であった。この病気は、喉や皮膚への連鎖球菌感染のために免疫機構が心臓を攻撃するようになり、弁膜を侵してしまうものである。この痛いけれども命に関わるというわけではない感染と、致命的ともなる心臓弁の破壊との間の思いがけない繋がりは、二十世紀初頭に認められた。今日では、発熱と喉の痛みを訴える患者が来たときには、医者は決まって連鎖球菌感染について検査することになっている。もし検査結果が陽性であれば抗生物質で治療する。この薬は疾病期間を短縮するわけでもなく、感染による痛みを和らげるわけでもなくて、リウマチ性心臓病への進行を予防するのである。

この戦略は極めて成功した。リウマチ熱は、アメリカでは一九四〇年代を通して最も広く見られた病気のひとつであった。一九五〇年には約一万五千人がリウマチ性心臓病で亡くなっている。二〇〇四年には、この数字は三千二百人強に減少している。これは劇的な減少ではあるが、完全にこの病気が消えたわけではないので、医者としてはそれを見たらそれだとわからないといけない。今ではこの病気に罹る患者がぐっと減ってしまったので、かえってその症状を学びにくくなってしまったのである。これは、よい薬が生んだ予期しなかった結果といえよう。

今日では、早期治療の手順が決まっている病気が数多くあり、しばしば患者が病院を訪れる以前に処置がなされる。それはたしかに医療における成功話であり、患者にとって喜ばしいことであるが、しかし病院で患者に出会う機会に基づく教育という点からは問題である。ベッドサイドでの学びという古い非公式な教授法は、もううまくいかない。しかし、それに代わって、徹底した身体診察に必要とされる重要な技能を医者に伝授する方法が、医学教育の側からなかなか出てこないのである。

技能の喪失が、身体診察がなしうることに対する信頼を喪失させてしまった。医学の公式方針としては、身体診察は重要である。しかし、「本音のカリキュラム」――それは実践されている医学の価値観と信念であるが――からすぐに出てくるのは、身体診察はほとんど時間の無駄だということである。医学生あるいはインターンとして病院の回診に当たっているときには、診察でわかった心雑音について誇りをもって述べることもあるだろうが、しかし人が本当に注意をむけるのは、エコー（心臓超音波）の報告であることに早晩気づくであろう。そして身体診察は成績評価の対象にならないので、無視することを覚えてしまい、それ以後はもう勉強しなくなる。その代わりに、責任者が評価するだろうと思われる学習をすることになる。最新のハイテクによる検査結果ではどうなっているか？　ある特定の療法についての最新の研究は何か？　医者たちは今日、こうした質問を問うように訓練されている。もっと伝統的な次のような問いではないのだ。患者を見たときにどんな様子だったのか？　どんな感じを受けたのか？　何が聞こえたのか？

現代の医学におけるこのような構造的な変化――医者や患者が、絶えず変化するさまざまな病気とともに、頻繁に病院に出入りしているという――は、この本音のカリキュラムの実践のレベルにはっきり現れている。しかし私は、診察が患者診療の中心的位置を失った理由はもう一つあると考えている。技術が与える冷静な解答とは対照的に、身体診察は原始的で、密着しすぎで、押しつけがましい感すら与える。患者がそこにいて、同意しているとしても、そのような診察を行うことに医者は心理的に怯んでしまうものである。それは私自身の医学教育のごく早い時期に学んだ真実である。

触診できる

うすら寒い午後、ジョーンは台所で一緒にコーヒーを飲みながら、「まだここにある間に、癌に触ってみたい？」と尋ねた。「医者になるんでしょう？　乳癌ってどういう触感か、知っていたほうがいいんじゃない？」。

一九九三年二月のある週末、夫と私は、彼の一番上の姉の家を訪れていた。それは、私がイェール大学医学部に在学して初めての春休みのことであった。彼女は一週間前に、マモグラフィーの定期診察に行ったばかりであった。検査後、彼女が洋服を着ていると、放射線医をしている昔からの友人が部屋に飛び込んできた。「あの人が私の顔を見たとき、私は、きっと何かあるんだとわかったわ」と、ジョーンは私に言った。

その放射線医が腫瘍科医の予約をとってくれ、その腫瘍科医が今度は、生体組織検査のために彼女を外科に送った。私たちが訪ねたときには、彼女はまだ検査結果を聞いてはいなかったが、すでに診断が出ることは覚悟していた。

ジョーンは溜め息をついて、からみつく金髪の巻き毛を耳の後ろにたくし込んだ。「どういうものを探せばよいか知っているのはいいことでしょう？　役に立つでしょう？」と、彼女は重ねて言い張った。針生検のあと、彼女は自分の人生を変えつつある小さな結節の居場所を突きとめ、気がつくと、日に何度も触っているのだった。それは痛い切り傷に触らないではいられないような、つらかった会話を頭で何度も思い返してしまうような、あの痛みの由来を確かめなければいられないという思いである。

私は何と言ってよいかわからなかった。乳癌がどのような触感をもつか知らなかったし、たしかに彼女の言うとおり、知っておくことは有用であった。そして、私はどうしようもなく好奇心にかられていた。

しかし、そんなことはできない、とすぐに思い至った。義理の姉の乳房に触ることなど、とても考えられないことであった。ジョーンは、医者の役割を演ずる私を想像することができた。医者とは必要とあらば、慣習的なプライバシーの領域を無視することが許される人たちである。しかし、私にはそのような役割の衣装を着る準備ができていなかった。医学部のその時点では、私はまだ、だれの身体診察もしたことがなかった。私はそのときまで、だれもが保持するプライバシーの領域を侵すということがいかに不自然で、奇妙なことかを実際に考えてみたこともなかった。私には義理の姉に触ることはできなかった。実のところ、そもそもだれかに触ることができるかどうかさえ自信がなかった。

他者の身体に自分の手を添えるという行為は、いろいろな意味で医者の特徴である。しかし、それは単純ではあるが、いろいろ複雑な問題をひき起こす行為でもある。人生において、われわれが触る人はだれであろうか？ 恋人、たしかに。子どもたち、当然。そして親と子どもにはさまれた世代としては、両親ということになろう、いずれは。それ以外にはない。もちろん、ぎゅっと抱きしめたり、頬へキスする挨拶、肩に手をかけるとか背中をポンとたたく、などというのは別である。こういった接触はコミュニケーションのひとつであり、仲間意識や愛情、あるいはサポートや気遣いを示している。このような身体的な接触は、社会的な交際のなかで想定される範囲内のことである。慣習上ごく短く、実際上節度をもったものである。少しでも長すぎたり密接にすぎる抱擁や接触が、すぐに警戒心をひき起こすのは、そこに社会的な行動規範が了解されているからである。

医療においてはベッドサイドで、診察台で、われわれがケアする人に触れるが、それは先に述べた触れることとは違った意味でのものであり、また違った種類のケアである。医療では親密さを必要とするが、しかしそれは知的にも、感情的にも、距離をもっていることが特徴である。だれも自分の友人や恋人から、知識を備えた公平なまなざしで見られようとは思っていない。われわれが友人や恋人たちに、身体的にも感情的にも親密な空間を占有させるのは、彼らが愛というフィルターを通して自分を見ているとわかっているからである。

身体診察の密着感は、友人や家族との間のそれとはかけ離れたものである。身体診察では愛というまなざしが取り去られている。医者と患者とは、互いに全くの他人といってよい。患者にとっても、しばしば医者にとっても、ちょっとどぎまぎすることがある。そしてこの、ときに気まずい親密さという心の底には、信託関係すなわち暗黙裡の取引がある。患者は医者が見たり触れたりするのを許すが、その代わりそこで得た知識は、患者の利益のために共有するということである。ジョーンが癌になったとき、私はそうした取引の、自分の側の責任を引き受ける用意がなかった。私には、引き換えに払えるものが何もなかった。解剖学の知識はたくさんあったし、細胞生物学もある程度知っていたし、遺伝学もよくわかっていたが、私は医学については何も知らなかった。まだその時点では。

さらにいえば、私はどうやって触ればよいのかわからなかったのだ。文字通り本当に。教わったことがなかったのである。二年生で習うはずだった。おそらくもっと重要なことは、医者として触れるときに基本となる、身体的な親密さと知的な距離との間の、どの位置を占めたらよいかを習っていなかった。それは書かれたカリキュラムには載っておらず（少なくとも私の医学部の授業では）、それについての講義もなかった。ただ、そうであったとしても、この極めて個人的な領域をどう乗り越えればよいかを学んでいなければ、医者にはなれない。医学は、それが科学と呼ばれる限りにおいては、ある種、官能的な科学であり、診断をするために触覚やその他の感覚を通して、体系的方法に従ってデータを集めるものである。ほとんどの患者は、医者が触ることを承知している。彼らはその心積もりでいる。私もたしかに患者に触れるはずだった。しかしあの日の午後、義姉の台所で初めて気づいたように、それにはまず、どのように触ったらよいのかを習わなければならないのである。

医学部では解剖の授業に始まり、医学生たちは、身体をばらばらに分解して一つずつ理解するように教えられる。その授業を受けると最低限身につけるのが、最も親密な関係にある身体の部分ですら客体化してしまう、不可思議な能力である。ほかのだれにとっても、こんなことは失礼だと思われるとしても、医者のその臨床的・客観的見地が、たとえば女性の乳房を、他のしばしば性的な文脈から切り離して見る機会を与えてくれるのである。われわれは乳房を、一つの切り離された対象として扱うように教え込まれるのである。

だから乳房を診察するにあたって、なめらかな皮膚とその下側にある柔らかな脂肪の層を指で探ってゆくと、そのまた下にある、精密に組み合わされ密集して層をなしている乳腺組織に気づくことになる。皮膚の下側で、探る指でとらえられた乳房は、とらえどころなく動く付属器官のように見える外見より、ずっと秩序だったものである。私は二年生の半ばに、乳房の触診の仕方を習った。患者兼指導教員――その人はこの診察技能の訓練をうけた非専門家であった――は、私と同じ身体診察グループの三人の医学生に、学習用モデルに自分の乳房を用いて、体系的に身体診察の実地訓練をしてくれたのであった。

授業のはじめ、私はジョーンの台所で感じたのと同じ不安を感じた。私たち四人は医学生であり、まだ着慣れず折り目がついている短い白衣を着て、襟の折り返しのところに真新しい名札をピンでとめ、ポケットには最新の聴診器を折り曲げて詰め込み、半裸の中年の女性を囲んで半円形に座ったのだが、何とか落ち着いた様子をしようと必死であった。先生のほうは楽にして診察台に腰かけていた。私たちが部屋に入って行ったときには、着ていたはずのガウンが腰のあたりまで下げられ、この授業のテーマである彼女の乳房がよく見えるようにしていた。私は顔がひきつらないように努め、少なくともくつろいでいるふりをした。けれど、目の遣りどころに困っていた。彼女が診察について話すのをメモするために、ノートを取り出した。両側の医学生から緊張感がぴりぴりと伝わってきた。私たちはだれも何も言わなかった。真面目で、ニューヨーク・アッパーウエストサイド出の、良い意味で自由な人であるグレッグは、自分の靴の具合を確かめているようだった。エネルギー溢れる、クラスの元気の源であるリリアンも、黙って髪の毛をいじっていた。だれも先生とも、お互いとも目を合わせようとしなかった。私たち四人は黙って、何とかきまり悪さを始末しようとしていた。まさにその始末のつけ方こそが、この授業で教わることになっている技能の一部なのだと、そのとき私は気づいたのである。

「まず乳房が左右対称かどうかを調べます」と彼女は言った。彼女が両手を頭の上に伸ばすと、乳房も上に伸びた。それから今度は両手を腰にあて、大きく肘を横に張って、胸筋と両方の乳房が伸びるようにした。「こうすると、何かの異常が、乳房の形とか皮膚のきめを変化させていないかどうか、確かめられます」。

彼女が順序よく説明を進めるうちに、部屋の緊張は少しずつ解かれていった。彼女の具体的な実地教授が、患者としての彼女の役割の安らぎを、医者としての私たちへの彼女の期待に繋げてくれたのである。彼女が乳房の診察の基礎だけでなく、私たち自身が現場で直面したときに使えるような、医者‐患者間の身体的な親密さに自然さをもたらす技法を示してくれたのだと、私は後になってわかった。

「これから私が、自分の乳房をどのように診察するか実際にやって見せますから、その後あなた方にもそれぞれやってもらいます」

私たちが診察台の回りに集まると、彼女は横になり、片手を頭の上にあげ、もう一方の手で診察をした。

「まず中心線から始めます。指の裏の柔らかいところを使います。乳房を軽く圧して円を描きます。指を押さえたところを固定しておいて、皮膚を指にそって動かすようにし、同一の箇所を調べていることが確認できるようにするやり方がいいと思います。一箇所について三回ずつやって、皮膚の下にあるそれぞれ違った構造が触れて感じられるように、毎回少しずつ押さえる圧力を加えていくのです」

彼女が胸骨からずっと体側へ、それから脇の下まで、何本も線をなぞりながら胸の上をいったりきたり繰り返し動かすのを、私たちは興味をもって見守った。

「さあ、こんどはあなたたちがやってごらんなさい」

診察台に上がっていくとき、私はあのきまり悪さが戻ってくるのを感じていた。私は急に冷えてしまった手をこすりあわせ、冷たい指先になんとか血をめぐらそうとした。それから指を彼女の胸にあてた。彼女の皮膚は温かく、その朝彼女が使った石鹸かデオドラントの香りがした。彼女の専門的ではあるが、わざとらしくない気さくな調子のおかげで、彼女と私が突然共有することになった親密な領域にではなく、今ここの医療行為に集中し続けることができた。

「鎖骨をなぞっていって、胸骨に出会うところまで動かしなさい」と彼女は指導した。彼女の声は忍耐強く、気持ちよく、完全にリラックスしていた。私は自意識過剰気味に、ぎこちなく皮膚、骨、軟骨組織に指を動かした。胸骨のとなりには薄い脂肪の膜が、滑らかで強靭な筋肉と肋骨を覆っていた。胸のもっと下のほうでは、脂肪の層が、ふつう乳房といっている盛り上がっているところの周辺部で厚みを増してゆく。二回目になぞったときに初めて、指に似た乳腺自体の不規則に密集したものが、車輪の車幅のように乳首に向かって内側に伸びているのがわかった。乳房を触っているうちに、頭の中に詰め込んだだけの解剖書にあったこれらの構造を描いていた挿絵が、まるで航空写真のように指の下側に広がる地勢の徴や説明をもたらすのがわかった。乳首の真下の領域は、この密集した組織のなかに柔らかに井戸のようにへこんでいた。そこに、細すぎてそれと触れることができない導管を想像することができた。その下には、あまりに詰まって密集しているので一つ一つを区別できない固まりが、アイスホッケーの球のような円盤をなしているのが触れられた。

私が乳房の間にゆっくりと指を進めている間、彼女はアドバイスと励ましをずっと与えてくれた。

「必要なときはもっと強く押しても大丈夫。痛くないから。もう片方の手を使って乳房が動かないようにしなさい」

私は皮膚の下のすべての構造に、できるだけ多くの角度から全部触れたと確信できるまで、彼女の胸全体に円を何度もなぞった。私が先生にありがとうと言い、感謝の気持ちで診察台から降りると、次の医学生が進み出た。診察の間、三人の同級生を彼女がなだめすかしたり、励ましたりするのを見ながら、自分は椅子に安心して座り、同じプロセスを頭のなかで繰り返していた。

数年前、私は診療室を別の病院に移したことがある。移転後の患者のカルテを受け取り、古いデータから新しいデータに書き写していたとき、私は自分の患者が、勧められている検診を必ず受けられるように随分努力をしていたが、自分ではあまりやっていないのに気づいた。女性は乳房診察、骨盤診察を毎年受けなければならない、と習っていた。五十歳以上の男性は、前立腺癌を見つけるために直腸の診察を受けるべきであるとも。私はこうしたガイドラインへの自分の遵守具合に、かなりのむらがあるのに気づいた。私はこの見落としに驚いたが、その傾向は著しく、否定の余地はなかった。

私は変だなと思った。どうしてこんなことになったのか？　一部はシステム上の問題であった。もとの診察室では、通常の診察を追跡する簡単な方法はなかった。最近の検査を見つけるために、自分がどこに結果を書き残したかを見ようとすると、去年の訪問数全体にあたるページをチェックしなければならなかった。それでも定期的なコレステロール・テストはしてあった。担当の五十歳以上の患者は大腸内視鏡検査が依頼され、あるいは少なくとも議論されていた。これではなく、抜けているのは乳房診察、骨盤診察、前立腺診察であった。そして何年も実習し、技能も身につけているのに、私はこういった診察がどうも苦手なのだった。あるレベルでは、私は未だ医学生並みであり、人のプライベートな箇所に触るのがいやだったのである。

これは私ひとりのことではない。この件についてのデータはあまりないが、そこに示されていることは、われわれの多くが患者を検診に送り、なぜか自分自身の手でやらずにすむようにしているということである。二〇〇二年に出版された調査研究では、ひとつの施設で、毎年マモグラム撮影にいく女性が一年間に千百人いるが、そのうち医者から乳房診察を受けたことがある人は半分しかいない。そしてこの二〇年間、マモグラフィの割合は増大しているが、医者による乳房診察の割合は減少しているのである。

これはみな、乳房診察のもつ厄介な密着感のゆえであろうか？　研究によれば、たしかにそれもまた要因の一つではあるが、おそらくそれだけではない。むしろ、より新しくてよりよい技術――マモグラム、超音波、そして最近のＭＲＩ――の進展が医者たちに、自分の手が伝えてくることの価値に疑問を抱かせてしまっているからである。検査をすれば身体の内部構造をより厳密かつ正確に示すことができるというのに、どうして自分のきまり悪さ、きっと患者も抱いているきまり悪さ、あるいは手の触感が描く曖昧なイメージ像の解釈といった厄介な問題に、わざわざ対処しようとするのだろうか。

本当に、なぜだろうか？　このいよいよ差し迫った問いについて、次章でいくつかの答えを探ってみたい。

第四章　身体診察でしかわからないこと

第四章　身体診察でしかわからないこと

専門的身体診察に必要な諸技能が、医学生の間でも開業医の間でもめったに見られないものとなっていく過程で何が失われたのか。そのことが今、医者たちの間で熱心に議論されている。

一方の側には、身体診察がなくなるのは進歩のもつ必然的な帰結であると論じる人たちがいる。身体診察とは、言ってみれば吸球放血法（温めたカップを皮膚にあてて脹れてくるまで押しつける）とか、血抜きとか、風邪に効く芥子硬膏といった、いわば過去の魅力的な遺物であって、今日では、よりよい情報をより効果的かつ正確にもたらす、絶えず拡大する技術に取って代わられている、と彼らは言う。このような時代遅れになった方法にこだわるのは無意味だし感傷だ、と彼らは考える。

もう一方の側にはロマンチストたち、つまり身体診察を、医療におけるケアの長い伝統の一部であると考え、やさしく添えられた手と温かい心とでつながれた、医者と患者の深いかかわりを大切にする医者たちがいる。彼らは、自分たちと異なる見方をする者を、魂を欠く技術屋だと考える。

その中間にいるのが残りのわれわれで、身体診察をしないことで何が失われたのかを知りたい人間である。かつて身体診察は、診断を下すうえでどれほど大きな役割を果たしたのか？　それ抜きにやっていこうとする現代の医療に見失われたものは何か？

＊

スティーヴン・マックギー医師は、真面目な顔つきとラジオのＦＭ放送のような歯切れのよい声、そして身体診察に対する学者らしい情熱を持つ温厚な男性で、この中間の立場に合理的なしっかりとした道筋をつけた人である。彼は内科医として、またワシントン大学の医学部教授として技術を高く評価するが、しかしまた、身体診察が器械には置き換えられない有用性を持つと信じてもいる。マックギーの研究は医学における彼自身の経験が結実したものであって、著書『証拠（エビデンス）に基づく身体診断学（*Evidence-Based Physical Diagnosis*）』では、高度技術時代における身体診察の有用性を実証している。

私がマックギーと彼の著作に関して話し合いをしたとき、彼は患者を身体診察することの基本的な重要性を確信させた彼自身の治療経験について、是非話したいと言った。彼は私たちが話し合うその数週間前に起こった、特に劇的な事例について語った。

マックギー、そしてチームのメンバーである研修医や医学生たちが、外科病棟にいる患者を診てほしいと呼ばれた。その患者は、耳の皮膚癌の切開手術のために入院していたのだった。その日の朝、彼はひどい腹部の痛みに襲われ、形成外科医が、いったいどうしたのかと彼らの判断を仰いだのだ。

マイケル・キリアンは痩せた初老の男性で、目を大きく開けてベッドに横たわり、どの姿勢をとっても落ち着かないというように忙しく身体を動かしていた。ベッドの上でぎこちなく身体を動かしながら、彼は何やら意味をなさないことをつぶやいていた。

研修医はこの取り乱した様子の患者に自己紹介をして、すぐに質問を始めた。返される答えはただ一つ、「わからない、わからない、わからない」であった。この年配の男性がすっかり混乱してしまって、とても自分の痛みについて細かく説明できる状況にないことはすぐ判明した。彼は自分の名前を言うことはできた。しかし自分が病院にいることも、それがなぜなのかもわかっていないようだった。言えることは、ただただ痛い、ということだけだった。研修医が、お腹が痛いのですかと聞くと、彼は相変わらず同じ文句を繰り返すだけだった。わからない、わからない、と。

彼の皮膚は青白く、ところどころ赤いぎざぎざの斑点ができていて、長く直射日光のもとにいたことを表していた。彼がそもそも入院した原因である耳は腫れ上がって、先のところの赤い鱗状の傷が盛り上がって変形していた。ひげを剃っていない頬は痩せこけ、頬骨が鋭く突き出しており、彼の目は部屋の中の、他の人には見えない何かをじっと見つめているようだった。白髪の毛先はきちんと刈ってあったが、櫛は入れられていなかった。皮膚は冷たく汗で濡れていた。落ち着かず、絶えず動き続けるので診察は困難であった。心臓の動悸は速かったが乱れてはいなかった。呼吸にも乱れはなかった。研修医が患者の腹部を診察しようとすると、彼はぐっと避けた。「だめだ、だめだ、だめだ。さわるな」。遠くを見ていた目が今は部屋に戻り、若い研修医を睨みつけた。患者は、だめなものはだめだというように腕をふった。研修医は急いで身を引き戻した。

「だめだ。だめだ。だめだ」

研修医は低く身体をかがめて、この憔悴した男性に静かな声で話し始めた。「あなたが痛いのはわかっています。

なんとかしてあげたいのです。でもそれにはお腹に触らなければなりません。あなたを傷つけたりしませんよ」。気持ちを落ち着かせるその柔らかな調子が、この苦痛に喘ぐ男をやがて鎮めた。それでも彼は、柔らかなマットレスがまるで釘だらけのベッドになったかのように、身体の位置を変え続けた。

研修医が、混乱して怖がっている男を落ち着かせている間に、マックギーは手を男の腹部の左上のあたりに置いた。腹部の通常は柔らかな部分に、予想しなかったごつごつした抵抗と、静かな規則的な脈拍を感じた。もう一方の手を男のへその上に置いた。柔らかな塊が指の下でどきんどきんと脈打ち、指を右のほうへ押し返した。そのことで、彼には必要なことが全部わかった。

「外科医を呼びなさい」と、マックギーは研修医に言った。「この患者さんは手術室へ行かなきゃならない。大動脈瘤の破裂だ」。

大動脈は、心臓から身体の他の部分へ血液を運ぶ管である。この男性のように動脈が硬化した高血圧の患者には、正常では厚い筋肉質の管組織の中に弱い部分ができることがあって、高圧になっている組織の緊張がそうした弱い箇所を外側に風船のように膨らませ、腹部に脈打つ瘤をつくる。この膨らみが大きくなりすぎると、筋肉の壁が異常に薄くなって破裂する危険がでてくる。絶えられない痛みと動かずにはいられない落ち着きのなさは、薄くデリケートになった筋肉の壁が裂けるときの典型的な症状で、さらに巨大な脈打つ塊がこの診断を確証したのであった。この恐ろしい病気に罹った患者の四分の三が手術台の上で、あるいはそこまで行かないうちに死亡する。

血管外科医が呼び出され、患者は手術室へ連れて行かれ、途中でほんのちょっと寄り道して、診断確認のためにCTスキャンをとった。確率的には危なかったにもかかわらず、キリアンは外科手術が終わるまで持ちこたえ、彼の命は、ただ手で触れたことで救われたのだった。

一つひとつの事例はそれぞれ説得力があるとしても、医学においては、証明したければいくつもの調査研究が必要である。そしてマックギーは自らのキャリアを、この身体診察という絶滅しかかっている技能を構成する個々の要素が、どの程度正確なものであるかを調査して表にまとめることに費したのである。彼が出した結果は、なぜか議論の両陣営をともに怒らせることになった。いくつかの身体診察のなかでよく知られ、しばしば教えられてきた部分が、事実上無価値であるという結果になった。たとえば肺音を聞いても、患者が肺炎を患っているかどうかの決め手にはならないといったことである。他の診察要素は、上手になされれば、診断を確認するのに現在用いられているさまざまな検査に劣らず確固としており、信用できることが示された。専門家の手にかかると心臓の診察は、心臓弁の障害を、心臓超音波検査とほとんど変わらないほどにそれと認知することができる。これら個々の検査がどの程度うまく実施されているかを知ることが極めて重要なのである。

しかし、この研究でもまだ大きな疑問が答えられずに残っている。この古風な診療が、患者の回復に本当に違いをもたらすという証拠があるのか、という問いである。これについての研究は驚くほど少ない。いまでは古典というべき一九六〇年代、七〇年代になされたいくつかの研究は、医者が診断を下すのにどの手段が最も有用であるかを評価しようとしたものであった。これらの研究では、最も重要な手段は最も単純なものであった。医者はたいていの場合、患者と話すだけで正しく診断することができた。患者の話のなかに、七〇%くらいまでは診断へのヒントが入っている。医者たちは大学で、患者の話に耳を傾けるように、そうすれば彼らが何に罹っているかがわかる、と繰り返し言われている。そしてこれらの研究結果は、このアドバイスが正しいことを証明しているのである。

だが身体診察はどうだろうか？　同じ研究によると、患者の話から答えが得られなかった場合に、その患者を身体診察すると、そのうち半分程度は正しい診断に至った。そしてその残りのケースについて、高度技術による諸検査が頼りになる、ということになった。

もちろん検査のやり方は、これらの研究がなされた時期から大きく変わってきている。ヴァイル・コルネル医療センター臨床医学部長のブレンダン・レイリー医師のしたもっと最近の研究は、この問題について違う見方をしている。レイリーは自分が教えている研修医から、診断に身体診察がどのくらい重要なのかと質問された。レイリーはそれに答えようと医学文献を探した。そして充分な答えを得られなかったので、自分で研究方法を考案したのだった。

彼がやっている教育システムでは、患者はまず内科の研修医が診て、その後に研修医とは別に指導医が診察して評価する。研修医と指導医はそれぞれ独立に集めた情報を交換して、診断と治療計画を立てる。レイリーはこの六週間について、自分のチームで受け入れた入院患者のすべてのカルテを受け取り、自分のチーム内で身体診察で何かを発見したために、診断ないし治療方法が変化したケースがあるかどうかを探した。

その結果は極めて印象的なものであった。注意深い診察が診断と治療を変えた事例は百件のうち二六件で、四件に一件となる。そして、こうした事例のほぼ半分は、もしレイリーが身体診察で正しい診断を下さなかったとしたら、「合理的な検査」では、つまり身体所見なしに依頼されたであろう検査によっては、見つけることができなかったであろう。そのようなケースでは、病気がもっと進行し、患者の状態が悪くなってからはじめて正しい診断が明らかになったことであろう。

これらは重要な発見である。ひとつの特に印象的なケースは、呼吸困難で入院したある患者が、入院時のレントゲン写真で胸に腫瘍があると考えられた、というものである。彼は、その塊の生体組織検査に送られる予定になっていた。レイリーがその患者を診察すると、心臓に大きな雑音が聞こえた。彼はその異常音の位置とリズムから、雑音が心臓の弁のひとつが塞がっていることによるのだと気がついた。血流がブロックされていたため、弁へ通じる血管が過剰な血液で拡大していたのだった。ちょうど交通量の多い高速道路が、建設工事や事故で道が狭くなると停滞するように。レントゲン写真に映った胸の「塊」は、実は充血した血管だったのである。生体組織検査はキャンセルされ、患者は弁の外科治療に回された。

もう一人の患者は、発熱していたが感染源が見つからなかった。彼は経静脈性抗生物質での治療を受けていた。レイリーは、患者の足指の一本が色を失っており、それは足指が血の供給を受けていないために、おそらく細菌感染していると考えられることに気づいた。外科医と相談して足指が切断された。足指が失せて、発熱も失せたのだった。

このいくつかの調査研究は、徹底的な身体診察が、機を逸しない診断に決定的な役割を果たしうることを示している。そのような役割は、今日入手可能になった洗練された検査によっても真似のできないものである。

この技術中心時代に皮肉なことのひとつとして、われわれの日常生活に入り込んでいる時間と労力の節約装置の多くが、しばしばどちらの節約にもならないということがある。ほとんどの机上コンピュータには疑似メモ用紙がある。それはポケットに入っている実際のメモ用紙以上のものだろうか？　複雑な関数計算を成し遂げるのに計算機は決定的であるが、二、三桁の数を足したり、引いたり、掛けたりするのに、本当に計算機が時間の節約になっているだろうか？

同様に、医学的諸検査は診断にいきつく一つの方法ではあるが、時には――そしてもしブレンダン・レイリーが正しければ、二五％くらいまでは――患者を診察するだけで正しい答えが得られるのである。

これは身体診察が検査の代わりになるという意味ではない。それほど遡ることのない時代においても、解剖によってしかわからなかった病気を、今では利用できる検査のおかげで診断できるのである。しかし、身体診察は検査の選択を、有用な答えが出てきそうなものだけに絞っていけるように医者の思考を導くことができる。それは無駄な時間を節約し、無駄なお金を節約し、そして時には命を無駄にしないようにすらできるのである。

身体が語る言語

病気になるという経験は、ある日目が覚めたら外国にいるというのに似ている。これまでよく知っていた人生が中断され、自分がもうひとつの、思いもかけない見知らぬ世界を旅しているのだ。突然思いがけなく病気になってしまった患者が病院や診察室で私に会うとき、彼らが本当に知りたいのは、「私、いったいどうなってるの?」ということである。彼らは引っ越してきたこの新しい居住区で、何とか生きてゆくための地図が欲しいのである。この不安な見知らぬ場所に名前を与えること、それを知ること——あるレベルで——が、その診断が治療に結びつくかどうかは別にして、ある程度のコントロールを回復させるのである。なぜなら今日においても、よい医者ができることが、しばしば診断だけだからである。

それがたしかに当てはまるケースは、五八歳の元サッカーコーチで体育教師をしていたゲイル・ドラクロアが、私が働いていたコネチカットの小さな公立病院に奇妙な病気で訪れたときのことである。

それは二〇〇三年の夏の終わり、ゲイルと昔からの親友であるキャシー・ジェイムズが、二ヵ月間の野山を横断してのキャンピング・トレッキング——車でドライブしたり、自転車に乗ったり、あるいはハイキングをして、北コネチカットから西はコロラド山脈にまで至る旅——から帰る途中であった。二人は週末には自宅に戻るつもりであった。それは実に素晴らしい夏であった。ところがある夜、ゲイルは背中の下のほうに激しい痛みを感じて目を覚ました。苦痛はひどいものだった。刺すようで、耐え難いものだった。

ゲイルはキャシーを起こした。「なんだかおかしいの」と彼女は言った。ちらちらする懐中電灯の光のなかで、キャシーにはゲイルの顔が汗でひかり、痛みで緊張しているのが見えた。山では夏の夜は涼しいが、彼女の皮膚は熱く、体温計を使わなくても熱病に罹っているのがわかった。

頭が痛い、とゲイルは言った。熱くて、しかも同時に寒いのだった。何より悪いのは、この強烈な痛みが背中の一番下の部分であることだった。それはアイスクリーム頭痛の、あの痛いのははっきりしているが、どこなのかよくわからないという性質の痛みだった。鋭い痛みの針が、電気のように脚の裏側を断続的に走るのだが、背中のほうはひどく痛みっぱなしであった。話すと、歯ががちがちした。身体は拷問ともいうべき寒気で震えていた。

キャシーは、ゲイルを医者に診せなければならないと気づいた。キャシーは身支度をして、急いで寝袋をリュックに入れた。ゲイルがテントから出るのを手伝い、その日の夕方テーブルに使った木の幹に座らせて、身の回りのものをまとめて急いで車のところまで山道を下った。それから戻ってきて、ゲイルを助けながらでこぼこした山道を下りていった。

彼女たちは一時間ほど、メリーランドのウエストヴァージニアの田舎道を走った。それからまた一時間走って、先に病院ありという白いHのサインがある出口を出た。そこの救急医は、ほとんどまだ子どもだった。背が高く筋肉質で、しゃれたメガネをかけ、青いジーンズの上にしわくちゃの洗いざらしのシャツを着ていて、起きたばかりのようであった。彼はゲイルをベッドに座らせ、急いで背中を診た。

彼は診断をし、あまり心配はないと伝えた。

「熱と背中の痛みは関係ないでしょう」と彼は言った。「背中と脚の痛みは坐骨神経痛と思われます。熱は——何でしょうね。たぶん何かのウイルスでしょう」。彼はゲイルに、背中の痛みのためのイブプロフェンと筋肉弛緩剤を与えた。キャシーがその短かすぎる診察に腹を立て、また診断にも納得せず、もしかしたらライム病ではないか（「だって私たちはキャンピングをしていたんですよ」）と言うと、彼は忠実に、この病気のための抗生物質ドキシサイクリンの処方箋を書いた。

キャシーは心配だった。彼女は理学療法士であった。彼女は多くの坐骨神経痛を見てきたが、これほどひどいのは出会ったことがなかった。そして熱は？　それが無関係とは信じられなかった。一方でゲイルは、安心できる診断にほっとしていた。彼女は病気になったことがなく、病気に罹る準備もできていなかった。病院を出てから、彼女らは明け方まで運転し続け、道路わきのモーテルにチェックインしてそれまでの寝不足を補った。二人はよく眠った——ゲイルはイブプロフェンと筋肉弛緩剤、そしてキャシーが言い張るのでドキシサイクリンも飲んだお蔭で。起きたときはもう、午後遅くになっていた。

ゲイルはベッドに起き上がった。多少気分も良くなっていた。ただ床にぶらぶらさせると両脚が奇妙に重かった。立上がろうとすると脚が崩れて、彼女はどうしようもなくベッドに後ろ向きに倒れてしまった。

「キャシー、脚がきかないの。歩けない」。ゲイルの声は甲高く怯えきっていた。「歩けない」と彼女は繰り返した。キャシーの心臓はドキドキしだした。彼女はわかっていた。たしかに何かおかしいのだ。そこはバルチモアからそれほど遠くなかった。バルチモアへ行こうか？　行かない、とゲイルは言い張った。彼女は家に帰りたかったのである。

そこから彼女たちが住んでいるコネチカットの小さな町まで、少なくとも五、六時間はあった。キャシーはできるかぎりの高速で、ひたすら自分たちの地区の病院をめざして運転していった。「一生で五時間がこんなに長かったことはありません」と、彼女は後で私に言った。

「ここにじっとしていて」キャシーはゲイルに言うと、救急室に姿を消した。数分後、キャシーは数人の救急医療技師と車椅子を伴って戻ってきた。そのうちの三人が、今は身体障害者となった女性を車から降ろし、救急室へ急いで連れて行った。

一年次研修医のパルヴィン・ザワヒリが、その夜の当直だった。彼女は救急室で、患者が過ごした時間を記録した薄いカルテに目を通した。熱は三八・三度。筋力低下。すでになされた血液検査はほとんど何も示していなかった。白血球数は高くなっていない。生化学検査は正常。肝臓も正常。

彼女はカーテンで仕切った患者用コーナーへ行って自己紹介し、普段するように病歴を聞きだした。実は五日前から変だったのです、とゲイルは彼女に言った。お腹が痛く、少し下痢をしていた。が、ちょっとした食中毒だと思って大して気にしなかった。二日後、首に赤い発疹が出た。痒くも痛くもなかったので自分でもわからず、キャシーに指摘されてはじめて気づいた。はじめは、自転車用ヘルメットの紐が直にあたって擦れたのかもしれないと思ったけれど、次の日には両脚やお腹にも広がった。そして昨日、バスケットボールのシュートを二、三回やっただけで疲れてしまった。私のいつもの体力ではこんなことはない。それでも実際に気分が悪くなったのは、ほんの二四時間前に痛みで目が覚めてからだ。

それで虫に刺されたことは?と、ザワヒリは尋ねた。ゲイルはうなずいた。たくさん。蚊にさされた跡が数多く残っていた。ダニに刺された覚えはない。病人に近づいたこともない。ペットもいない。タバコは吸わなかったし、これまで全然吸ったこともない。お酒も飲まないし、薬物を使ったこともない。

若い医者は発疹をじっくりとみた。ほとんど消えかかっていたが、身体全体に広がっていた。それは何十もの、少し盛り上がってやや赤い、小さな瘤になっていた。

彼女の背中はごく正常に見え、触ると特に痛いところもなかった。そのほかの診察も、両脚に至るまでは、特別なことはなかった。ゲイルは足指を動かし、足を前後に揺らすことはできた。しかし脚を持ち上げることができなかった。少なくとも左脚はだめだった。ザワヒリは机の前に腰をおろして、入院記録を書き出した。どうしたらこれらを統一的に考えられるだろうか？　これは筋肉の障害だろうか？　検査で異常なのはそこだけであった。それとも筋肉に活力を与えるはずの神経だろうか？　患者の言っているような痛み――まるで電気のように脚に走る痛み――は、メリーランドの救急医が考えたように、たしかに坐骨神経痛のようであった。しかし、ザワヒリは発熱と痛みが別々の障害だとは思えなかった。そんなはずはない。両方が同時に始まったのである。いや、繋がっているに違いない。

おそらくは何かの感染であると思われた。いつも戸外にいれば、ライム病になる可能性は充分にある。しかし他方、患者がいたのはコロラド州とウエストヴァージニア州、およびその中間の一〇余りの箇所だけである。これらの地域にライム病はあるだろうか？　ロッキー山紅斑熱は？　それもまたマダニが媒介し、熱と発疹が特徴である。そして致命的になることもある。

それとも何か蚊が媒介する病気だろうか？　コネチカットでは、夏ごとに東部馬脳炎に対する恐怖があった。ザワヒリはこの病気の罹患が一年にどれほどあるのか知らなかったが、しばしば致命的であると読んだことがあった。ほかにどんなウイルスがこのような症状を起こすだろうか？　これは西ナイル熱だろうか？　彼女に確信はなかった。これらの病状を見たことがなかったのである。

脊椎穿刺をして、脊髄液中に何か細菌なり感染の証拠が見つかるかどうかを、検査室で確かめてもらわなければならないだろう。もっと別の血液検査も指示しなければならない。MRIで脊髄の内部か、その近くに感染があるかどうかわかるはずであった。大量の抗生物質投与も始めなければならないであろう。ライム病とロッキー山紅斑熱の両方をカバーするようなものが必要である。感染症についての意見も聞いてみたかった。もしかしたら専門医がこの事例を解いてくれるかもしれない。

ザワヒリは、もっと重症の患者を受け持ったことがあったが、この患者の麻痺に近い両脚が心配だった。もし神経の損傷が早く見つかれば、この症状は回復するかもしれない。しかしそうでなければ、この若々しい活動的な女性が一生不具になってしまう。

次の朝の回診の後、ザワヒリはマジド・サディ医師を探し出した。彼は病院の感染症専門医で、ザワヒリが知っている最も賢い医者の一人であった。医者はだれしもこのような人――行き詰まったとき、あるいは心配なとき、あるいは怖くなったときに頼りになるような人――をもっているものである。どの病院にも、どの医者グループにも必ず一人は、その医学上の鑑識力で、また知識の広さで、他のだれよりも抜きん出て優れている医者がいる。このような頼りになる人の名前のリストや、この名誉に与えられる賞があるわけではない。医者たちの間の評判である。コネチカットの中央ではサディがそういう医者であった。

マジド・サディは、祖国イランで感染症についての研修をうけた。一九七九年、サディの研修が終了したほんのしばらく後に、アメリカの支持する首長モハメッド・レザ・パーレヴィ（米国ではイラン国王〔シャー〕と呼ばれる）が宗教革命で打倒され、サディとその家族は国外脱出しなければならなかった。彼が行き着いたのがコネチカット州のウォーターベリーであった。この国で医療を実施するためには、外国で訓練された医者はすべて、以前の経験に関係なく、ここでの研修をしなければならなかった。サディを受け入れたプログラムは、規模は小さいが、その高い質の教育で広く評判になっていた。サディの技能は極めて優れていたので、普通三年間のプログラムの一年目の終わりには、彼が研修医のリーダーとなった。翌年、彼はイェール大学医学部の教職に加わり、ずっとそこにいる。

研修医となったその日から、サディは自分が、この国ではほとんど知られていない技能、すなわち身体診察の技術とその価値を理解していることに気づいた。イランでは簡単な検査もできないことがよくある。そのような貧しい設備状況では、医者は患者の話と身体診察に頼って診断しなければならない。「目の前に身体があり、そこに教わることがたくさん、たくさん詰まっている。でも、その身体の語る言語を話さない人には秘密が通じない。僕の仕事は、この重要な言語を研修医に教えることです」と、彼は私に言った。

ザワヒリはサディに手短かに症例を説明してから、患者のところに連れて行った。彼女は、ゲイルとキャシーに話しかけるサディの様子を興味深くながめた。サディはベッドの脇に腰を下ろし、二人の女性に何があったかを聞き始めた。それから彼は注意深くゲイルを診察し、特に具合の悪い左脚に注目した。彼は踵を持ち上げ、手のひらの中に包んで、シーツから五、六センチほど引き上げた。

「右脚を上げて」と彼は指示した。彼女が弱くなった右脚をなんとか引き上げると、麻痺した左脚が少し落ちたが、シーツに触れるほどではなかった。

「では今度は左脚」。ゲイルは唇を噛んで、半ば麻痺した脚を懸命に引き上げようとした。そこでなんとか腰の力を使って脚を持ち上げようとするうちに、右の踵がベッドに落ちてしまった。左脚は少しも動かなかった。両脚をベッドに戻すと、彼は下腿の力を試した。

「足でアクセルを踏むように私の手を押してください」。右足は前方に動いたが、左足はほとんど動かなかった。彼は優しく両方の脚に触った。

「感じますか？」。ゲイルはうなずいた。「両脚同じように？」。彼女はまたうなずいた。彼は両脚を下から上に触っていった。感覚は正常だった。サディは彼女の左膝を片手でもって、先が矢の形になったゴム製のハンマーで叩いた。何も起こらなかった。彼は同じことを右側にもした。脚は上にピョンと跳び上がった。もう一度左側をやってみたが反応はなかった。

彼は左脚をじっと見て、それからザワヒリを脇へ呼んだ。「これを見てみなさい」と、彼は患者の脚を指差しながら言った。ゲイルの脚の皮膚の小さな一角が動き、ぴくぴくし、ねじれているようだった。脚そのものは動いておらず、皮膚と太ももの筋肉が勝手に動いているのだった。筋肉の小さなグループが、いくつも自発的に独立に動いていた。それはまるで皮膚の下に小さな虫が何匹もいて、うごめいているようだった。

「線維束性収縮だ」と、彼はアクセントのある小声で言った。一本の神経線維の力で、ある部位の筋肉線維が、小さく、ばらばらな、ぴくぴくした動きをしている。重要な鍵を見つけたと彼にはわかっていた。

サディは部屋の外に出て、患者とその病気の重要な特徴についての考えをまとめた。まず第一に、彼女はこれまで極めて健康で、多くの時間を戸外で過ごしている。両脚に大きな筋力低下がみられるが、特に片脚がひどい。侵されているのは太ももと腰の筋肉だけで、下腿と上半身の筋肉は免れている。筋肉を動かす神経線維だけがやられている。別の神経線維で運ばれ、脊髄の別の部分に繋がる知覚は正常である。そして彼女には線維束性収縮がある。この小さな筋肉の緊張が決め手だ。線維束性収縮がありながら知覚は大丈夫ということは、脊髄のうち特定のタイプの細胞だけが侵されていることを示している。その細胞とは身体の筋肉をコントロールするもので、それが脊髄で占める位置から前角細胞と呼ばれるものである。

「私は以前これを見たことがある――でもこの国ではめったにない。これはポリオに似た症状だ」と彼は言い、それから付け加えた。「でもポリオではないだろう」。別の、この国では事例の少ない病気があるのだ、と彼は説明した。ポリオそっくりで、ポリオと同じような致命的な麻痺を起こす病気。彼は間をおいて続けた。「彼女は西ナイル熱に罹っていると思う」。

西ナイル熱は四年前の一九九九年の夏、ニューヨークのクイーンズの小さな町を襲ってから話題になった。これは発生地アフリカではよく知られた病気で、ヨーロッパ全域とロシアの一部に及ぶいくつかの地域に伝染していることは伝えられていたが、その夏まで米国には見られなかった。この病気の特徴――ポリオに似た麻痺があること、五十歳以上の人が罹りやすいこと――が、明確な形で示されていたことが幸いして、ニューヨークの保健省の医者たちが新種と認め、感染を抑えるのに迅速に、積極的に行動したのだった。にもかかわらず、六二人がその夏ウイルス感染で入院し、そして七人が――みな五〇歳以上であった――死亡したのだった。病気を拡散する蚊を絶滅するために攻撃的な方法をとったにもかかわらず、二〇〇三年までに、大陸内の米国のすべての州で症例が報告された。

サディは一九九九年の夏のいろいろな出来事をはっきりと覚えていた。当時、この病気のポリオに似た特徴をめぐって多くの議論がなされていた。ゲイルをみて、これが彼女の病気だとサディは確信していた。診断を確定するために、ゲイルの脊髄液をハートフォードの州立研究室に送らなければならなかった。結果が出るのには何日も、もしかしたら何週間もかかるであろう。その間に、処置が必要な別の病気がないことを確認しなければならなかった。

西ナイル熱らしいとサディと話し合ってから、ザワヒリは患者にその話をするためベッド脇に戻ってきた。ゲイルとキャシーは西ナイル熱のことを聞いたことはあった。コネチカットにいればだれでも聞いたことがある。しかし詳しい病状は知らなかった。ザワヒリは、サディが言っていたポリオとの類似性を話した。それを聞いて患者の目は涙でいっぱいになった。ポリオという言葉は、子どもたちが鉄の肺や、金属の装具と留め金をつけて歩く姿を思い起こさせた。そうなるのかしら？　ザワヒリは安心させようとしたが、しかし彼女自身にもわからなかった。これは、この州でほとんど初めてのケースであった。どうなるか、待つしかなかった。

「一番辛かったのは、いったいどうなっているのか、これからどうなるのかわからないということでした」と、ゲイルは私に語った。西ナイル熱という診断は決して安心できるものではなかったが、しかし比較的若くて、特別に健康な人間であれば大丈夫であろう。ゲイルとその親友は全く新しい世界にいた。そこは自ら望んだ世界ではなかったが、もうそこに住み込んでしまっているのだった。だから、彼女たちは全力で新しい言語を習い、新しい環境に精通する仕事にとりかかったのである。

キャシーは西ナイル熱とポリオについて読み、親友の回復への闘いを助ける作戦を何とか見つけようとした。病院で三日目には、ゲイルはまだ熱があり力強くなかったが、ベッドから出て立ち上がってみると言い張った。そして実際やり遂げたのである。たしかに手助けは必要であったが。その週の終わりまでには歩行器をつけ、理学療法士にモニターしてもらいながら、何歩か不安定ながら歩いたのだ。その間に検査結果が少しずつ入ってきた。ライム病ではなかった。ロッキー山紅斑熱でもなかった。結核、サルコイドーシス、梅毒、ＨＩＶでもなかった。治療可能な感染症かもしれないという希望のもとに投与された抗生物質は止められた。そして遂に、彼らが既にわかっていたことが確認されたのである。彼女は西ナイルウイルスに感染していた。

「西ナイル熱でありませんようにと、私たちは最後まで希望を捨てられなかったけれど、医者たちには初めから確信があったようでした」と、ゲイルは私に言った。自分が立ち向かっているものをちゃんと知ること、それは恐ろしいことではあるのだが、意外にも心を落ち着かせ、良くなろうとする自らのもてるエネルギーの方向づけを彼女にもたらしてくれたのである。

診察をしている暇はない

ゲイル・ドラクロアの西ナイル熱の場合は、身体診察が直接、ごく稀な診断に繋がった事例である。もっとふつうにみられるのは、身体診察が与えることができるのは診断ではなくて、これから先の検査を方向づけるための基本的な手がかりであり、いわば正解への近道となるような場合である。ある患者を評価するのに、数多くの検査を指示すれば最終的には答えが出るかもしれないが、重病患者の場合には、時間が限られていることがほとんどである。多くの場合、注意深い身体診察が探る焦点を絞り、医者が早く問題を突きとめられるようにする。そのような利点が生きるのは当然、極めて重症の患者の場合であると考えられよう。しかし、その場合ですら――いや、特にそのような場合にこそ――身体診察は、医者の黒かばん（昔の医者は呼ばれると、黒かばんひとつで出かけて行った）と同じほどに、時代遅れなものとされつつあるのである。

患者の具合が悪ければ悪いほど、基本的手続き――たとえば身体診察のような――を省略して、利用できる技術に頼って答えを手に入れたい誘惑に駆られるものである。その誘惑は、あのチャーリー・ジャクソンが危ないところまでいったように、ときに致命的になる。

成人してからというもの、チャーリー・ジャクソンはほとんど医者に行ったことがなかった。六二歳で脳卒中の大発作を起こして以来、それが一変した。脳卒中で彼の右脚と右腕がほとんど動かなくなり、顔はゆがみ、発音がはっきりしなくなった。それでも彼の美しい、ゆがんだ微笑と優雅なマナー――予約をとった日に、彼はよく故郷のカロライナの実家で採れた、かご一杯の桃や袋一杯のペカンの実を携えて現れた――で、私たちの診察室のお気に入りになっていた。彼の具合はそれまでずっと良かったので、スタッフからチャーリーが危篤と聞いて驚いてしまった。

彼は定期的診察のため、われわれのチームの開業看護師のスーのところに来るのが常だった。その朝会ったとたんにスーは、彼の様子がおかしいと気づいた。脳卒中のあと彼の歩き方はいつも多少ぎこちなかったのだが、もぞもぞ動かすことすらできなかった。自分でちゃんと立っていられないというように、やせた身体が歩行器に深く寄りかかっていた。

「チャーリー、どうしたの」スーは急いでそばに寄りながら聞いた。「あ、あるけ…ない」彼は喉を詰まらせながら、やっとのことで言葉を発していた。彼の声も、これまでなかったように変わってしまって、まるでスローモーション・ビデオで話しているようだった。彼女は腕をさすって脈を確かめた。脈はひどくゆっくりだった。この細い一本の葦のような男の命を支えるにしても、遅すぎた。彼女はもう診察をやめた。入院しなければならないのは明らかだった。

救急医療技師が救急室のドアを通り抜け、混みあって慌ただしい部屋の中へチャーリーを押し込んでいった。救急医療技師隊が、ともかくわかっていること「六四歳、脳卒中の病歴あり、脱力と腹痛の訴え…」を大声で叫ぶ間に、（治療優先順位を決める）トリアージ看護師が空いた仕切りベッドに直行するように指示した。心臓の鼓動が遅い、と彼らは報告した。血圧が低すぎて測定不能。モニターの画面は心拍数二〇台を示していた。通常は六〇以上である。ラルフ・ウォーナー医師は大股で入って来て、素早く状況を判断した。「アトロピン入りアンプルを！」と、彼は心拍を早める薬を指示した。

薬を注射してから彼はモニターを見つめたが、黄色い横ばいの線が次の心拍で跳び上がるまでに、ずいぶん待たなければならなかった。しかし、ゆっくりと患者の心拍数と血圧は上がり始めた。

救急室はいつもの混乱ぶりで、彼らの周囲はごった返していたが、ウォーナーはあえて座り続け、チャーリーが自分の症状を語るのに集中した。始まったのは昨日の晩で、と彼はウォーナーにむかって、これまでにない奇妙で不明瞭な話し方をした。身体に力が入らず、ほとんど身動きができなくなった。朝になって胃が痛みだした。ウォーナーは、さえぎって尋ねた。胸の痛みは？　息切れは？　熱とか寒気は？　嘔吐は？　患者は首を振って否定した。彼は血圧とコレステロールを下げる薬を飲んでいた。脳卒中以降、喫煙も飲酒もしていない。ざっと診察したところ脳卒中の後遺症は認められたが、それ以外は何もなかった。

どうして心臓がこんなに遅いのだろう？と、ウォーナーは考えた。どれかの薬を飲み過ぎたか？　心臓に発作が起こって、彼の心臓の自然のペースメーカーに異常をきたしたのか？　心電図は正常とはいえないが、心臓発作は示していなかった。ウォーナーは心臓専門医を呼び、急いで臨時のペースメーカーを埋め込んでもらうことになった。このようにチャーリーが生命救助措置を受ける準備をしている最中に、検査室から答えの一部が伝えられた。

救急室でなされた血液検査が、患者の腎臓が機能していないことを示していた。また彼のカリウム値――腎臓が調整する身体生化学の基本要素――が危険なほど高かった。カリウムは、細胞が身体の要求にスムーズに反応するように調整するものである。カリウムが足りないと、細胞がどんな刺激にも過剰反応してしまう。多すぎると、身体機能が低下する。もしカリウム値が上がって彼の心臓を遅めているのであれば、この化学物質を排除すれば、彼の心臓は正常の速さで鼓動するはずである。患者は身体組織からカリウムを排出する薬を与えられ、結果の観察のため集中治療室に移された。

もし腎臓機能不良のためにカリウム値が高かったとすると、では何が腎臓障害をひき起こしたのであろうか？　集中治療室の担当インターンのピーター・サンズ医師は、カルテとこれまでの検査結果のすべてをもう一度見直しながら、この疑問と格闘していた。薬剤の誤用による障害ではなかった。患者の投薬箱には正しい数の錠剤が入っていた。心臓発作ではなかった。血液検査からそれが証明された。サンズは、何か手がかりが見つかるかと検尿の結果を探したが、見つからなかった。どういうわけか尿は送られてきていなかった。尿がつくれないほどに腎臓が損傷されていたのか？　これを知ることが決定的になる。

サンズは看護師に、患者から尿を採ってくるように頼んだ。彼女は手ぶらで戻ってきた。患者は排尿できなかったのである。チャーリーは、前の晩から尿を出せないのだと看護師に言った。看護師は、尿をとるためのフォリー・カテーテル、つまり尿道を通って膀胱まで通すゴム製の管を挿入することができなかった。尿道を何かが塞いでいるのか？　泌尿器科研修医がやっとカテーテルを膀胱まで差し込み、すぐに尿が管から溢れ出てきた。半ガロン（約二リットル）近くもあった。尿で満タンの膀胱が、気持ちよく保持できるのはカップ一杯分強までである。チャーリーの膀胱は、カップ八杯分弱の尿をずっと溜めていたのである。泌尿器科研修医はインターンのほうを見た。「これでどうして彼の腎臓が働かなかったか、わかったね」。

尿道はたしかに塞がれていたのだが、それは前立腺によってであった。前立腺は尿道を取り囲んでいて、加齢によってよく起こることだが、肥大すると狭い出口に進出してきてそこを詰まらせ、最終的には塞いでしまうので尿が排出されなくなるのである。出口のなくなった液は膀胱いっぱいに溜まり、膀胱は通常の容量をはるかに超えて広げられ、その圧力で腎臓の働きを止めてしまったのである。この障害物が除かれて数時間後、腎臓がまた働き始めるにつれてチャーリーのカリウム値は降下し始めた。四時間後には彼の心拍数は六十を超えた。翌朝まではおそらく、膀胱の巨大な膨張に由来した腹部の痛みも和らいでいるだろう。三日後、彼が退院したときには、彼のカリウム値と心拍数は正常となり、腎臓もほとんど回復していた。詰まってしまった尿道が開けられるまでしばらくは、彼は管を膀胱につけておかなければならないだろう。

診断がつくまでの何時間か、チャーリーを最低二人の看護師と三人の医者が診ていた。彼は腹部が痛いと訴えていた。これらの医者や看護師のだれひとりとして、彼の膀胱が、普通はホッケーのパック大のものがフットボールの大きさになっていたことに気づかないとはどういうことなのか？　気づかないということがありうるだろうか？　チャーリーは細身で、六フィート以上の背丈で、百四十ポンドしか体重がない。腹部はふつう平らである。その日、私は彼を診なかったが、彼のお腹は腫れていて、押さえれば痛かったに違いない。だれも気づかなかったというのは、だれも診ていなかったからではないか。

だれもチャーリー・ジャクソンを診察しなかった——危うく手遅れになってしまうところまで。

うわごとを言う医者

私は臨床医として、身体診察を省略したい気持ちが理解できる。病気の患者が入ってきて、彼がそれで死ぬかもしれないという一事に集中するあまり、他のことを見ようとは考えなくなってしまうのである。目の前で死ぬかもしれない患者に直面すると、一種の不安というか、抑制されたアドレナリンによるパニックが起こるのである。検査結果にじっと見入る。参考意見を聞く。集中治療室に患者を送る。しかし診察はしない。それは医者がもうやらなくなったことであり、もはやそのやり方がわからなくなったことも一因である。

そうした考え方をとことん教え込まれているため、医者たち――研修中の医者も、それを終えた医者も――は、この身体診察という古くさい旧代の遺物が失われてしまえば、典型的な診断ができなくなるということさえよく忘れてしまうのである。私は医学関係の学会にたびたび出席するが、それは目下執筆中の新聞のコラムに役立つ事例に出会うかもしれないと期待しているからである。そして、アカデミックな医者の集まりである一般内科学会の最近の総会で、その完璧な実例にぶつかった。

研修三年次のジュディ・リームズマ医師は、研修医や医学生が研究や症例報告を展示する、急ごしらえの展示ホールの兎小屋のように窮屈な仕切りの中で、自分のポスターの脇に立っていた。彼女はポスターに発表した事例について自信をもって話していた。それは当然のことで、この事例では彼女が患者でもあり、診断を下した医者でもあったからである。

医学部の二年生のときにジュディは病気になり、婚約者デイヴィッド・ディシルヴァによって救急室に運ばれたのだった。担当になったのは救急研修医で、ジュディの親しい友人でもあるジャック・マクファーランド医師であった。

背が高くほっそりとして、わずかに肩が前かがみになっているマクファーランドは、二〇〇四年の春の夕方、救急室の入口で友人を迎えた。「ここで君たち何しているの？」と彼は聞いた。彼女がそこにいるのは奇妙だ。しかも、いつもの手術衣に白い上着ではなく、患者の印である薄い短いコートを着ているのは驚きであった。

マクファーランドはデイヴィッドとちょっと挨拶を交わしたあと、ジュディの状態を見定めようとした。大丈夫そうだけれど、と彼は思った。心臓は速かった。心臓モニターは一秒間に一五〇回という速度を示していた。血圧は高く、彼女はたしかに不安そうではあったが、特に具合が悪いという様子ではなかった。

それからジュディが話し始めた。彼女の口から言葉が滝のように流れ出てきた。語句はめちゃくちゃで、文としての意味をなさず、全体としてものすごく速くて、辻褄の合わない話の連続であった。ときどき意味のあるようなことも話の中には出てはくるのだが、激しい言葉の渦のなかに溺れてしまっていた。マクファーランドは驚愕した。デイヴィッドのほうを見ると、彼はうなずいた。だから来たのだ。

ジュディはその日一日中、元気だったと、デイヴィッドは言った。彼が仕事を一日休んで、午後の大半を一緒に過ごしたのだった。彼女は午前中に授業があった。家に帰って勉強をした。二人はジムに体操に行って、それから食事を一緒に作った。それから彼女はまた、二階へ勉強に行った。一時間ほど経ったころ、彼女はお腹が痛いと言いだした。コンピュータの画面がはっきり見えないの、と彼女は言った。それで、寝室に戻って横になることにした。

一時間ほどして、彼女が倒れる音がした。急いで二階へ行くと、彼女は床で激しく泣きじゃくっていた。話をしても彼女の言葉は意味不明で、彼女が錯乱しているのは明らかだった。そのときから、彼は怖さを感じはじめたのである。ここに来るにも彼女の足はふらついていて、実際、彼が車まで抱いていかなければならなかった。

患者は二七歳、元気で医療上の問題は特別何もなかった。ジュディは抗鬱剤のパクシルを飲んでおり、眠るために別の薬エラヴィルも以前飲んでいたことがある。しかし、エラヴィルを飲むと気持ちが悪くなるので、もう止めている、とデイヴィッドは言った。タバコは吸わず、アルコールはときどきしか飲まないし、非合法の麻薬は一度もやったことはない。マクファーランドとデイヴィッドが病歴を整理している間、ジュディは落ち着きなく担架の上で動いていた。ときどき質問に答えようとしているのだが、彼女の話は混乱していて、氾濫した言葉からはほとんど意味のある情報が得られなかった。彼女は、自分の言っていることが意味をなさないのに気づいていないようだった。

「君を診察しなければならないけど、いいかい?」。マクファーランドは、ためらいがちにジュディに尋ねてみた。彼女はどうぞとうなずいた。部屋の明かりは消してあって、彼が明かりをつけると、ジュディは叫び声をあげて目を覆った。「そう、ここにきてからずっと彼女が照明をいやがるので、それで消しました」と、デイヴィッドが言った。マクファーランドはしぶしぶ明かりを暗くした。彼女に熱はなかった。口は乾いて、皮膚は汗をかいてはいなかったが熱かった。あとの身体診察はごく正常であった。マクファーランドは神経系のもっと徹底的な診察をしようとしたが、患者が混乱していて協力できる状態ではなかった。心電図は心拍数の多さ以外は、特に異常を示していなかった。

マクファーランドは、今は自分の患者となった友人のことをじっくりと考えた。精神状態に変調を来たした人のほとんどの場合、まず原因の可能性としてトップにくるのが非合法の麻薬であるが、この場合にはまずあり得ないことだった。それに加えて、彼女はエラヴィルを処方されており、これを摂りすぎると、こうした多くの症状をひき起こすことがある。彼女には鬱病の前歴があり、婚約者のデイヴィッドは、この何ヵ月かたびたび町を留守にしている。もしかして彼女には自殺願望があるのか? 薬を過剰に飲んでしまったのか? その場合は心拍数の増加と錯乱がみられる。エラヴィルを多量に飲むと最初血圧が上がるが、本当の危険はそのあと、血圧が急速に下がるときにくることを彼は知っていた。彼女の血圧は高く、しかも危険なほどであった。もしかしたらその初期の段階にあるのかもしれない。他方、マクファーランドには、自分の友人が鬱状態であるとはちょっと信じられなかった。最後に会ったとき、彼女は全くふつうだったのである。

もしかしたら彼女の鬱は単純なものではなく二極性で、抗鬱剤のために鬱状態から躁状態に移行したのかもしれない。たしかに躁状態では話すことに駆られるが、しかしそれで血圧が非常に高くなることがあるだろうか？　それに、彼女のことは僕がよく知っている。もし二極性であれば僕が知っているはずではないか？

あるいは、甲状腺ホルモン過多だろうか？　甲状腺は、生けるキャブレター――身体組織がどの程度に機能するかを調整する――である。ホルモンが少なすぎると身体機能が低下する。多すぎると加速される。すると頻脈と高血圧を起こし、ときには発話困難や錯乱をひき起こすことがある。

マクファーランドはデイヴィッドに質問した。彼女は躁状態の徴候が何かあったか？　彼女には不眠症の病歴があり、不眠は躁病と甲状腺過多の症状である。ところで、彼女は一晩中起きていたか？　いいえ、今夜まで彼女は正常でした、と彼は言い張った。彼女はときどき鬱状態になったが、パクシルを飲み始めてからはほとんどなくなった。それに、飲み始めたのはもう何ヵ月も前のことである。寝つきがいつもより悪いということはなかった。

デイヴィッドはそこでちょっと言葉を切った。もう一つ別のことがあった。食事のあと、自分もちょっと変な感じがした。ジュディほど気持ちが悪くなったわけではないが、心臓がどきどきして、少し吐き気があった。今は大丈夫だけれど。その晩二人は庭のレタスを食べたのだった。もしかして二人の症状はそれと関係があるだろうか？

マクファーランドはこれを聞いてすぐに、少し前に殺虫剤のついた庭の野菜を食べた患者のことを思い出した。その患者は瀕死の状態だった。だけど、彼はジュディよりはずっと具合が悪かったし、それにその症状はジュディとは正反対だった。彼の心拍は遅く、血圧はほとんど認められないほど低かった。彼は救急室に来て間もなく、昏睡に陥ってしまった。そして、肺に水がいっぱいに溜まってしまっていたので、気管内挿管をしなければならなかった。全体としては非常に違ったイメージである。

マクファーランドはいまだに確証が得られず、何かの感染ないし血液の生化学上の不均衡があるかどうかをチェックするため、通常の血液検査を指示した。甲状腺もチェックした。それから不法麻薬があるかどうか、また睡眠薬として処方されていたエラヴィルについてチェックするために、尿検査も指示した。

指示した検査結果を待っている間に、患者はますます興奮してきた。ベッドから出てきて、救急室の混雑の只中へと歩いて行こうとした。一度は自分が仕事をしているかのように、手袋をはめて他の患者のカルテを取り上げた。看護師が何度も、彼女をベッドに連れ戻さねばならなかった。担架に横になって、そこにいない人としゃべっているようであり、だれにも見えないものを指差したり、叩いたりしていた。ときどきは静かになって、婚約者にもわからない単語をつぶやいていた。

検査結果が少しずつ返ってきたが、何も手がかりになるようなものはなかった。甲状腺ホルモンも正常だった。麻薬もいろいろ調べたが、完全に陰性だった。エラヴィルの痕跡もなかった。どうしたのだろうか？

明け方になると血圧は正常域に戻ったが、心拍数は高いままであった。彼女はそれほど混乱していなかった。しかし、とても正常とは言えなかった。何か隠れた病気が裏にあるのか？　脳卒中があったかどうかをみる脳のMRIもしたし、小さな血塊があるかどうかをみる胸のCTも撮った。スキャンの結果はともに正常であった。四日後、患者は完全に回復して退院したが、その診断は不明のままであった。

家に戻ってからも、ジュディは自分のちょっとした狂気のエピソードに悩まされた。答えが出なかった診断に苛立っていた。

その午後、彼女は雑草取りにぶらっと庭に出かけたが、レタス畑に招かれざる客が生えているのにすぐ気づいた。婚約者といっしょに植えた緑と紫の葉のなかに、いくつかのとてもきれいな白い花が咲いていた。そこには元々なかったし、植えた覚えも全くなかった。この植物の若い蔓が、レタスと間違ってサラダに入ってしまったのかしら。彼女は三本、根元から引き抜くと、ナイロン袋に入れて、近くの園芸店へ車を走らせた。

店主の女性に、その植物を袋から取り出して見せると、彼女は叫んだ。「その草に触らないで。猛毒ですよ。チョウセンアサガオです」。ときには悪魔のトランペットとかロコ草とも呼ばれ、この草は人間や動物に一時的な狂気をひき起こすと何世紀も前から知られているのです。そう彼女は説明した。この草の活性成分がひき起こす症状は有名で、医学校では広く知られた覚え歌があるほどである。「気違い帽子屋みたいに気が違い、蝙蝠みたいに目が見えず、干し骨のように渇き、赤かぶみたいに赤くなり、盛りのついたウサギのようにそわそわする」。

考えてみれば、患者はその古典的な症状を全部示していたのである。この草の毒が蝙蝠のように盲目にするのは、瞳孔を広げるからである。（この化学成分は、眼科医が今日でもまさにそのために使っている）。そしてデイヴィッドによれば、ジュディは興奮して赤い顔をしていた。マクファーランドは救急室でこの二つとも見逃したが、それは明かりを暗くして彼女の不快感を和らげようとしたからだった。彼女の口と皮膚が乾いているのはわかっていたし、彼女がおかしいのは明らかだった。しかしこれだけでは診断に至らなかったのである。病院の別の医者たちが彼女を診たのは、この特徴的な症状が消失した後だったのである。

私はマクファーランドに、よく知られた徴候が典型的な形で現れているのに、どうして見逃したと思うか、と聞いた。「そのことは私も考えてみました。実のところ、随分いろいろ考えたのです。私は患者と友だちだったことで、完全に医者になり切れなかったのだと思います。彼女を患者として見ることができませんでした」。医者と患者との関係はある種の距離を必要とし、その距離を、この研修医は友人との間に取ることができなかった。「自分の知っている人を世話するときは、知的にいわば目をそらしてしまうのです。丹念に調べ、探らなければいけないのだけれど、どうにもやりにくいのです」。

しかし、事態はそれに尽きるものではない。マクファーランドは、患者を徹底的に診察するために明かりをつけたいと主張しなかった。もし患者が採血や検尿を拒否したり、CTスキャンを撮ることにしりごみしたとしたら、それをしないで済ますほどいい加減だっただろうか？　彼はなぜ、診察をきちんとやるためには、どうしても明かりがいるのだと主張しなかったのだろうか？　診察によって有用な情報を得ることで診断を下せると、彼が信じていなかったということだろうか？　結局のところ、診察に信頼をおいていないために、診察してもどうせだめだろうということになってしまっているのだ。そもそも何かが見えると期待しなければ、一生懸命見ようとするだろうか。

そして、マクファーランドは明かりをつけて彼女を診ると主張しなかったために、彼女が紅潮していることにも、彼女の瞳孔が、部屋が明るいにもかかわらず奇妙に開いていることにも、気づかなかった。暗いままにしておくことを選んだために、彼もまた、不本意にも暗いままで診なければならなかった。こうしてマクファーランドは、彼女の病気の謎を解いたかもしれない二つの基本的な手がかりを見逃してしまったのだ。

五感の科学

サルヴァトーレ・マンジョーネが、医者の身体診察技能が失われていることについての草分け的な研究を発表してから、すでに十五年以上が経っている。彼の研究は活発で熱心な議論を促したが、実際の動きはほとんど見られず、その次の世代の医者たちの間でこれらの技能がどんどん失われてきているのに、そうした変化が患者をケアする能力にどのような影響を及ぼしてきたのかは、いまだ何もわかっていないのである。こうした技能は先端技術に置き換えられるのだろうか？　あるいは診察の消失によって、時を逸せず診断する能力が損なわれているのだろうか？　研究はほとんどなされておらず、現在のところ、われわれは一九九三年当時以上には何もわかっていない。しかし、逸話の形で伝えられる情報からすると、どうやら非常に大きなものが失われているらしい。

医者というものが、新しい物を急いで取り入れるタイプでないことは周知のとおりである。ほかの企業や専門職が、電子データの効率にその場を明け渡してからも、医学界はあくまで紙に印刷したカルテに執着してきている。医者たちは自らが実践してきた医療の方法を変えるのを極度にいやがり、研究によって十分に確立した技術——たとえば心臓発作のある患者にアスピリンを投与するといったこと——ですら、医者たちの半数に実地に採用されるのに平均一七年かかるという。言い換えれば、何か新しい実践方法が標準となり、医学上の「伝統」となるには、医者たちの一世代がまるまる変わるまでは無理だということである。

医学教育そのものは、ウイリアム・オスラー卿が徒弟制を標準化し、制度化するための方法としての、病院を基盤とする研修システムを展開させた一九世紀末から、実質的にはほとんど変わっていない。これまで医者たちに外から課された変化——たとえば週八〇時間労働のような——は全国的に軽蔑され、怖れられたものである。

それなのに医者は、そして患者さえもが、この二世紀もの間に汗水たらして発展させてきた身体診察を、進んで、いやむしろ強く望んで捨て去ろうとしており、それを錆びつくがままにしている。明らかにこの喪失には、医学に特有の保守主義が貢献しているのである。急速に変貌する状況に直面しても、新人医師の研修方法を変えまいとするほとんど病的ともいうべき頑さが、医学の実践のあり方をめぐる、医学史における最も根本的な変化を生じさせる一因となったのである。

にもかかわらずこの数年来、身体診察が、患者とその病気を理解する能力に重要な貢献をなしうるという考え方もまた広がりつつある。これを受け入れることで、一度は答えられなかった質問が、新しい形でまた蒸し返されてくる。身体診察のうちどの部分が価値があり、残すべきなのか？　どの部分がなしですませられ、またすますべきなのか？　そしてどれを残すべきかについて、よりよい手がかりが得られたら、どのようにこれを新しい医者の教育に取り入れることができるだろうか？

次からのいくつかの章で、身体診察のいくつかの役割を検討し、診断の謎を解く手がかりをもたらすそれぞれの働き方をみていきたい。われわれはそれらの役割を、そうしなさいと教えられている順序に従ってみていこう。第一に観察、次に触診、そして聴診である。五感を働かせて直接に患者を判断するそれぞれの方法は、すぐに貴重な情報をもたらす。そして、それぞれがその限界をもっている。

診察がその構成部分に分解されるとしたら、われわれはどの部分が重要かつ有用で保存すべきか、また何をそれほど価値がないものとして最終的に除いてしまうべきかを、区別できるだろうか？　もしそれが可能となれば、もしわれわれが診察のうち有用なものを選別し、そうでないものを捨てることができるなら、より必要なものに絞れてはいるが、もっと優れた身体診察を手に入れることができよう。そうではなくて、身体診察が失われるようなことになれば、より時間がかかって効果の少ない、しかもよりお金のかかる保健システムが生き残ることになる。それは高度な技術と乏しい手ざわりのシステムで、患者とそのケアにあたる医者をもろともにだめにしてしまうものである。

第五章　見ることは信じること

スタンレー・ワイナペル医師はその日、最初の患者を迎えるために診察室の入口まで注意深く歩いて行く。それは恐ろしく不快指数の高い七月の朝で、ここブロンクスのモンテフィオーレ医療センターの奥ですら、エアコンに湿気が重くのしかかっている。ワイナペルは六十代初めの長身の男性である。もじゃもじゃの豪勢な白髪がハンサムな丸顔をぐるりととり囲み、その顔の皺は微笑むとぐっと深くなる。明るい褐色の目が、彼がしきりにかけ直す針金製の黒縁メガネの奥で大きく拡大されている。

ワイナペルはモンテフィオーレのリハビリ部門の部長である。彼はアンナ・デラーノに自己紹介する。彼女はでっぷりとした中年の女性で、膝の痛みで来たのである。アンナが机の前にある椅子のところまで歩いて行き、それから注意深く腰をおろす間に、彼はこのひどい湿気のなかをよく来られましたねと誉め、エアコンがよく効かなくて、と謝る。

アンナはまだ戸口に立ったままのワイナペルを見上げ、鼻にかかったニューヨークアクセントで、戸惑った気持ちを口にする。「先生は私に言っているんですか？　だって、私のほうを見ていないじゃないですか」。

ワイナペルは声がしたほうへ頭をさっと振り向ける。当惑したように微笑んで深いえくぼをみせ、「すみません、実は目が不自由なもので」と彼女に言う。

これがスタンレー・ワイナペルの視覚障害の現状である。要するに彼は盲目なのである。ワイナペルは網膜色素変性症という稀な遺伝子障害をもって生まれ、そのため彼の人生はひどい夜盲症と周辺性視野欠損ではじまった。年月が経つにつれ、かつてそこだけは覗くことができた狭い窓はますます狭くなり、ついには完全に閉ざされてしまったので、彼は色や形を知覚できず、光もほとんど感知できなくなってしまった。「良い」ほうの右目で、ときどきは動きを見てとることができる。左目では全く何も見えない。

この病気は進行が遅いので、ワイナペルは大学、医学部、リハビリ医療での四年間の研修期間、そしてきわめて活発な学者としてのキャリアを始める段階まで、視力を保つことができた。ワイナペルは、視力障害が、自分がよい医者になることを妨げはしなかったと確信しているという。リハビリ部門部長という現在の地位まで上りつめたキャリアと、忙しい日程表からしてその通りであろう。私の疑問は、なぜそれが可能なのか、である。

長いこと、視覚は五感のなかで最も価値のあるものとされてきた。人間の脳の五〇％が視覚に用いられている。デカルトにとって、世界を知ることは考えることに依ったのであろうが、われわれにとっては見ることが信じることである。われわれは自分の目が伝えることを信頼する。一九三三年の映画『あひるのスープ（Duck Soup）』のなかで、チコ・マークスがルフス・T・ファイアフライ（グラウチョ・マークス）のふりをして別の女性と現行犯で捕まったとき、彼は明らかな不実行為を否定し、名誉を傷つけられたといわんばかりに逆に詰問する。「だれを信じるつもり？　私？　それともお前さんの目？」と。これがおかしいのは、われわれのほとんどにとって、この二者間に選択の余地はないからである。

医学についても同じことがいえる。ウイリアム・オスラーは医学における観察の重要性を強調し、「見ないために失うもののほうが、知らないために失うものよりも多い」と、医学生たちに教えた。患者のケアについての言葉でも、視覚の中心的な役割が強調されている。われわれは患者を診察室で「診（み）」る、そして病院で夜を徹して患者を「看（み）」る。われわれは患者に対して、何に「気をつけて見張る」べきかを伝える。また彼らのケアを「監視」する。

医者は通常、いわゆる身体診察と呼ばれるものを構成するさまざまな洗練された手順を始めるずっと前から、患者に目を向けたそのときから、さまざまな情報を集め始めている。若いか、年寄りか？　元気そうか、気分が悪そうか？　歩き方は？　痛がっているか？

実際に患者が診察室に入ってからは、身体診察のほとんどは医者に見えるものに依存しており、彼らは皮膚や目を眺め、耳や口を覗きこむ。舌や爪や便の色を確認する。こうした診察に用いられる道具は、耳や鼻や口をよりよく見えるようにするためのものである。血圧や体温や酸素飽和度や血糖などを測る器具は、そのデータを視覚的に報告する。患者についてさらなる情報を加えるために指示される諸検査は、そのデータをしばしば視覚的な形に置き直す。画像診断は最も自明であるが、心電図は心臓の電気的な活動を視覚的に再現したものであり、脳波も脳の回路の働きを描出している。もちろんこれらの検査結果はしばしば専門家によって解釈されるものであり、医者がいつも自分で読むとは限らない。それでも医学における視覚の重要性がこれだけあると、視覚抜きで診断することは考えられない。もし医者に患者が見えないとすると、どのようにして患者を「診て」いるのだろうか？

米国で何人の盲目の医者が実際に医療を行っているかは、だれも知らないようである。グーグルで（blind physician と入力して）検索すると一〇数名の名が挙がってくる。見つかった人たちについて読んでみると、ほとんどが精神科の専門医で、その通常の患者との関わりは主として聞くこと、話すことである。二、三の医者は、ワイナペルのようにリハビリテーション医療の専門医である。医療の実践および診断において、視覚のもつ価値を理解するために、私はスタンレー・ワイナペルに会ってみたいと考えた。かつて見る能力をもっていて、今はそれ抜きで働かなければならない人以上に、この感覚の真価がわかる人があろうか？

その朝、混乱している患者に直面してワイナペルは、女性の質問を器用にユーモアでそらした。「私があなたを見つめないのは、あなたがきれいすぎて、目をそらさねばならないからです」と。二人で笑ってその違和感が消えると、彼は自信たっぷりに机の席に戻り、彼女の膝の痛みについて質問を始めた。

一年ほど前に始まって、ずっと悪くなってきています、と彼女は言った。かかりつけ医に診てもらった。するとかかりつけ医は、彼女を二人の外科医のところに送った。二人とも当然ながら手術を勧めた。手術という選択に気がすすまなかったので、彼女はワイナペルのところへきたのだった。「三〇ポンド体重を減らしたので、その分楽になったけれど、それで充分というわけではありません。歩くのも大変。今は杖を使わないとだめです」。この二、三週間手首も痛くて、と彼女は訴えた。彼女が話している間中、ワイナペルは前のほうへ少し身をのりだして、頭をかしげ、目を患者の顔のあたりに向けてじっと注意を集中している、という様子だった。彼女に二、三質問し、紙に簡単にメモしていた。私が座っているところからは、彼が何を書いているのかは見えなかったが、彼が彼女の細かい訴えを書き留めながら、紙の位置がずれないように左手の親指を使っているのに気づいた。

彼女の病歴や投薬歴を調べたあと、ワイナペルは部屋の向こう側半分を占めている診察台に座るように言った。彼が彼女の肩、肘、手首、手と巧みに触れていき、手首の痛みのもとを探ってゆくのを私は見守っていた。彼が手首を握ったときに、「ちょうどそこが痛い」と彼女が言った。「ここですか？　オーケー、ふーむ」。目を閉じて、ワイナペルは軽く前腕に触れて痛みのもとを確かめようとした。「これは尺骨茎状突起（手首の小指側に突き出た骨）と豆状骨（手首の一番外側にある骨）の間です。うーん。しびれは？　脱力感は？」。「いいえ」「いいえ」。「どうやら尺骨側副靭帯のようです。前にやったことは？」。（「いいえ」）。

ワイナペルは次に膝へと移った。膝の可動域がどの程度かを調べる。彼女が大きく息を吸い込むので、ごく普通に動かすだけで膝がひどく痛むのがわかる。踵と足に触ってみる。腫れているところはないか、関節が不安定なところはないかを調べる。腰の関節を診たいので、仰向けに寝てほしいと彼女に頼む。腰に発した痛みが膝に感じられることもある。しかし、この場合はそうではない。彼女は腰全体を全く痛みなしに動かすことができる。

ワイナペルは席に戻って、頭の中で彼女を歩かせてみながら考えを進める。おそらく手首の痛みは捻挫によるもので、椅子から立ち上がるときの力の入れ方によるのかもしれない。それでも骨折ではないことを確かめるのが肝要である。手首の小さな骨は折れているかもしれず、その場合は痛みという形でしか現れてこないので、X線写真を撮らねばならない。膝については、彼女の整形外科医からのX線の報告が必要である。それまでは当面、理学療法とナプロシン（イブプロフェンに似た抗炎症薬）、それに関節痛のために健康食品店で売っている、処方箋のいらないグルコサミンとコンドロイチンの組み合わせ薬を飲んでみたらどうかと勧める。ワイナペルはこの後者の薬についての実証を調べてみる。「グルコサミンとコンドロイチンの組み合わせは関節を治しはしないが、極度の膝の痛みをもつ患者グループに緩和をもたらすことができるという研究結果があります。それで動きやすくなるなら、やってみてはどうですか」。

彼が話している間、私は診察室のなかを見回す。医者が盲目であることにアンナがすぐには気づかなかったことに、私は特に驚かなかった。彼の様子や部屋の様子にも、特に彼に障害がありそうだと示唆するようなものはない。

よくある学位を示す額が掛かっているほかに、部屋の壁には色とりどりの油絵や写真やポスターが貼ってある。医学教科書や参考書がつまった本棚が壁全体を覆っている。ワイナペルは眼鏡をかけている。黒めがねではなく、ふつうの眼鏡である。そして話しているとき、彼の目は相手の顔に向けられているように思われる。相手が動かない限りは。彼の目が不自由であることを示す唯一の鍵となるものは、本箱にそっとしまい込まれた二本の白い杖だけである。

患者が部屋を出る前に、ワイナペルは患者のかかりつけ医に宛てた手紙を口述する。彼は患者が話した内容をすらすらと正確にまとめる。「こうすれば患者は、私が秘密にしていることもなく、またすべてきちんと覚えていることがわかります。やられているのは私の目であって、脳ではありません。それにもちろんのことですが、私が何か間違えることがあれば、患者はそれを直す機会があります」。私は、彼が患者と話している間にとっていたメモをちらっと見た。読めなかった。それは医者の手書きがひどいという決まり文句で言われるような、注意深い解読を要する、なぐり書きという意味において読めないのではない。彼は随分と努力していたが、彼の書いたメモは、何十本もの輪になった線が重なり合って、太い一本の解読不能な密集した走り書きをなしているのである。私はびっくりする。彼が見えないということをつい忘れてしまっていた。幸いなことに、彼はこのような手書きのなぐりがきに頼ってはいない。彼は通常、受診した患者の診察についてメモを口述し、それがタイプされ、カルテに収められる。もし何かの理由で口述がなされなかったり、報告書がなくなってしまったりすれば、秘書がこのメモをつかって再構成できると、ワイナペルは熱心に説明するのである。これを聞いて、私は何もコメントしない。彼は自分のメモがめちゃくちゃになっていることがわからないし、それを彼にわざわざ言う必要はない。

診察が終わりに近づくと、ワイナペルは秘書を呼び入れ、彼女が理学療法の紹介状とともに処方箋を書き付ける。

彼女は用紙の正しい位置に署名ができるようにワイナペルの手をもってゆく。そして患者と一緒に部屋を出て自分の机のところへいき、次回の予約を入れる。全体として全くふつうの診察手順である。

患者が行ってしまってからワイナペルに、どうして事前に自分が盲目だと知らせなかったのか、そうすれば少なくとも、あの社交上のぎこちない瞬間を回避できるのに、と私は尋ねた。彼はこの質問に驚いたようである。「なぜ知らせなくてはならないのですか？」と彼は聞き返す。「もし医者としての仕事上、告げるのが重要であればそうします。でも重要ではありません」。そして多少ずるそうな微笑をして付け加える。「患者を見つけられさえすれば、私が彼らを助けられるチャンスは大きい。仕事で私が一番苦労するのは、患者がどこにいるか探し出すことなのです」。

「たしかに観察することは診察の最も重要な要因です。しかし、目以外のものでする観察もあります」と、ワイナペルは言う。私はとてもよい聞き手ですよ、と彼は強調する。患者から病歴を余すところなく聞き出し、患者がどういう病気に罹っているかを話せるようにできると、彼は自負している。そして自らを、筋骨格系診察の専門家としている。

「私はやがては視力を失うとわかっていたので、それをもとに選択しました」と彼は付け加える。「そしてこの選択、つまり筋骨格系を専門にするという選択のゆえに、自分が一人の、たまたま盲目である優れた医者になり得ると思っているのです。もしほかの領域の専門を選んだら、そう言えるかどうかわかりませんね」。「この専門がよかった理由は？」。「いろいろありますよ。まずいうまでもないことですが、受診する患者が問題を抱えている身体部分を、直接に触って調べることができます。外科医や眼科医としてなら、私はひどいものになるでしょう。彼らは見えなければ仕事ができません。私は自分の仕事を手と耳を用いて、そしてもっと重要なことに、脳を使ってすることができるのです」。

彼の実践業務を私自身のそれと比べてみれば、その特有の専門領域ゆえに、制約があるにもかかわらず秀でているという事情が納得できる。彼のところを受診する患者は痛みに苦しんではいるが、原因は慢性のもので、切迫したものではない。彼らが痛いと訴える腕や脚は、折れたり、感染していたり、出血していたりすることはまずない。彼はその種の医者ではない。そして疾患が慢性であるために、彼には正確に診断を下し、受診患者のほとんどを治療するだけの時間があるのである。

それでもなお、この専門領域内において、視覚を失っているために診断が難しくなる事例がある。ワイナペルは、人工股関節置換術後のリハビリにきていた初老の女性について語る。手術前には自分は活発で健康だった、ただ腰が痛かっただけだ、と彼女は言った。外科手術のあと、リハビリを何週間しても体力がつかず、足元もおぼつかない。転ばないために未だに歩行器が必要で、強化訓練を最後までやり通せなかった、と。ワイナペルは驚いた。彼女を何度も診察した。手術の傷は治っていた。関節も自由に動かすことができた。彼女の力も反射機能も正常であったが、独力で動くことができなかった。

ソーシャルワーカーが、この事例を解決する手がかりを与えた。彼女は、この女性の顔がこわばっていかにも悲しげなのにびっくりした。もしかしたらパーキンソン病なのではないか？と、彼女はワイナペルに聞いた。それはたしかにすぐれた考え方であり、彼には見てとれていなかったことであった。「患者の所へ行ってみると、なんと彼女には歯車様硬直があるし、ほかの症状もまさにそれでした」。歯車様硬直とは、関節が受け身に動かされるときのカクン、カクンとした動きで、パーキンソン病の主たる症状である。この病気では随意運動が遅くなり、不安定さが出てくる。彼女が良くならなかったのも当然であった。新たな診断によってパーキンソン病の治療が始まると、患者は急激に回復した。

もちろんワイナペル、そして患者の視点からして、これは失敗例ではなく成功例である。この女性がもとの元気で活発な状態に戻るのを、彼は結果的に助けることができたのだから。しかしこの事例は、この専門のクリニックで診察を受けるごく限られた範囲の患者についても、視覚が重要で不可欠な役割を果たす場合もあるということを示している。これが最終的に首尾よい結果になったのは、ワイナペルが担当する患者集団においては、原因を探り当てる時間的余裕があるからである。ほかの専門では必ずしもこうはいかない。

病気の顔つき

医療においては、早急な判断と行動が必要なときには視覚が不可欠になる。だから、たとえば盲目の救急医など考えられない。救急の場合には患者についての情報を素早く、効果的に集めなければならない。戸口から何が入ってこようとしているのか全然わからないのだから、何がきても対処出来るように覚悟していなければならない。私は医学生時代も、研修医としての訓練期間においても、「具合が悪い」ときにはどのような様相を呈するかを学ぶように、と繰り返し教えられた。その様相が、患者が実際にどのくらい悪いかを知る重要な手がかりになるからである。

これは特に新しいアイデアではない。歴史的に残っているごく初期の著作に、病人の顔色について記したものがある。ヒポクラテスは彼の予後についての著作を、まずこの手がかりで始めている。「もし患者の正常な様子が保持されているならそれが最善である。それが異常であればあるほど、容態は悪い」。彼は次に、死ぬ寸前の人の顔について記述している。鼻は尖り、目は落ち込み、こめかみがへこんで、皮膚は伸びきって乾いており、土色である、と彼は述べている。ヒポクラテスは、容態が悪すぎて生き延びられない患者をケアする困難さに対して、「どの患者が死にそうであるかに気づき、あらかじめそれを言っておけば、［医者は］責めを負わなくてよい」という、彼の名がついたあの誓いを特徴づけているのと同じ実際主義をとっている。この知恵はさまざまな形をとって何世紀も医療界に受け継がれている。

たいていの医者は研修を終えるときまでに、本当に具合が悪いときにはどのように見えるかを教えてくれた患者の話を、少なくとも一つは持っている。それは、決して忘れられない通過儀礼のひとつである。ジェニファー・ヘンダーソンは、私に危篤のときの顔を教えてくれた患者であった。さらに彼女の診療をしてはじめて、私はこの種の判断には思いがけない限界があることを発見したのだった。私はジェニファーを担当して、顔色の悪さに気づくことが、最初の第一歩に過ぎないことを学んだのである。

私がジェニファーに会ったのは研修の初年度の、最初の当直の夜だった。いつかは来ると予想していた出来事が遂に訪れたという興奮と恐怖を、今でも覚えている。クラーク・アトキンズ医師は研修医だったが、研修期間の初めの一ヵ月、私の指導にあたっていた。その三日前までは彼自身インターンで、新しい年になって、インターンから研修医に格上げになったのだった。今度はクラークが、学んだことを伝える番になったのである。われわれは急いで新しい患者に会いにいった。それがジェニファーで、すでに救急室を出て四階の個室に移されていた。

その階まで一緒に階段を上りながらクラークは、患者についてまずしなければならない重要な決定は、その患者にどの程度の監視と観察が必要かということなのだ、と教えてくれた。普通は救急医が適切な判断を下すが、極めて重要なことだから自分の目で患者を見て、彼らの決定がその通りだと確認することが不可欠なのだ、と。私はちょっと立ち止まり、そのことを患者ケアの機密を記録する小さなノートに書き留めてから、急いで彼の後を追った。

ジェニファーはベッドに起き上がり、腕をそれぞれの膝の外側に回して固定し、前かがみになっていた。吐く息で曇ったプラスチックの酸素マスクが、鼻と口のまわりをまるく覆っていて、まるで現代版ハーレムの女のヴェールのようだった。私たちが部屋に入って行くと、彼女はものうげに見上げたが、息をするのが大儀で集中していられないという様子であった。救急室からの簡単なカルテには三十一歳と書かれていたが、私の目にはずっと年をとって見えた。

彼女は小柄な女性だった。ほっそりとしていて繊細な顔立ちが、おそらくは非常に苦しい生活ですっかりこわばっていた。巻き毛の金髪は脱色したもので、分け目のところに黒くて太い髪筋が混じっていた。彼女の目は薄い青色で、おそらく昔はとても美しかったであろうが、今は生気なく色褪せてみえた。皮膚は陽に焼けて革のように硬くなっており、彼女がしゃべって口を開くと、タバコのやにで汚れた前歯の列にひとかたまりの黒い影が見えて、何本か歯が抜けているのがわかった。両腕は針金のようにやせて鎖骨が飛び出し、顔の皮膚はだぶついていた。首の筋肉が突き出しており、マスクが酸素を供給しているにもかかわらず、彼女がなんとか息をしようと苦闘するたびにそこが収縮していた。

クラークは励ますように、うんとうなずいてくれたので、私はベッドに近づいていって自己紹介をした。私たちが、あなたが病院にいる間の担当医師ですと言い、なぜ病院に来ましたかと聞いた。体中が痛くって、と彼女は言った。彼女はヘロイン中毒だった。先週までは大丈夫だった。でも、この頭痛がきた。彼女の語る文は短く、一度に数語破裂するように出てきて、そのたびに深い息をした。寝汗をかいた。それから熱も出た。今度は、息切れが続いた。そして息をしようとすると、痛い。

突然、彼女は苦しげに顔を振り仰ぎ、咳の発作で身体がけいれんした。彼女はティッシュをわしづかみにして、マスクの下の口にあてた。けいれんが上半身を襲ってくると、息をしようと喘いだ。涙が顔中に流れた。やっと治まって静かになった。彼女は口をティッシュで拭くと、私に黒い血の混じった痰を見せた。「たぶん、私は死ぬわ」彼女は大きく喘ぎ、シーツの端で顔を拭いた。私は大丈夫よと安心させようとしたが、もしかしたら彼女の言う通りかもしれないと思った。

診察してみると熱はなかったが、心拍は速く息づかいも速かった。そして酸素マスクは五〇％の酸素を含有していた（通常の空気は二〇％しか酸素を含んでいない）が、それでも彼女には不十分であった。血液の酸素飽和度は九〇％（正常値は百％）であった。項部に硬直があった。顎を胸のところまで下げることができず、脳の縁に感染を起こす髄膜炎と思われた。胸の音を聞くと、粗いパチパチ音――硬い紙がすこしずつ縮んでゆくような音がした。

救急室の医者たちから送られた血液検査結果は、白血球数の増加を示していた。胸のX線写真にはゴルフボールより少し小さめの、雲のような白い塊があちこちに散らばっていた。

ナースステーションでクラークと私はデータを調べ、何とか話に道筋を立てようとした。彼女は明らかに複数の器官が感染していた。多分肺炎に罹っており、おそらく髄膜炎にも罹っていた。麻薬を静脈注射しているので、細菌が皮膚から直接血流の中に注入されてしまった危険性も高い、とクラークは私に注意した。そこから出発して、この攻撃的な細菌はどこへでもいって、身体のほぼどの部分にも感染することができる。これらの細菌はおそらく彼女の両肺を侵しており、心臓や脳にも感染しているかもしれない。救急室の医者たちはすでに、広域抗生物質をいくつか投与し始めていた。われわれは頭部のCTと腰椎穿刺をして脳に炎症がないかどうかを探し、さらに心臓への感染を調べるために、エコーも撮らなければならなかった。

私がこれらの指示事項を書き付けているときに、クラークのポケットベルが鳴った。救急室からだった。もう一人、入院患者が階下で待っているという。彼は患者のいる部屋のドアに目をやり、この患者についての考察がこれで終了とみていいかどうか、非常に迷っていた。ベルがもう一度鳴ると彼は立ち上がり、他にすべきことをもう一度チェックしてから、私に後を任せて救急室へ走って行った。

私は書き付けを終えてそれをカルテにはさみ、もう一度患者を見に行った。彼女は、今度はベッドに横になっていたが、どう見てもさっきより悪くなっていることは確実だった。髪の毛は汗でびしょびしょで、胸は息をするごとに大きく動いていた。私は階下の救急室へ行かなければならなかったが、どうしても彼女を一人にできなかった。彼女は本当に容態が悪化したのか、それとも新米インターンの自分がそう思うだけなのか、それはわからなかったが、ともかく確かなのは、自分はこの部屋に彼女を残して出てゆくことは怖くてできない、彼女は本当に死ぬかもしれない、ということだった。

呼吸療法士が入ってきて、患者にアルブテロル——喘鳴を緩和する薬——で呼吸の手当をした。心配のあまり私は彼について部屋を出て、彼女の様子をどう思うかと聞いた。彼は「もっとひどいのを見たことがある」と言うと、すぐまたベルが鳴ったので急いで出て行ってしまった。

私は戸口でかたまってしまっていた。彼女の具合はひどく悪そうに見えたので立ち去りたくなかったが、しかし自分にできることは何ひとつ思いつかなかった。私はどうして研修医や呼吸療法士より心配するのだろうか？　たしかに彼らのほうが、容態の悪い病人を私より多く見ているわけだ。それでも、私は自分の心配を振り払うことができなかった。私はクラークのベルの番号が書いてあるカードを取り出した。どうしたらよいか、彼に相談しないではいられなかった。まだダイアルを押さないうちに、指導医のデイビッド・ローエル医師が大股に近づいてきた。

彼は四十代初めで、黒い髪の毛で人好きのする顔をしていた。彼はいつものように陽気に挨拶して、患者はどうかと尋ねた。私は彼に手短かに容態を報告し、自分の心配を話し、彼の後について病室に入った。彼はジェニファーと短く話し、素早く診察した。私は彼がどう判断するかを聞きたくて、ナースステーションまで彼についていった。「この患者は呼吸停止になりかかっている」と、彼は親切な、責める意味合い抜きの調子で言った。「集中治療室に行かなければだめだ。おそらく気管内挿管が必要だろう」。

これを聞いて、私は全身に恥ずかしさが広がるのを覚えたが、同時に安堵もした。もちろん彼女に必要なのはまさにそれだった。どうしてそれに思い至らなかったのか？　患者を集中治療室へと移す作業に専念している間、私の両頬は熱く燃えていた。彼女を、改めているべきところへ移してから、私は次の入院患者を診に救急室へと走って行った。その当直の残りの時間は、新しい入院患者をさらに迎え、検査結果を調べ、別の病棟で治療されていた患者が帰宅するにあたって必要なサインをもらう、といった仕事に忙殺された。

「やることリスト」を全部こなしてから、重い足取りで六階の当直室に上がっていったときにはもう、夜明け前の空が明るくなりはじめていた。私は疲れていたが眠れなかった。ジェニファーについて起こったことを一つひとつ辿り、どうして彼女にあれほど見当違いな計画を立ててしまったのだろう、と考えていた。その計画には最も切迫し、命にかかわる問題である呼吸のことが抜けていたのである。それは私の目の前にあったことだった。そして、彼女の状態が急激に悪化した――実際に悪化したのだと思う――とき、私には彼女の容態が悪いこと、危険なまでに悪いことがわかっていたし、それはそれまでにいろいろ聞いていた種類の容態の悪さであった。私にとって思いがけなかったことは、容態の悪さはわかったのに、どう対処するのかにはつながらなかったことである。その夜にそうと気づいたわけではなかったが、その一ヵ月を通して学んだこと――そして私の専門の研修の期間に何年にもわたって繰り返し学び直したこと――は、容態が悪いという様子を見てとることは、ほんの最初の一歩にすぎないという極めて重要な事柄であった。

実のところいくつかの調査によれば、「容態が悪い」とはどういうことかを認識することこそ重要だと研修医や多くの経験豊かな医者は喧伝するが、医学的意思決定を導くうえで、正確ないし効果的であると実証されているわけではない。そうした研究のひとつがイェール大学病院でなされたもので、当時感染症科フェローだったジョン・メラーズ医師が、救急室に訪れた、熱はあるが明確な感染源がわからない一三五人の患者を追跡調査した。その時点で判断を下さねばならないのは、患者がウイルスをもっているかどうかであり、ウイルスならば、その患者は休息と優しい心遣いを受けるように自宅へ帰ってもらえばよい。しかし、もし細菌感染の可能性があれば、抗生物質を服用しなければならない。研究対象となった患者はすべて血液を培養し、全血球計算を提出し、胸部レントゲン撮影と尿検査をしなければならなかった。患者を入院させるのか帰宅させるのか、また抗生物質投与の有無といった決定は、血液培養以外の諸結果が出た後で初めてなされるのだった。

この研究に登録した患者は、その全員について病気の間中ずっと追跡調査された。それから研究者たちは、患者が実際どの程度悪かったのかを、最初に救急室で医者が診たときにどの程度悪いと考えたかと比較してみた。医者が間違っていた事例のほうが、正しかった場合よりずっと多かった。見た様子が非常に具合が悪そうだった患者の多くが入院し、その後まもなく、何も治療せずに退院した。「重篤感なし」と判断され、抗生物質を与えられずに帰宅した四人の患者が、最終的には重篤な細菌感染症に罹っていることがわかり、抗生物質を与えるためにもう一度救急室に呼び戻されなければならなかった。そのうちの一人は、救急室から帰ってしばらくして、医者が呼び戻す間もなく死亡した。

　また別のいくつかの研究も、「いかにも容態が悪そうに見える」患者に対するわれわれの直観ないし直観的反応が、たびたび誤っていることを発見した。患者が悪そうに見えるという認識は大事であるが、しかしそれで充分ではないことが判明したのである。メラーズの研究が示しているように、患者がひどく悪そうに見えていても、何も危険な病気をもっていないこともある。また別の場合は、特に高齢者に多いのだが、命にかかわる感染があっても、全く元気そうに見える――少なくともしばらくは――こともある。ある患者がどの程度具合が悪そうに見えるかどうかは、ひとつの手がかりにすぎず、データのひとつでしかない。それだけでは実際には意味をもたない。

　では容態を予想する助けとなるものは何か？　具体的なバロメーターである。異常な生命徴候（vital sign）は鍵となる――低すぎる、あるいは高すぎる血圧、速すぎる、あるいは遅すぎる心拍、呼吸数。異常な皮膚の色、精神状態など。異常さを見つけることに関しては、われわれは観察が鋭い。しかしながら、こうした患者の状態に接して、われわれはしばしば直接的、本能的に反応してしまうので、それをひき起こしている異常そのものが何であるかを確かめる余裕がなくなってしまう。ジェニファーの部屋で私が感じた怖れは、そうした反応であった。私は容態の悪さを認めたが、自分の怖れの原因が何であるかを確かめるという、次の本質的な段階を飛ばしてしまった。それで、どのような治療をすべきかわからなかったのである。

　指導医が初めてジェニファーを診たとき、彼はすぐに重篤だとわかった。次に異常な呼吸数と、彼女が呼吸するために費やしている多大な労力に気づいた。通常なら単純で努力の要らない行為をするために、彼女は首と肩の筋肉を使っていたのである。しかも、彼女のその大きな努力にもかかわらず、血流に充分な酸素がいき渡っていなかった。これらは不吉な信号である。息をするためにこれほど労力を用いる患者は疲れ切って、やがて死んでしまうということを、私はまだ医学生のときに本で読んだことがあった。そのことを知ってはいたが、その知識は役に立たなかった。私はたしかに見た——だからこそ彼女が悪いことに気づいた——が、見たものが何であるかがわからず、したがってどうすべきかもわからなかったのである。

次の一週間、私はずっとジェニファーの経過を辿った。予想された通り彼女は呼吸のための努力を続けられず、翌朝挿管した。血液培養では、皮膚に棲む攻撃的で破壊的な細菌である黄色ブドウ球菌が育っていた。経静脈性麻薬常用者によく見られる致命的な感染症である。強力な抗生物質にもかかわらず、彼女の容態は悪化し続けた。血圧が下がってしまったので、血液循環を保持する薬が必要であった。次に腎臓が働かなくなった。血液が固まらなくなった。集中治療室に七日間いた後、心臓と肺が機能停止し、彼女は死亡した。

私は、ジェニファーを集中治療室へ連れて行くのが遅れたことが、彼女の予後を決定した主要因であるとは思わない。私は研修中に重要な過ちを冒した——みなそうした誤りを冒す——が、それは生死の境にある人たちの死を早めたり、死なせてさえしまう過ちである。しかしジェニファーが、自分がしたその過ちのケースに入るとは思わない。彼女はひどい感染症に罹っており、全くといってよいほど体力が残っていなかったのだから。にもかかわらず、私は何度も彼女のことを思い出してしまう。彼女の部屋で無力なまま立ち尽くしていて感じたあの恐怖と混乱の何分間かが身に沁みて、それが医療には全体的印象だけでは足りないということを、研修中ずっと（そしてときどきは今でも）警告し続けたのであった。患者の全体的な印象は、それだけでは何の価値もない。さらにそこから一歩進めて、その第一印象の背後に潜んでいる健康ないし、病の特定の尺度へと注意を向けるのでなければだめだ、ということである。

人間の知覚についての研究では、われわれが視覚的データを素早く集め、そこにいたる途中の道筋に気づかなくても結論に至るというすぐれた能力を発展させてきたことが明らかになっている。知覚研究は、こうした自動的な素早い目の使用が、視覚的データを集める最も効果的なやり方であることを示している。そしてたいていの場合、それで充分なのである。だが医療ではそうはいかない。経験の乏しい医者は、私がインターンのときそうだったように、自分たちがたどり着いた結論から後ろ向きに探り、そのような結論に至った経過の詳細に注意を向け、そして見たものを医学の言葉と数値に翻訳することを学ばねばならない。そのときようやく、われわれは患者を助けようとすることができるのである。

見ているものに気づくこと

シャーロック・ホームズの言葉が、私が得た教訓を最も簡潔に表しているのかもしれない。「私が見ているものにそれと気づくように、私は自分を訓練している」と、ホームズは彼の口述筆記者ジョン・ワトソン博士に言う。その二つのことには重要な差異がある。

「お見受けしたところ、あなたはアフガニスタンに行っていましたね」。この初対面の言葉で、ホームズは以後、自分の最大の親友にして最も献身的な信奉者となる人と奇妙な関係に入ったのだった。ロンドンにいて、アフガニスタンで負った戦傷から回復しつつあったワトソンは、この男の宣言にびっくりしてしまった。どうしてご存知でしたか？　だれかにお聞きになったのですか？　「そんなことは全然ありません。私はあなたがアフガニスタンから戻ったことがわかったのです」。そう言って彼は、自分の推理を順序立てて語る。ワトソンの軍人らしい振舞いで、彼がかつて軍隊にいたことがわかる。色濃く日焼けしていて、ごく最近戻ったこともわかる。彼の消耗した様子は、何か消化器系の熱病であろう。腕の傷はある戦地を示唆している。

もちろんこれは小説の中で、それほど込み入っていない謎解きがうまく成功しているケースである。コナン・ドイルはこの最も有名な主人公を、自分が医者の研修を受けたときの先生だったジョセフ・ベルというスコットランド人の外科医をモデルにして作った。ホームズ同様ベルはよく鳥打ち帽をかぶり、パイプで喫煙し、しばしば虫眼鏡を使って観察していた。しかし二人に共通している最も重要な特徴は、細かな観察のまなざしと、それに続く素晴らしい演繹力であった。

ベルについての話は、まさにシャーロック・ホームズ物語からの断片そのままの感がある。シリーズのある本の序文でドイルは、ホームズという人物を発展させるのにベルに負うところが多かったと述べ、ベルのいわゆるホームズ的な能力の実例を挙げている。外出着姿の若い男の患者を見て、ベルはすぐさま彼が軍役を終えたばかりですかと聞く。その通りだった。ハイランド師団の陸軍下士官でしたか？　その通り。バルバドスに駐屯していましたか？　ええ、どうしてそんなことが全部わかるのですか？　ホームズ同様、ベルは自分の観察したことを、自分を見ている患者や医学生や他の医者たちに明かすのが好きだった。ドイルはベルの反応を引用している。「『みなさん、わかるでしょう』とベルは説明するわけです。『患者は慇懃な人なのに、帽子をとりませんでした。軍隊では帽子をとりません。しかし、もし軍役を離れ長く市民生活をしていたら、帽子をとるようになっていたでしょう。彼の風采には威厳があり、明らかにスコットランド人でした。どうしてバルバドスかといえば、彼の病気は象皮病であり、これは西インドの病気でイギリス本土のものではありません』。ワトソンにあたる聴衆には全く不思議に思われるのですが、説明されると、なるほど簡単なことだと納得がゆくのです。私が後年、科学的な探偵を作りあげようとしたときに、ベルという人物をよく研究した後でしたから、彼のやり方を誇張して用いたのは、驚くにはあたりません」と。

ドイルはベルの観察力が並外れていることを認めていた。彼は、このような際立った看破の実例を目の当たりにした彼自身や他の医者たちを「ワトソンたち」と称している。それでもホームズもそのモデルになったベルも、この種の意味ある詳細を厳密に観察することは教授可能であると固く信じており、周囲の人たちに教えようとしていた。「細かい観察と演繹から、どのような事例についても必ず正しい診断ができるのです」と、今やすっかり有名になった元医学生、アーサー・コナン・ドイルに宛てた手紙にベルは書いている。練習すれば観察力はより鋭くなり、向上させることができる、と彼は言う。つまりは医者もまた、「見ているものに気づく」ことを自分で学べるのだ、ということであろう。

見方を学ぶ

最近になって全国の医学部が、この歴史的人物ジョセフ・ベルの同志となって、医学生たちによりよい観察力を教え込もうと必死になっている。最も早い時期に努力を始めたのがイェール大学医学部である。アーウィン・ブラヴァマン医師は五十年以上の臨床経歴をもつ皮膚科学の教授であるが、医学生が皮膚所見をうまく記述できないことに悩んできた。知識が欠けているためかもしれない――それなら書物や画像を与えたり、あるいは試験をすることで改善できる。しかしブラヴァマンは、医学生に基本的に欠けているのは緻密な観察技術なのではないかと考えた。彼らはどうしても正解を急ぐので、そこへ至るまでの細部に注意を払わないのである。

彼は私にこう言った。「われわれは医学生に、いろいろな事実を記憶するように教えています。『この患者を見なさい。彼がどう立っているか見なさい。顔の特徴をよく見てみなさい。この型はこの病気を表し、こちらの型は別の病気を表しています』と言います。こうしたいろいろな型を教え込むのは、医者が今度その型に出会ったら、すぐに診断できるようにするためです」。そこに欠けているのは、このようなパターンに符合しないケースが出てきたときにどう考えたらよいかなのです、とブラヴァマンは言う。その場合は、注意深い細かな観察が必要になります。しかし長い間医学生を教えてきた今になっても、自分はその複雑な一連の技能をどう伝えるのが最適なのか、いまだに確信がないのです、と。

一九九八年、ブラヴァマンはその技能を教えるよい方法を見つけた。専門知識を必要とせず、したがって本からは学べないような技能に焦点化できる状況に若い医学生を置いて、観察の仕方を教えたらどうだろうか、というものである。それは医学生を、観察の内容ではなく、その過程に焦点を絞るように導く教え方である。彼は自分自身の裏庭、イェール大学の英国美術館が完璧な教室になることに気づいた。いまではカリキュラムの一部となっているこのコースでは、一年生の医学生が患者ではなく、絵画で観察力を磨くことが要求されている。

私が青みがかった柔らかな光に包まれた美術館の中庭に入っていくと、そこには一〇人あまりの新入生が二、三人ずつかたまって、この珍しい設定でいったい何をやるのだろうと、会議室に入っていくときを待っていた。ブラヴァマンは丸顔で髪をオールバックにし、いたずらっぽい笑顔を浮かべ、気取らぬタイプの大会社の取締役社長といった様子で、つやのある黒っぽい細長い机の上座の席についた。彼は医学生たちに、「今日の午後の仕事は、決められた絵画を眺め、それについて記述するのだよ」と言い渡した。たいして難しくはないよね？ 彼は期待をもって皆を見た。近くに座っていた医学生の何人かが微笑んで、熱心にうなずいていた。テーブルについていた残りの医学生たちは押し黙ったままだった。「いつもこんな調子なんですよ」と、ブラヴァマンは医学生たちの後から三階まで階段を上りながら、私に言った。そこには、教材にする予定の十九世紀絵画のほとんどが展示されていた。

「一握りの医学生はすぐに了解しているか、あるいは何にでも乗ってくるタイプです。残りの医学生は、今の段階では納得しかねています。でもまあ、見ててください、夕方までには必ず、別人のように夢中になる医学生が出ますよ。少々お待ちを」。

課題とされた何枚かの絵の前に陣取ると、医学生たちは残りの規則をあらためて見直した。絵の横にある小さなラベルを読まないこと。一〇分間絵を眺める時間があり、それからクラスで一緒に、画像について一つずつ順に議論していく。それぞれの絵には何かしら物語があるはずである。医学生たちはその物語が何かを考え、皆にそれを話すのが課題であるが、そのときは具体的な記述用語だけを使うこと。もし人物が悲しそうであると思うのであれば、そこに見える何が自分にそう感じさせるのかを考えて、それを述べなさい、と彼は言った。もしその絵が、何かの場所とか階級を示していると思うならば、そのような結論に自分が導かれた細部を記述しなさい、とも。

背の高い、喉仏が突き出た甘いマスクの青年が、痩せた男の上半身がベッドの脇から力なくぶら下がり、右手が床に触れている画像を、じっと見つめていた。その男の眼は閉じていた。彼は眠っているのかな？と、ブラヴァマンは尋ねた。

「いいえ」その青年はこの場面の周りに集まった仲間の医学生たちに、はっきりと断言した。「彼はもしかしたら酔っぱらっている――手に瓶を持っている――のかもしれない。でも眠っているのではない。死んでいるのだと思います」。「どうしてわかる？」と、ブラヴァマンは尋ねた。「顔色が――変です。緑色みたいです」と、彼は考え深そうに答えた。「それに死を思わせるものが彼をとりまいています」。彼は悲しい情景を描写した。この若い男は、小さな、質素な屋根裏部屋に横になっている。夕焼けの色が変わりつつあるなかで、黒っぽい家々の屋根が並ぶ冷淡な景色が、ほこりだらけの狭い窓の外にシルエットになって浮かんでいる。しおれたバラの花弁が窓枠の飾りになっていて、その色は日が落ちるにつれて鼠色になっている。引きちぎられた紙が床中に散らばっている。「彼は自殺したのだと思います」彼は得意げに結論を下した。

「すばらしい」とブラヴァマンも同意した。学芸員のリンダ・フリードレンダーが、簡単にこの絵（『チャタートンの死』〔*The Death of Chatterton*〕、ヘンリー・ワリスによる、十八世紀の一七歳の詩人トマス・チャタートンの自殺の描写）の説明をし、それから次の絵に移った。

授業のあと、ブラヴァマンと私はコーヒーを飲みながら、彼の画期的な方法について話した。「鋭い観察力は、ふつうは臨床医となってから数年してやっと身につくものなのです」と、ブラヴァマン医師は言った。「あるとき突然、すべての積み重なった経験から、医者はそれまで習ったことがないものが見えるようになるのです。みな素晴らしい観察者となります——いつかはね。このコースをとれば、そのような特別な診断能力を初めからいきなり発揮できるのではないかと期待しているのです」。彼らが見ているのは絵画であって患者ではないが、ここで学ぶことは必ず医学に応用できるはずです、とブラヴァマンは断言した。

どうして確信しているかというと、彼は自分で実際に試してみたからである。ブラヴァマンは二年間、参加した医学生たちに、見た目にすぐ異常とわかる個人を撮った十数枚の写真を見せて、そこに彼らが見たものを記述させてきた。授業のあとで、彼らはまた別の一組の写真を与えられ、同じ指示を受けた。この試験は、写真に写っている異常の特殊な側面をどう記述するかで採点された。病気や状態を正しく捉えているかどうかは得点には関係なく、目に見えるデータを正しく確認し、記述することだけが試される。それ以前と以後のテスト結果が比較され、この午後の美術館で過ごした医学生は平均五六％も向上していた。

ただこれが、二回目に試験技術が向上したからではないことを確かめるために、同じ二部構成のテストが、身体診察についての講義を受ける前と後の医学生グループにもなされた。これらの医学生の得点も上がった――試験の受け方を学べないようでは、医学部には入れない――が、その差はこれほどではなかった。

この研究のことを聞く以前にも、私は自分の個人的な経験から、こうした技能が教えられることを知っていた。医学部の三年か四年のとき突然、さまざまな異常をもつ人たちが、ここかしこに見えるようになったのである。それはまるで自分がいきなり、病人やけが人や異常のある人たちが住む世界に入り込んだようだった。もちろん彼らは初めからそこにいたのであるが、どうして私にはそれが見えなかったのか？　当然、知識の有無も要因のひとつである。新しい単語や名前を覚えると、それが各所にあるように見えてくるのである。

しかしそれだけではない。われわれは小さい頃から、異常さから眼をそらすように訓練されている。子どもたちは、自分たちが予期していたものと違う様子をした人に興味をそそられる。そしてわれわれは、そのような興味をもたないようにと彼らに教えるのである。私の娘のタープリーがレジ係に、あなたは男それとも女？と聞いたことがある。そう聞かれた地味で毛深い女性の困った様子に、私の夫は恥ずかしさで赤くなってしまった。彼は謝ったが、彼女を傷つけたことは取り返しがつかないのだと気づいた。その後、彼は娘に、そのようなコメントがいかにその女性を傷つけたかを説明した。娘はもうそのような質問をしなくなった。そして、人をまじまじと見つめないことを学んだ。

医学部では、そうした躾を取り除くことを強制するのである。異常さから眼をそらしてはならない。異常さを探し出さねばならない。異常さが何からきているかを探り当てなければならない。そしてそれは、診察室を出てもずっとついてくるものである。私はたびたび（ひとには気づかれていないことを願うが）、路上で会う人のもつ病的なものを夫に指摘してしまう。たとえば膝上からの義足の人のふらつく歩き方とか、ヘモクロマトーシスと呼ばれる鉄分の過剰摂取徴候の灰色の日焼け、統合失調症の女性が唇と口を絶えず動かしていること――これは長期にわたる多くの抗精神病薬の副作用からくるものである――など。今、私は異常さでいっぱいの世界に生きており、それに夢中になっている。

何かを見ながら気がつかないとは、どうしてありうるのだろうか？　マルヴィン・チャン医師はイェール大学の視覚認知神経科学研究所の教授であるが、この問題に答えることに自分のキャリアを捧げてきた。ある暖かい秋の午後に彼を訪ねると、視覚と注意力に関する彼の研究領域ではすでに有名になっていた一つのビデオを見るように勧められた。モニターには六人の大人が立っており、何か奇妙なゲームの最中であったが、その行為の一瞬が技術的に止められていた。二つのチームがあるようで、一方は白い服、他方は黒い服を着ていた。各チームはバスケットボールをもっていた。奇妙なことに、彼らがいるのはコートではなく、どこかはっきりしないオフィスビルの廊下であった。背後にエレベータのドアが閉まっているのが見えていた。

私の課題は、ビデオが始まったら白いチームをよく見て、ボールが何回プレーヤーの間をパスされるかを数え、頭上からのパスか、バウンドして渡されたのかを分けて別々に覚えておくことであった。画像が動き始めると私の目は、白と黒の身体が動くなかで音もなくパスされる白チームのバスケットボールにじっと注がれた。六回の頭上からのパスと、一回のバウンドパスまで数えたところで、わからなくなってしまった。ギブアップしたくないので、三二秒のビデオが終わるまで続けた。

十一回のオーバーヘッドパスと二回のバウンドパス？　私は思い切って言った。途中で、ちょっとわからなくなりました、とチャンに言った。でも、よくできました、と彼は言った。オーバーヘッドパスを一回見逃しただけだった。それから彼は私に聞いてきた。「ビデオで何か変なものを見ましたか?」。ゲームが奇妙な場所で行われていること以外は、べつに変なものは全く見えなかった。

「ビデオにゴリラを見ませんでしたか?」

ゴリラ?　いいえ。ゴリラなぞ絶対見ていなかった。

「もう一度ビデオを見せます。今度は数えずに、ただゲームを見てください」。彼はビデオをもう一度まわした。白と黒のチームがまた動き出した。ゲームが始まって十八秒日、私の集中力がなくなってきたころ、だれか(後で女性だとわかった)がゴリラの格好をして右側の踊り場に入ってきた。彼女は何気なく枠の真ん中に入ってきて、子どものテレビショーで漫画のゴリラがよくやるように胸を叩いて、それから平然と画像の左側に出ていった。彼女がカメラに写っていたのは八秒ほどだったが、私は前回、全く彼女に気づかなかったのである。

もしゴリラ——ゴリラのぬいぐるみを着た女の人であっても——が画像の中を歩き回っていて、それに気づかないこともあり得るかと聞かれたら、私はそんな異常なことを見逃すわけがない、と言うであろう。しかし、見逃してしまったのである。ウルバナ・シャンペーンにあるイリノイ大学のダニエル・J・サイモンズ研究室で、同じ課題を与えられた人たちの半数以上もそうであった。そんなことがどうしてあり得るのだろうか?

われわれは目の前で起こっていることを見る能力について大きな自信をもっている。だが、実はそうではないという例が、世の中にはごまんとあるのである。何かを探していて他の人に助けを求めると、その人がすぐに、目の前にあるよ、と見つけたことが何度もあるだろう。あるいは、前の晩に混み合った映画館で席を探していた自分に、手を振ったのに「無視したね」と友人に怒られて困ったことはないだろうか?　連邦高速道路管理局によると、毎年六百万件の自動車事故があるという。これらの衝突の多くは、運転手は前方を見ていたと言い張るが、要するに衝突した対象を見ていなかったということなのである。つまり、人は目の前にあるものを見ないでいることができるのである。シャーロック・ホームズならそれを、「気づかずに見ている」と言ったかもしれない。

研究者はこの現象を、「無関心による盲目（inattention blindness）」と呼んでいる。それは、われわれが何かに注意をひかれるとそれに夢中になって、ある物や出来事に気づかないことがよくあるからである。このごくふつうの出来事の経験に驚くということは、脳の働きを基本的に誤解していることからきている。われわれは自分の目を、映画のカメラのように、焦点を当てようと決めたその瞬間に目の前にあるものすべてを捉えている、と思っている。たしかに、すべてのものに注意を払うわけにはいかないが、第一に、起こっている重要なことは見て取れるし、第二に、もし必要なら心の劇場で映画を巻き戻して見ることができる、と考えている。最初のラウンドで見逃したものも、出来事を思い返せば気づくだろう、と。

もちろん、そうではない。バスケットのゲームに現れたゴリラについて聞かれたとき、私はそんな動物のことなど全く記憶に無かった。記憶のなかを探したが、覚えていなかった。なぜなら、私はゴリラを見なかったのだから。私の注意は別なことに向けられていた。

対象をもっと見えやすくする性質がいくつかある。ゴリラではなく、裸の男なり女が枠の中に入って行ったら、思いがけないその姿に気づいた可能性はずっと大きいだろう、とチャンは言った。あるいはゴリラが血だらけだったり、いかにもゴリラらしく動いたり行動したりしていたら、私が見ていた可能性は高い。それは、心がこれは重要だと認める基本的なイメージがあるからである。

では結局、ここで何が起こっているのだろうか？　明らかに情報は眼を通して網膜に映っている。そして機能的磁気共鳴画像（fMRI）——ある課題を果たしているときに、脳のどの部分が働いているかを明らかにする——では、神経学的信号が脳の右の部分へ情報が与えられていることを示している、すなわち間違いなくそれを見ているのである。しかしこのイメージが意識に入る前に、脳の別の部分が飛び込んできて、その情報が注目すべきかどうかを決めようとする。そしてその判断は唯一、何を求めているかにかかっている。

実際のところ、われわれはたいていの場合、見たいと思っているもの、見ることを予期しているものを見るのである。予期しなかったり、求めているものとは異なる対象や出来事を見てとる能力は、極めて限られている。

ボールプレーヤーとゴリラの実験に戻ると、私の課題は白い服のプレーヤーを追い、彼らがボールを何度投げるかを数えることであった。そのような課題を与えられてビデオを見る人は、ほとんどがゴリラに気がつかない。同じ実験で、今度は黒い洋服のプレーヤーを追いかけるよう指示された被験者は、ゴリラを見た。ゴリラも黒いので、見つけようとしているものにより近く、それで脳の門番に通行許可を得ることができ、気がつくというわけである。

脳に入ってきながら、被験者の意識の注意をひかない視覚情報はどうなるのだろうか？　そこにとどまって、『ザ・シンプソンズ』の再放送でおいしい細部が復活するように、もう一度チャンスがくるのを待っているのだろうか？　多くの研究はそうではないと示唆している。最初にその光景に関心がもたれなかったら、それは永久に帰ってこないのである。

このような研究に基づいて、チャンと他の多くのこの領域の研究者たちは、何が見えるかを決める主役は見る者の期待であると考えている。期待されていないものは、しばしば見落とされる。つまりは、よりよく期待することで、よりよく見ることができる、ということである。何か特別な課題——白チームのメンバー間でパスされるボールを追うといった——が与えられていれば、期待されているものを予測できるし、また一方で、期待されるもの一式の中にないがゆえに、通り過ぎるゴリラを観察者が見ることはなさそうなのである。

では、たしかに見ているのだが、課題がもっと複雑であるような状況、例えば実人生における状況、あるいは病院で患者を担当しているような状況ではどうだろうか？　もし彼らの理論が正しいとすれば、何を見て何を見ないかは、自分の経験が導く期待によって形作られることになる。多くの診断が間違うのは、彼が知らないからではなく、見ないからだとオスラーが言ったのは、あるいは誤っていたのではないか？　もしかしたら、知らないために見ないのかもしれない。マイケル・コヴァルスキの場合、知っていることが一つの役割を果たしたのは確かである。

大いなる期待

マイケル・コヴァルスキは決して怖がりではなかった。大人になってから泣いたのは、ほんの数えるほどしかなかった。しかしキース・ストッパード医師が病室に入っていくと、くぐもった、乱れた呼吸が聞こえ、ぼんやりとした暗闇に慣れてくるにつれて、大男がベッドに身体を丸く縮めているのが見えた。ちょっと考えられないことだが、五二歳の元カレッジ代表ボクシング選手で元軍人、海兵隊員を息子にもつ父親であり、万能のタフガイであるコヴァルスキが赤子のように泣いていたのである。

妻のモリーンは赤毛のヴァルキューレといったたくましい女性で、夫のベッドの横に立っていた。夫の額に冷たい濡れタオルを優しくのせているその顔はそばかすで黒ずみ、疲労で皺が刻まれていた。彼の短いごま塩の髪の毛と、ポマードをぬっていない天神ひげは皮膚にぺったりはりついて、丸い顔は汗と涙が混じり合って赤く、てかてかしていた。「先生、ものすごく怖いんだ」と彼は言ったが、その掠れ声はほとんど囁きであった。「いったい全体どこが悪いのか言ってもらえませんかね」。妻は安心させるように夫の手をぎゅっと握った。

研修三年目のストッパードは何も言えなかった。彼は心配だった。コヴァルスキは入院して三日になっていたが、ストッパードによる病因の解明は、入院当時から少しも進んでいなかったのである。

初日にはごく単純な入院かと思われた。中年の戸外活動の好きな男性が、どうやらライム病髄膜炎らしいということでかかりつけ医から送られてきたのだった。ストッパードはその日に、あらかじめそのかかりつけ医と話をしており、事例は簡単と思われた。腰椎穿刺を行って診断を確定し、それから静脈への抗生物質投与を始めて改善を待てばよいと思われた。しかしその後何ひとつ効果が出てこず、今となっては何をどう考え、何を期待すべきかもわからなかった。

最初の夜、ストッパードが救急室でコヴァルスキを診たときは真夜中近くになっていた。患者は一週間ほど前から気分が悪くなったのだと言った。初めはただの風邪だと思った。疲労感があり、身体がこわばって痛かった。「まるで年寄りのようだった。ほとんど身動きできないほどだった」と、彼は医者に低いうめき声で言った。しかし、二、三日だるかったあと、奇妙な、周期的パターンをもった熱が出てきた。「この熱の出方は時計代わりになるほどで、午後四時ごろになるとひどく寒くなる。ばかみたいにブルブル震えてしまう。毛布を何枚も重ねてみても暖まらない。それから今度は地獄の熱さが始まる。汗だらだらになる。全くおかしなことになってしまった」と、彼は説明した。熱は毎夜、三九・四度から四〇度にもなったと、看護師でもある妻が付け加えた。朝四時までには汗びっしょりになって目が覚め、パジャマを取り替えなければならなかった。明け方には熱は引くが、また午後になると同じことの繰り返し、というのであった。

熱のほかにも、首がこわばって痛み、頭がずきんずきんして、一回の咳でも喉がひりひりした。足や腕や手の関節が硬くなって、痛かった。動くのも大儀で、ベッドから出るだけでも大変だった。とうとう彼はかかりつけのデニス・ヒューブナー医師のところへいった。ヒューブナーは話を聞き、診察をして、おそらくただのウイルス感染だろうと思ったが、念のため血液をライム病のチェックに回した。彼は、患者にはこの病気に罹る危険があることを知っていた。コヴァルスキは戸外生活に夢中で、ほとんどの週末を、ライム病が流行していたコネチカットのオールド・ライムのすぐ近くで、狩りや釣りをして過ごしていたのである。

コヴァルスキは何年かの間に、身体についたダニを何匹も引きはがした覚えがあると認めた。しかし、最近はそれはない。忙しくてこの二、三ヵ月間、森に行けなかった、と付け加えた。それでも、ヒューブナーはライム病を見逃すわけにいかないと考えた。早くつかまえれば、抗生物質を一週間も飲めば、それで散らしてしまうことができる。もし見逃したら、患者は何ヵ月もの治療を必要とする。ヒューブナーは患者に、おそらくは何か流行りの病気に罹ったらしいが、もし熱が続くようであれば連絡するように言った。もしライム病検査が陽性と出たらこちらから連絡するとも。

その夜もまたちょうどその時刻に熱が出て、翌日、コヴァルスキが電話をしてきたので、ヒューブナーはしぶしぶながら、彼にドキシサイクリンの投与を始めた。「ヒューブナー先生はたぶんウイルスだと言ったんだが」と彼は言った。「でもこれだけひどいのだから、抗生物質が要ると思った。それで先生も承知してくれた。抗生物質の薬を飲んでみたが、やっぱり熱は繰り返し出た。二、三日して先生から『あなたは全然良くなっていない、病院へ行かなければだめですね』と言われたんだ」。

コヴァルスキは自分のことをかなり健康だと考えていた。彼は最近の戦争（ヴェトナム戦争）を陸軍で過ごし、今は地方の会社でトラックの運転手をしている。血圧は高く、コレステロール値は「医者の言う適正値を超えている」が、定期的に薬を飲んでおり、調子は良かった。「こんなばかげたことが始まるまでは！」。救急室では三九・

九度の熱があり、心拍数は速かった。首の筋肉は触ると痛んだが、それでも首を自由に動かすことができた。顎の直ぐ下のところに、いくつも痛いリンパ腺の腫れがあった。手と膝の関節はひどく痛かったが、赤くもなく腫れてもいなかった。救急室が送ってきた血液検査では、白血球数は増加し、肝臓酵素がやや異常であった。

熱、首の痛み、ずきずきする頭痛はたしかに髄膜炎を示唆していた。それは重大な、場合によっては致命的となる感染症である。そして放置されたライム病が脳にまで進行して、髄膜炎をひき起こしている可能性もたしかにあった。しかし、何もかもがぴったり符合しているわけではなかった。この人はたしかに苦しんでいるが、ストッパードが過去にみた髄膜炎の患者ほどにはひどくなかった。これだけ高熱だと、髄膜炎患者ならほとんどの場合話すことができない。高熱でありながら、この患者はときにいらいらしたり、ときに具合が悪かったりするが、非常に意識がしっかりして敏感だった。肝臓に異常があるのもふつうではなかった。もしかしたらウイルス性の髄膜炎かもしれない。その場合、経過は細菌性のものほどひどくなく、ときには肝臓の酵素をつり上げることがある。いずれにせよ、腰椎穿刺をしなければならない。そうすればこれが髄膜炎かどうかがわかり、もしそうであれば原因がわかるであろう。

しかしストッパードがこの手技を勧めると、コヴァルスキはかんかんになって怒った。もう具合がひどく悪い。もう痛くてしょうがない。それなのに今度は医者たちに背中に針を刺されるというのか。絶対お断りだ。自分のかかりつけ医と話したい。妻は何とか説得しようとしたが、彼は絶対に譲らなかった。かかりつけ医と話がつくまでは絶対何もさせない。これ以上何を言われても聞く耳をもたない。ヒューブナーの相棒がその夜当直だった。彼とならば話してもらえますか？　患者は救急用担架に起き上がって、ストッパードを睨みつけていた。ヒューブナー先生となら話す、ほかのだれとも話さない。どうしようもなくて引き下がったストッパードは、コヴァルスキがすでに飲んでいるドキシサイクリンに、高容量の抗生物質の静脈注射を追加して、翌朝になされるはずの腰椎穿刺を心配しながら待った。

次の朝、ストッパードが第一番にヒューブナーに連絡をとると、彼はすぐにコヴァルスキに電話をかけた。この手技は必要です、とヒューブナーは患者に言った。これが髄膜炎かどうかを確かめなければならないのです。それで患者はしぶしぶ同意して、不快な検査が行われた。結果はほとんど時間をおかずに出てきた。正常だった。脳に何の感染の徴もない。一昨日、ヒューブナーから送られたライム病検査の結果もその朝出てきて、これも正常だった。髄膜炎ではなかった。ライム病でもなかった。こうしてまた振り出しに戻ってしまったのである。

医者が診断に使う技術の一つは、徴候や身体所見や検査所見をグループ分けし、どれが最も重要であるかを判断し、それを用いて既知の病気のパターンを発見する、というやり方である。この患者は多くの症状を示していたが、どれが最も重要なのか？　ストッパードは発熱が鍵になると思った。熱が非常に高く、きわめて明確なパターンをもっていた。残りについてはあまり自信がなかった。しかし熱と腫大したリンパ腺、そして白血球数の増加からすれば、明らかに感染であった。ではどこに感染しているのか？　何を見落としていたのだろうか？　コヴァルスキは二種類の強い抗生物質を投与されていた。それが本当に適正なものか？　この時点では医療チームとしては知りようがなかった。ただ様子をみることしかできなかった。

救急室で採血して起炎細菌を培養しようとしたが、これまでのところ何も見当たらなかった。この検査は患者の熱が急上昇したとき――そのときに起炎微生物が最も見つかりやすい――には、何度でもやらなくてはならない。救急室での胸のレントゲンは正常であったが、ストッパードはもう一度指示した。コヴァルスキは発熱し、白血球数が高く、咳もしている――ときには肺炎が、X線に影が現れるまでに時間がかかることがある。彼は患者の腎臓に感染がみられないか、肝臓は、胆嚢はどうかと検査を依頼した。何も出なかった。その一方で、コヴァルスキはだんだん良くなっているようだった。いまだに夜ごとに熱が出るが三七・八度から三八・三度で、以前自宅にいたとき、また救急室にいたときよりずっと低くなっていた。そして昼間は、医療チームが回診すると、コヴァルスキは疲れているようだったが、大丈夫だと言うのだった。頭痛も、体の痛みもない。彼の病気が何であるにせよ、ストッパードは抗生物質が効いているのにほっとしていた。

ところがである。ストッパードはその午後までそう思っていたのだが、コヴァルスキの熱が四〇度まで上がったとき、彼が暗い部屋で泣いているのを見つけることになった。「死ぬわけがない、と言ってくれ」と、コヴァルスキはストッパードに哀願していた。「どうか助けて」。彼はシーツで頭を覆い、子どものように肩を波打たせていた。

患者がシーツを被って泣いており、妻が心配そうに青白い顔をしているその暗い病室で、ストッパードは途方に暮れた。もし自分がこれを解決できなかったらどうなるか。前の日にヒューブナーは、患者を四八キロ離れた大きな大学病院へ送ったらどうかと言ったのだが、この研修医はそれを断ったのだった。きっと答えが出ると思ったのだ。しかし今となってみると、もしかしたら間違っていたのかもしれない。このタフガイが涙もろくなっているのを見ると、自分の技術力や、医者としての姿勢や、そしてフェローや専門医がいるイェール大学病院から遠く離れた、この小さな地域病院にとどめた自分の判断が責められているようだった。

現在はペンシルヴァニア大学の腎臓病学フェローであるストッパードは、その時のことをよく覚えている。「私は彼が死ぬとは思わなかった。しかし絶対大丈夫と約束することはできなかった。もちろん彼に嘘を言うことはできなかったが、私は彼に、自分たちができる限りのことをして診断をつきとめようとしていることを知ってもらいたかった。そしてきっとできると思っていた」。

ストッパードはこの事例について、感染症専門医の意見を頼りに作成したプランを説明した。発熱の原因としては、やはりまず感染と考えられます、と彼は患者とその妻に述べた。何の感染かをどうしても見つけなければなりません。腹部と骨盤のＣＴスキャン、それに脳のＭＲＩで、隠れた感染があった場合は見つかります。心臓超音波で、培養に何週間もかかるような、ふつうでない弁膜感染症が見つかるかもしれません。これらの感染はどれも通常のものではありませんが、いずれもが一週間の抗生物質に反応しない発熱というわけでもないのです、とストッパードは説明した。

さらに、と彼は続けた。感染は発熱の最も一般的な原因ではありますが、決して唯一のものではありません。血の塊が熱をもたらすことがあるし、癌の場合もあります。そして最後に身体の結合組織、たとえば関節、血管、筋肉などの病気が発熱させ、身体の痛みをひき起こすことがあります。さまざまな一連の専門的な血液検査をして、そのような病気を探します。きっと何か出てきます、とストッパードは確約した。

ようやくその部屋を出たストッパードの頬に、冷たいホールの風があたった。そして、彼は自分が患者と同じほどに汗をかいているのに気づいた。彼は先ほど説明した検査の指示を出し、そして何か結果が出てくるのを待った。しかし、何も出てこなかった。次の二日間にわたり、夜のいつもの発熱を繰り返すなか、検査がなされた。脳と全身のスキャンは正常であり、血塊も感染もリンパ節腫大もなかった。心臓超音波も特に変わったことはなかった。血液培養も陰性だった。入院のとき異常を示した肝臓は現在も異常のままであったが、悪化してはいなかった。検査のひとつが際立っていた。血液の沈降速度である。これは古くからある検査で、赤血球が小さな毛細血管の底に沈む速度をみるもので、身体の炎症の量を反映している。この患者の場合、それが劇的に上昇していた。しかしこの検査は、炎症をひき起こしている原因を特定するものではない。それがこの検査があまり使われない理由のひとつなのである。もしかしたら感染しているかもしれないが、癌であるかもしれないし、結合組織の病気かもしれない。癌の証左となるものは何も見つからず、ループスとリウマチ性関節炎――この二つが最も一般的な結合組織の病気であるが――の血液検査は正常であった。

ストッパードは次にどうすればよいか迷った。ヒューブナーはもう一度、イェールへ移すことを提案した。コヴァルスキはこの病院に一週間近くいるのに、いまだに何もわかっていなかった。ストッパードは同僚や年上の賢い医者たちに、この事例について相談した。彼らが示唆する検査は、ほとんどすべてなされていた。その後に彼はアルフレッド・ベルガー医師と話すことになった。彼は若々しく、アイルランド人らしい平たい顔をした気さくで人好きのする男性で、指導陣に入ったばかりであったが、すでに研修医のなかの人気者になっていた。ストッパードがこの複雑な物語を順を追って話し終えると、ベルガーは一つだけ質問した。「患者に発疹はあるかい？」。いや、見たことはない、とストッパードは答えた。だが、なぜ彼はそんなことを聞いたのだろうか？　ベルガーはにっこりした。これはおきまりパターンなんだよ。しつこい発熱、関節の痛み、発疹というおそろいの三拍子は、成人スティル病の典型的症候で、これはごく稀で、あまりよくわかっていない結合組織系の病気なんだ。

スティル病が初めて特定されたのは小児の場合で、今日では小児科において全身性若年性関節リウマチと呼ばれている。ふつうは若い成人が罹りやすい。これを検出する方法はない。除外法で診断するしかない。つまり、これがスティル病だと診断する前に、あらゆるほかの病気の可能性を除外しなければならない。「もしこれがそうだとしたら、偉大な診断だ。とても稀なケースで、かっこいい」と、彼は興奮気味に叫んだ。「それに君は試験（開業などの資格をとるための試験）に通るためには、これを知っていなければいけない」と、この若い指導医は後から思いついたように付け加えた。

スティル病ではふつう、発疹は胴体と腕に現われ、患者が発熱したときだけ出てくることが多い。コヴァルスキもその妻も発疹については何も言わなかった。ストッパードのチームはその夜当番だったので、発熱があったら発疹を探すことができたのである。

そのチャンスがたった二時間ほどでおとずれた。午後遅く、ストッパードはチームの医学生から電話を受けた。「発疹です、発疹、発疹がでました！」と、医学生は興奮して叫んだ。その医学生は患者とその妻に、午後、発疹が出ないかどうかよく見ておいてほしいと言っておいた。医学生が部屋に見に行くと、コヴァルスキは顔中に大きな笑みを浮かべて、それからしゃがれ声で言った。「へーい、先生、すてきなお尻を見たくない？」。彼は後ろむきになってパンツをおろし、臀部に広がった発疹を見せた。

ストッパードは急いで病室に行った。発疹は無痛で少しふくれ、変わった色のピンクで不規則に広がっていた。教科書にはしばしばサケ肉色と書いてある。患者にスティル病の一般的な治療となるプレドニン（ステロイド薬）の投与が始まり、その反応はほとんどすぐさま診断の確認となった。薬を一回飲んだときには熱は三九・三度であり、発疹は鮮やかだった。ところが、たった一時間後には熱も発疹も全く消えてしまった。

次の朝、ストッパードがチームと回診に行くと、コヴァルスキは起きて洋服を着ていた。髪の毛に櫛が入り、口ひげはワックスをつけて形を整えられ、ベッドの脇のテーブルには車の鍵が置いてあった。ストッパードらがドアを開けて入るやいなや、彼は、もう家に帰ると言った。疲労も、筋肉の痛みも、喉がひりひりするのも全く無くなってしまった。彼らは念のためにもう一日だけいてほしいと言ったが、コヴァルスキは耳を貸そうとしなかった。「まだ私に懲りてないんですか、はっきり言って、私のほうはもうあなたたちにはこりごりなんです」。しぶしぶながら、ふつうなら熱が出始める夕方までいることに同意したが、熱が出なかったので、彼は自宅へ帰った。

どうしてその夕方まで発疹が見えなかったのだろうか？　発疹が出たのはその日が初めてだったのだろうか？　カルテをもう一度見直してみると、数日前に指導医が発疹に気づいていたのが見つかった。そのときヒューブナーは、それは単純な皮膚感染だとしており、だれもそれにコメントする人がいなかったのである。そしていざ聞かれたときに、チームのメンバーのだれもが、発疹を目にしたことを思い出さなかった。それは想定外だったのである。要するに彼らは見なかったのである。何を見るべきかを知っていたら、ずっと見つけやすくなるということである。

コヴァルスキはプレドニンを六ヵ月間摂取した。彼はこの病気に詳しいリウマチ医に引き続いて診てもらった。医者は、この病気は再発する可能性があると警告した。その後二、三年になるが、たしかに病気はときどき再発した。「寝るときは家が涼しいのがいい。いつもそうするんだ。それでも起きたときに枕が汗で濡れていたら、スティル病の出陣だとわかるんだ」と、コヴァルスキは言っている。「でも、だからといってこちらも負けていられない」。一週間分のプレドニンを飲むと、初めて飲んだときと同様、症状は直ちに魔法のように消えてしまう。彼は一、二日は休むことにしているが、診断を知っており、病気がどのように進むか、次にどうなるかがわかっているので、冷静に症状を我慢することができるのである。病院で発熱をあれほど我慢できないものにした怖れが、不可解さが、今は解消している。残っているのは不快さだけである。「自分が罹るまで、この病気のことは聞いたこともなかった」と彼は私に言い、そして付け加えた。「でも本当のことを言うと、医者もきっと聞いたことがなかったんだと思うよ」。

難しい診断を下せるのは最も経験のある医者か、最も経験のない医者だというのは、医学界では言い古されたことである。ベテラン医者は広い経験をもつため、多くの異なった可能性を考慮することができる。彼らは多くの多様な観察に対して開かれているので、患者についての数少ない発見も逃さない。でも新米医師はどうしてか？　何の予見もなく、経験に基づく先入枠もないことが、彼らにより注意深く全体像を見させるということにもある程度根拠があろう。

マルヴィン・チャンは、数年前に彼の実験室でなされた実験にわれわれの注意を向けさせる。この調査に参加した人は二枚の写真を見せられる。二枚は全く同じで、ただ一つの要素だけ変えてある。参加者は、二組の写真のうち一組の対を見せられた。一方の組では変えられた対象が写真の中心にある。この写真は実験服を着た人が三人、大きな部屋で複雑な器具を背景に立っている。初めの写真では、三人のすぐ後ろにある二本の支柱が鮮やかな黄色に塗られているが、次の絵ではそれが変わって、オレンジ色になっている。

次の対は農場の動物の形をした熱気球がいくつもある画像である。写真のずっと上のほうに、片側に道化師の顔が描かれた大きな熱気球が浮かんでいる。大きな派手なピンクの斑点が、道化師の頬についているのが見える。そしてもっと遠くにもう一つ熱気球が見えて、その気球の表面に、明るいピンクのスカーフがひらひらしているのが見える。その組の二番目の写真では、明かるいピンクの斑点とスカーフが消えている。

研究者の仮説は、ほとんどの被検者は研究室の像の変化にはすぐに気づくだろう、なぜなら色が変わった対象は、この画像の中央にいる人々の直ぐ後ろにあるのだから、ということであった。二番目の組については、たぶんより難しいだろう、なぜなら変わった箇所が画像の周辺にあるから、というものであった。彼らの予想は正しかった。被験者は周辺の変化をそれと認めるのに、より長い時間がかかった。経験からしてわれわれは、写真の重要な情報は主として中央に見られるものだと教えられているから、最初にそこを見るのである。

研究者たちはこの実験をもう一歩前に進めた。もし画像がわれわれの通常の予測の想定外であったなら、どうであろうか？　そのことが、二つの画像の違いを見つける時間に変化を及ぼすだろうか？　この問いに答えるために研究者は、また別の被験者グループに同じ写真を見せたが、一つ条件を変えた。今度は絵を逆さまにしたのである。この実験では、被験者はこの新しい逆さまの世界では何も経験をしておらず、経験に基づく偏見をもたないのだから、この設定では見る者にとって、行為の周辺的なものの変化は、絵の内容の中心的なものの変化と同じほどに明白であろうと、チャンは仮説を立てた。実際その通りだった。逆さまにした写真については、変化を見てとるのにかかった時間はどちらも同じくらいであった。

だから新米は何の予測も立てず、ベテランは多くの予測を立てる、ということになる。両方の状態がそれぞれ厳密な観察を容易にする。では中間にいる（私のような）医者はどうだろうか？　初心者時代を終えたが、まだ専門家になっていないような医者は？

この領域が、チャンや他の研究者が大きな関心を寄せているところであり、誤認減少研究においては持ち切りの話題である。「まだそれほど有用なものを見つけたとは言えない」とチャンは認めるが、しかし、「これまでにわれわれが学んだ最も重要なことは、コントロールするのは主として見る側の脳にある、ということだ」。運転者――そして医者もまた――は、もっと広く注意を向けることを学ぶ必要がある、と彼は信じている。焦点を狭めると、きっと何かを見逃してしまう。「そこにみなちゃんとあるのだ。われわれは、それをどうしたら見ることができるかを学ばなければならない」。

モンテフィオーレの診察室で患者と午前中を過ごしたあとで、スタンレー・ワイナペルは椅子にゆっくりと背をもたれて、ネクタイをゆるめた。「人はよく、私が視覚がないのにどうして身体診察ができるのかと聞きます。実は私にとっては、それは一番やさしい部分です。心臓の雑音を聞こうと思ったら、まずどうしますか？　眼をつぶるでしょう。聞くという能力以外のものに邪魔されたくありません。もし肝臓の端に今触れたと思ったら、それを感じるために目をつぶります」。私はその通りとうなずいていた。彼には私が見えないことを、また忘れてしまった。

彼は黙って、考え深げに眼鏡を直した。一方のレンズが突然枠からはずれてしまったのである。私は椅子から立ち上がって、見つけるのを手伝いましょうかと声をかけたが、そう言い終わる前にもう彼は、レンズを見つけてそれを胸のポケットに入れてしまっていた。

「患者たちは、私がほとんど目が見えないということにすぐに気づきますが、しかし不思議なことがあります」。彼は前へのりだして、私の顔をまっすぐに見た。「それでもMRIを持ってくるのです。私に彼らのX線写真を見てほしいというのです。どうしてそうするのでしょう。彼らは私が見えないことを知っているのに」。私はこのパラドックスについて考えてみた。どうして、見えないと知っている人のところに写真をもってくるのか?「彼らは私にそういったものを見てほしいわけではないのです。そんなことはあの人たちはどうでもいいのです」と、ワイナペルは説明する。「あの人たちは、いったい事態がどうなっているのかを知る助けがほしいのです。自分が理解するのを手伝ってほしいのです。それが私の本当の仕事なのです。どの医者でも同じです」。

第六章　触れて癒す

触れることに病を癒す力があるという発想は西欧文化に古くからみられる。預言者エリシャは、触れただけで死者を蘇らせたといわれている。イエスがハンセン氏病患者に両手で触れると病気が治ったといわれている。弟子たちもこの癒す力を与えられていた。キリスト教聖者たちも手を触れて治すという奇跡をしばしば行っている。ヨーロッパでは王権は神から授かったものであるというので、多くの国王がこの治癒力をもっていると主張した。十八世紀に至るまで、イギリス、ドイツ、フランスの国王が一回触っただけで瘰癧（るいれき：結核性頸部リンパ節炎）という慢性の皮膚感染症が治るとされ、しかもほかの治療法よりずっと苦痛が少なくて、同じ効果をもたらすのだと考えられていた。

医学的診断における触診の使用の歴史は、一貫したつながりを欠いたものとなっている。ヒポクラテスは五感によって得られるデータを好み、これを熱心に用いた。彼は次のように書いている。「医者の仕事はまず知ることであり……最も重要で、最も容易に知られるものは、視覚、触覚、聴覚、鼻と舌によって知覚されるものである」。そして彼の著作では、患者やその病気についての記述に、手触り、熱、形状といったものが多く含まれている。医学へのそうしたアプローチは、ルネッサンス期まではときどき思い出したように採られるだけで、十八世紀の啓蒙運動の時代になってはじめて、身体が提供する具体的なデータを利用しようとする医者たちがこの方法を全面的に取り込むようになり、それが科学的発展の時代に医学を真の科学として認めさせたのであった。だが結果的には、同じ真の科学の厳密さと正確さへの追求が、今度は身体診察を事実上滅ぼすことになった。われわれが今日、素晴らしい技術を用いて発見できる事柄に比べると、医者が手で触れるというのはいかにも原始的で、心もとない感じがしてしまう。

それが一般的な認識であるが、実際にそうなのであろうか？　医者の手が、その技術的な代用物のもつ冷静なまなざしからは得られない情報をもたらすことについては、多くの実証が重ねられている。たとえば乳癌検診である。器械が識別できない何を触診で見つけられるのだろうか？　当の器械であるマモグラフィー、超音波あるいは磁気共鳴画像などは、たしかに乳癌の発見に多大な役割を果たしている。だが触ることの役割も劣らず大きい。ほとんどの乳癌は、その七〇％以上が、自分の胸にしこりがあるのに触れた女性によって発見されている。残りのうち、二〇％をマモグラフィーが見つけており、このよくある病気の発見にとってこれが重要な器械であることは明らかである。しかし諸調査によると、発見された乳癌の五％は、実は医者の触診によるものであって、わが国の乳癌の数から計算すると、毎年診察によって一万件の癌が見い出されていることになり、触診もまた驚くほど強力な道具であることがわかる。

腹部の痛み——救急室を訪れる最も数が多く、しかも扱いにくい主訴のひとつ——をどう判定するかもまた、身体診察が最高の技術以上の効果を発揮しうる一例である。毎年三百万人以上の患者が、米国のどこかの救急室に来てお腹が痛いと訴える。そのうち二五万人が手術室に入って虫垂を取り除く。たいていは正解である。外科医が病気のある器官を取り除いてくれるのだから。しかし手術室に行った人の平均二〇%は、外科医が陰性虫垂炎と呼ぶもの、つまり虫垂は完全に正常である。女性の場合、不必要な虫垂切除の割合はその倍、ある研究では四五%に上るという。こうした統計は何十年も変わっていない。

何年もの間、この程度の正解率なら容認できるとされてきた。全体的にみて、致命的ともなりうるこの病気への対処法としては、早期に治療介入するのが最も安全であることは明らかであるし、虫垂炎の怖れのある患者をすぐに手術室に送ることのプラスは、不必要だった手術をしたことから起こりうるマイナスを上回っている。

二〇年前、フロリダ州の救急医アルフレード・アルヴァラード医師は、虫垂炎かもしれない患者と恐らくそうではない痛みを訴える人とを分ける方法を考案した。そのアルヴァラード表を使って医者たちは、恐らくは虫垂炎なのですぐに手術室へ送ってよい人と、あるいは虫垂炎かもしれないので注意深く観察すべき人とを区別できるのである。アルヴァラードはその表を作成するにあたって三つの構成要素を考えた。それは、（一）三つの症状すなわち吐き気、食欲欠如、右下腹部へ移行する腹痛、（二）三つの身体所見すなわち発熱、右下腹部の圧痛、「反跳痛」と呼ばれる、腹部を圧迫しているときよりも圧迫を急にゆるめたときにより強く感じられる疼痛、（三）血液中の白血球数とタイプを示す一つのテスト、である。それぞれの要因が存在している場合に一点または二点とカウントされ、全体で一〇点が最高となる。点数が七あるいはそれ以上の患者は、おそらくは虫垂炎なので、直接に手術室に送ることができる。もうそれ以上の検査は必要ない。点数が四あるいはそれ以下の人はまず虫垂炎ではないので、腹痛の他の原因を探らなければならない。諸調査によると、このやり方は不必要な虫垂炎切除を五%以下に引き下げたのであった。

この点数制度は極端な場合、すなわち四以下と七以上の人たちに有用である。しかしその中間の人はどうしたらよいだろうか？　虫垂炎らしい症状と徴候があるのだが、点数としては明解な分類ができないような場合は？　このときにこそ技術が役立つ。ＣＴスキャンは、手術が必要な人と不必要な人とをほとんど百％正しく区別することができる。診断がはっきりしないときは、アルヴァラード点数とＣＴスキャンの両方を使うのが極めて効果的であり、陰性虫垂炎の割合を一％近くにまで下げることが明らかにされている。

もしＣＴスキャンが手術室へ行くべき人をそれほどよく見分けるのであれば、どうして常時使用しないのか？　虫垂炎の可能性のある痛みをもつ全患者を、直ちにＣＴスキャンに連れて行けばよいではないか？　実はそうしているのである。ＣＴスキャンは、腹痛がある事実上すべての患者の評価のために常時用いられている。しかし最近の研究では、どうやらこれが最良の策とは必ずしもいえない。ウイスコンシン大学のハーバート・チェン医師その他が、虫垂炎と診断された四百十一人の患者の記録を調べてみた。するとその三分の二が手術室へ行く前にＣＴスキャンをとっていた。残りの三分の一については、手術をするべきという決定が、病歴、身体診察、血液検査結果に基づいてなされている。ＣＴスキャンをした人たちは、すぐに手術室へ送られた人たちに比べ合併症を起こす率がずっと高いことを、彼らは発見した。さらに、ＣＴスキャンを受けた人たちが腸管穿孔を起こす割合が二倍に上っている。なぜか？　報告者たちは、手術にいくまでの時間が遅れたためではないかと推測している。ＣＴスキャンをしなかったその三分の一の人たちは、救急室に到着してから五時間以内に手術室へ行っているのに対し、ＣＴスキャンをした人たちは、外科手術までにその二倍近く時間がかかっている。

この研究にもかかわらず、ＣＴスキャンは依然として強引に勧められている。私が勤める地域病院では、ジェフ・セドラック医師が一般外科研修医の指導にあたっている。彼はもう何年も、研修医が腹痛患者のほとんど全員を、身体診察ぬきで直ちにＣＴスキャンに送ってしまうという事実を歎いている。彼はその都度文句を言うのに疲れてしまい、遂に全く新しい試みを始めた。競争にしたのである。外科研修医が虫垂炎の疑いのある患者でアルヴァラード点数を算出した場合、患者一人につき一ポイント獲得する。診察前に患者がＣＴスキャンを受けた場合は失格である。最高点を獲得した研修医は小さな賞品を獲得する。

研修医たちはこの競争に本気になって取り組んだ。二年目の研修医の一人は、その患者は高価なＣＴスキャンをしなくても明らかに虫垂炎と診断できると救急医を説得できたため、ボーナスをもらった。外科医たちは、ＣＴスキャンに送らずに患者を手術室へ連れて行き、そこですぐに膿だらけの虫垂が除去された。この競争は素晴らしい成功を収めた。ＣＴスキャン率は下がり、合併症も減少し、さらにおまけの利点として、研修医の身体診察能力が飛躍的に向上した、とセドラックは言う。翌年もまた競争を実施することになったが、それはみながやって欲しいと要求したからである。

診断を下すのに、腹痛と圧痛があることは極めて有用である。そしてときには逆も真である。つまり、痛みを訴える人に触れても痛みが起こらない場合も、それはひとつの情報となる。

吠えなかった犬

それは七月一日、その月から研修医として私が初めて患者を入院させた日のことであった。インターン時代には脇に研修医がついていて、いちいち指導してくれていた。だが当日は夜間当番研修医で、待機チームのその日に受け入れる患者数が割当てを超えたときに、患者の受け入れをするのである。私がいるために、彼らは少なくとも眠る可能性がもてるということになる。こうして独力でやるというのはわくわくするが、少しばかり怖くもあった。

もし必要な場合には、自分より経験のあるだれかが、必ず近くにいるはずだということはわかっていた。それでも私は緊張して神経質になっていた。

救急室から最初の電話がかかったのは午前二時ごろだった。ある女性が老人ホームから救急車で運び込まれたのだった。忙しい救急室のがやがやした騒音のなかで、医者は粗っぽい、省略形の医学用語でしゃべった。

「容態の悪い、認知症の八七歳の女性、名はカーロッタ・デイヴィス。ECF〔老人ホーム〕から精神状態の急激な悪化で搬送。高血圧症、CAD〔心臓病〕の病歴あり、二十年前に三枝CABG〔心臓バイパス手術〕あり。寝かせようと部屋に入ったら意識朦朧の状態。診察では血圧が下限であること以外は異常なし。検査結果は、白血球数十六〔一万六千、これは高い〕、尿が汚い〔細菌に感染している〕。静注シプロキサン〔抗生物質〕と一リットルの食塩水〔低血圧のため〕を指示。こちらは、すごいことになっているから、もういかなきゃ」。それきり電話は切れた。

研修医として学ぶ第一原則は、救急室の診断を鵜呑みにしてはならない、ということである。患者の容態の程度が、入院を必要とするかどうかを決めるのが彼らの仕事である。彼らは診断を下そうとするが、それは書類作成の必要性からであり、どこが悪いかだいたい見当をつけられることが多いからである。しかし、最も明らかな事例を除いては、彼らには診断を確定する時間も材料もない。第二の原則は、もし救急室が容態の悪い病人がいるというなら、直ちに診にゆくべし、である。彼らは容態が悪いとはどういうことか、よくわかっている。

「デイヴィスさん」と、私は暗くした部屋に入るときにそっと声をかけた。長く、深い呻き声が聞こえた。明かりをつけると、小柄な女性がベッドで枕と毛布の中に埋もれ、そわそわ動いているのが見えた。私は部屋の反対側のベッド脇へ行って自己紹介した。患者は目をぎゅっと閉じて、何とか落ち着ける姿勢を探すかのように身体をあちこち動かしていた。彼女の両脚は、皺になったシーツの上で絶えず前後に動いて、ガサガサものを言っているようだった。

「カーロッタさんですね？」私はもう一度声をかけたが、返事はなかった。彼女の細い手首の肌に触れた。温かで脈は速かったが、弱くてほとんどわからないぐらいだった。血圧は低く、救急室での状態と変わっていなかった。「デイヴィスさん、目を開けてもらえますか？」彼女はまた返事をしなかった。どちらかというと、むしろ目をもっときつく閉じて、目を開けたらもっと耐え難くなる、というようであった。ただただ苦しそうに呻き、ベッドでほとんど絶え間なく動くだけであった。この動きは痛いからか、それとも精神錯乱によるのか？　どちらもあり得ることであった。私は心音を聞いてから、聴診器を彼女の骨張った背中の下に入れて肺音を聞こうとした。かけ布団と診察用ガウンをまくってみると、驚いたことにお腹が円く盛り上がっていた。なぜお腹だけは、身体の他の場所のように痩せて平たくなっていないのだろうか？　私は聴診器を盛り上がった所にそっと置いてみた。何も聞こえない。たっぷり一分間耳を傾けてみた。ふつうは腸が何か音をたてるのである。この腸は何も言わない。

救急医は彼女の尿路感染症を見つけ、それが血液に広がってしまっているのではないかと心配していた。そしてすでに静脈に抗生物質を与え始めていた。高齢者および病弱者の間では、これが原因で入院することがよくある。そしてときどきは重症のあまり、一時的に消化管が停止してしまうことがある。それが起こっているのだろうか、それとも何か別のことだろうか？　私は注意深く彼女の腹部を触診してみた。何の塊もないし、圧痛もない。彼女はぴくともせず、深く押してみても反応しなかった。彼女は明らかに痛がっていたが、私がすることとは関係ないようだった。

私は彼女の膀胱に強く指をあててみた。感染はそこだった。それが痛みの原因だろうか？　しかし何の反応もない。腎臓が隠れている両脇腹を絞って、親指で押してみた。そこも感染しているのだろうか？　彼女の落ち着きない動きに何の変化もなかった。私は他に何か痛みのもとがあるかもしれないと注意深く探してから、診察を終えた。床ずれもないし、関節の腫れや痛みもないし、どこも赤くなってはいない。ひどい落ち着きのなさや、二、三分ごとに唇からもれてくる痛みの呻き声を説明するようなものは何もなかった。

私はそれまでに多くの尿路性敗血症の患者のケアにあたっていたが、しかしこのような状態は見たことがなかった。モルヒネを少しばかり処方してみた。原因がわからないうちは痛み止めをしないようにと習ってはいたが、これで彼女の痛みが緩和できるかどうか、それとも彼女の苦痛が、何かまだ発見できないものからきているのかどうかを知りたかったのである。モルヒネで落ち着きのない動きは止んだが、呻き声は続いていた。私にはまだ、それが痛みからなのか、精神錯乱からくるのかがわからなかった。

老人ホームの介助者によると、患者はその日の朝からお腹が痛いと訴えたという。もしかしたら尿路感染があったのかもしれないが、膀胱あるいは腎臓の痛みはなかったようである。すると他に何が考えられるのか？　この年代であれば、癌がありそうだ。腸を閉塞する大腸癌に罹っているのだろうか？　彼女のお腹は柔らかく、診察は容易だったが、大腸で便がひっかかっていることを示すような固い線状の塊には触れなかった。胆石のために発熱し、白血球数が上がることはあり得たが、それならば私が右腹を触診したときに痛がったはずである。それは全くなかった。盲腸、腎臓結石、膵臓炎、腸管穿孔も同じようで、どれも極度の痛みをひき起こすが、その種の痛みはたいてい位置が特定できる。これほどのひどい痛みをひき起す原因でありながら、押したときに痛みが増さないようなものを、私は思いつくことができなかった。

しかも、彼女の血圧はいまだに低すぎた。私は生理的食塩水をもう一リットル点滴するように指示した。病気が重いときは、食事を摂らないとか飲まない、あるいは過剰の発汗などによる血流の不足で血圧が下がることがある。体液を補充することで、しばしば血圧は正常になる。もし彼女の血圧が食塩水によっても上がらないようであれば、回復するために集中治療室へ行かなければならなかった。

私は集中治療室の宿直に当たっていた三年目の研修医のシンシア・ブラウン医師を探した。シンシアは元気いっぱいの、堅実な赤毛の女性で、医学部に入る前は理学療法士をしていた。ほとんどの研修医より年上で、私と同じ南部出身でもあり、私は出会ってすぐに親しくなった。彼女はナースステーションで、熱い紅茶を飲みながらカルテを見直していた。まだ睡眠をとっていなかったが、驚くほど元気で上機嫌であった。彼女は喜んで迎えてくれた。

私は症例について簡単に、鑑別診断と気になっていることをざっと説明した。

「何かしらまだあるはずなんだけれど、何だかわからないの。どうやって手をつけたらよいのかさえ、わからないの。CTスキャンに送ったらいいのかしら。でも何をスキャンしてもらったらいいのかしら。もし血圧が上がらなかったら、結局あなたのところへ回されることになるわ」。

シンシアはちょっと考えていた。

「心臓病はあるの？」と彼女は聞いた。

あったわ。

「血圧は低いの？」

そう。

「身体所見のわりに異常なほど痛がっている、と思うわけ？」

まさにそのとおり。

「それは虚血性大腸炎（ischemic colitis）の典型的な症状だわ」

医学用語の多くがそうであるが、この名がこの病気について知りたいことのほとんどを語っている。ischemiaだが、ギリシア語のisch（制限された）とhema（血）から成り立っている。大腸への血流が遮られているのである。高齢者によくあり、それも重い感染症に罹っている場合に多くみられる。もちろん、私もその病気があることは知っていた。いろいろな病気について学ぶのに使った教科書『ハリソン』に載っている。しかし『ハリソン』には、「身体所見とは不釣合いな異常な痛み」とは書いてなかった。私が見直してみたどの教科書にも載ってはいない。こういうことは医学界では口で伝えられる部分に属し、ほかにもたくさんあるように、地道に苦労しながらそれと知らずに身につける種類のものである。とはいえ、私は少なくともそれを、自分の診断の可能性のリストの中には当然入れておくべきであった。そうすれば、この患者はおあつらえ向きの症例だったのである。虚血性大腸炎こそ最も可能性が高いと気づいて、私の顔は真っ赤になった。私はそれを見逃してしまったのだ。

「覚えておきなさいよ。あなたがこの冴えない、お金にならない仕事を選んだのは、いろいろと学ぶことがあるからだということを」。彼女はにっこりして、私がインターンのときに彼女に言ったことばを、今度は私に繰り返したのだった。急いでカーロッタのところに引き返しながら、私は悔しさでいっぱいだった。こんなことでいったい全部を習得できるだろうか？　教科書も読んだし、臨床的知恵についての小冊子もいろいろ読んだし、数知れないほどの雑誌論文も読んだというのに、この小柄な老女の、古典的な病気の典型的な症状をみすみす見逃してしまったのである。内科学というものがまたもや突然、完全に私を圧倒するものとなった。それは広汎で、しかも絶えず変化している。ものにするのは不可能だ。インターン時代に知り合いだった研修医が最近、内科をやめて皮膚科に移る決断をしたと私に話した。なぜ？と私が聞くと、彼女は「正解を出せることが多いほうがよいもの」と言った。

虚血性大腸炎という診断が頭にあれば、事態を再構成するのは容易だった。カーロッタは感染していたので血圧が下がった。動脈が硬化して狭くなっていた。だからこそ、彼女は何年も前に心臓のバイパス手術をしたのである。低血圧と悪化した動脈が一緒になって、身体に新しい血液と酸素が供給されない部分ができた。彼女の感じた痛みは、組織が酸素不足で瀕死状態だったことによる。それは恐ろしい病気であり、外科手術が必要になることが多い。死亡率も高いが、それはひとつには、さまざまな病気が重なって全身が衰弱している人だけがこの病気に罹りやすいからである。

戻ってみると病室は静かだった。モルヒネでとうとう眠ったのか、カーロッタは少なくとも呻き声をあげなくなったのである。そして補液により血圧は上がっていた。X線で虚血性大腸炎であることが確認された。私は患者のかかりつけ医を呼び、そして彼の要請で外科医が呼ばれた。

別の入院患者がやってきて、私は救急室へと急いで降りて行かなければならなかった。数時間後、私はカーロッタの様子を見に、また指導医がどのような処置をしたかを見に戻ってきた。彼女は外科研修医の評価を受け、その医者は彼女を手術室へ送りたいと言った。新しい検査結果は、死んだ組織を取り除かねばならないことを示していた。

カーロッタの家族は手術に合意しなかった。彼女はかねてから特別な処置をしない、手術はしないという希望を家族に伝えていた。家族は痛みを抑え、様子をみてほしいと言った。生き延びられればそれでよいし、だめなら少なくとも苦しまずに死なせてやりたい、と。彼女の娘が、できるだけ早くここに来るということだった。私はその朝病院を出る前に、もう一度患者を診に行った。部屋は静かだったが、もう窓の向こうには、素晴らしい夏の陽射しになりそうな光が一杯に差し込んでいた。彼女はベッドに横たわったまま、動かなかった。目はつぶったままだったが、顔の筋肉はやっとリラックスしていた。彼女の顔の繊細で青白い皮膚が頬骨に優雅にかかっていて、それはまるで王子に見つけられなかった眠れる美女のようであった。

カーロッタのためにできることは何もなかったが、私は次の夜、そしてそのまた次の夜も、彼女を診に行った。私が名を呼んでも、痩せた肩に触れても、彼女が目を覚ますことはなかった。部屋はだんだんにカードや色とりどりの絵や花でいっぱいになっていった。「おばあちゃん大好き」と黒で輪郭を書かれ、原色のクレヨンでざっと色づけされたものが壁にテープで留められ、彼女が目を覚ましたならすぐに目に入るようになっていた。窓枠の深くなったところにおもちゃが置いてあって、少なくとも一人の孫、あるいはひ孫が定期的に来ていることを示していた。

四日目の夜来てみると、部屋は空だった。カードも絵もなくなっていた。ベッドはきちんと整頓されて、次に寝る人を待っていた。入口に立って、私はこの女性に最後のさようならを言った。医者はみな、それぞれこのようにして、しばしば自分が救うことができなかった患者のベッド脇に立って学ぶのである。そしてこのようにして、医者は個人としての敬意を表すのである。その後に私はこの病気や似たような病気を診断してきたが、正しく診断できたたびに、カーロッタの顔が繰り返し浮かんでくるのである。

手から手へ、心から心へ

身体診察のもつ神秘的な面白さ、ないし魅力の一部——少なくとも私にとって——は、その伝授のされ方にある。

私は自分を指導してくれた医者から個人的にそれを習った。彼らはまた、自分たちに教えてくれた医者から習ったのであり、このようにしてちょうど家系図のように前へ前へと遡っていって、元の創始者へいきつく線ができているのである。この伝授のもつ個人的な性質が強調されるため、診察法ないし診察技術には、しばしばそれを考案した医者、ときには看護師の名前が付いている。二十世紀初頭のアメリカの神経外科医の名をとったスパーリング徴候は、ロイ・グレンウッド・スパーリング（Roy Glenwood Spuring）が、腕や手の痛みが頸椎からきているかどうかを調べるために考案した手技のことである。この手技は、患者の頭を痛みのある側に傾けてもらい、医者が頭を上から押さえつけて、椎骨の間の柔らかい椎間板が圧迫されるようにするのである。もしこれで痛みが出れば、神経が頸部で挟まれているための痛みであると考えられると、スパーリングは一九四四年に出版された論文で述べている。これはＭＲＩの登場以前には有用な手段であり、今でも腕の痛みを調べる方法として教えるのが慣習となっている。

チネル徴候は、フランスの神経学者ジュール・チネル（Jules Tinel）に由来している。彼はこの検査法を、第一次世界大戦で鉄砲で撃たれて負傷した兵士を診療しているときに考案した。傷が治ってしまってからも、患部への神経が損傷しているために、感覚や力が弱まるということがしばしばみられる。チネルは、神経がその損傷した末端にいきつくちょっと手前で、叩いてみるのだった。もし患者が、傷のある部位にちくちくした痛みを感じるようであれば、神経は回復しており、兵士は感覚も運動能力もある程度戻ると期待できる、とチネルは言った。最近では、通常これは正中神経を過度に使用することによる損傷で、親指や人差し指や中指に、痺れやちくちくした痛みをひき起こす手根管症候群の診断法として教えられている。手首を叩くとこのような症状をひき起こす場合は、患者が手根管症候群に罹っているといわれる。

ここに問題がある。こうした手技の多くは、実はうまくいかないのである。スパーリング徴候も、コインを投げる以上には椎間板の病気を予知できない。多くの人はこの種の手技でたしかに痛みを感じるが、しかし痛みの原因は他にもいろいろ考えられる。関節リウマチ、骨関節炎、癌の骨転移など。そして頸部で神経が挟まれていても、痛みをもたない人も大勢いる。それでも、なぜかこの方法は教え続けられているのである。

チネル徴候で手根管症候群を診断するのも、役に立たないのは同じである。手根管症候群の人は手首を軽く打たれると、たしかにちくちくするかもしれないが、別の損傷をもつ人もちくちくする。そして多くの手根管症候群の人たちが、打たれてもそれと診断されるはずの、ちくちくした痛みを感じないのである。だから手根管症候群をもつ人の確実な決め手にもならないし、そうでない人を除外することもできない。

身体診察を構成している個々の技術は、ほかに病気を診断する手立てがほとんどなかった頃に、医者たちが案出したものである。当時は徴候にせよ、症状にせよ、役に立ちそうなものは何でも取り入れられた。現代的な（そして高価な）ハイテクの検査や医学と違って、これらが診察技術として評価されるための基準は何もなかった。しかもほとんどの場合、技術が開発されてもその検査が本当に正しいのかどうかは、外科手術をするか、解剖する以外に確かめようもなかったのである。技術が向上するにつれて、われわれの検査を試験する能力も向上してきた。しかし、まだそれも始まったばかりである。そしてその間も、医者はこうした技術を教え続けているのである。

同僚のひとりのトム・ダフィ医師は、私が聞いたこともない検査について、しかもその検査が重要な鍵となった一人の患者について話してくれた。マイケル・クロスビーは若くて、全く医学上の問題がない健康で活発な青年であった。マイケルは、自分が病気だと自覚した瞬間をはっきりと覚えていた。それは、彼が授業を始めて二日目のことだった。新しく就職した、新しい学校である。彼はクラスで問題を出し、生徒たちがそれをやっている間、机の間を歩いていた。生徒たちは頭を下げ、ペンを手にその年の初めての試験をしながら、目を黒板から自分の解答用紙へと動かしていた。

マイケルは代用教員であった。そしてその朝、彼は奇妙に神経質になっていた。胸で心臓がどきどきしているのを感じ、自分が短くて深い息づかいで呼吸しているのが聞こえるのだった。彼はここへ来るのに五年間も研修したのだった。ニューヨーク州北部の都市という最悪の地域でインターンをやり終えたというのに、それでもコネチカットの田舎の、中産階級の九年生スペイン語のクラスがそんなに怖いのか？　彼の早鐘のような心臓が、そうなのだと言っていた。

しかしこれは本当に怖いからなのだろうか？　マイケルにわかっているのは、ただ息が苦しいということだった。実際、ものすごく辛い。そして突然、彼は恐怖に襲われた。呼吸というこの世で最も自然なことが、突然、易しくも、自然でもなくなったのである。自分が息をする動きをしているのがわかるのに、吸った息がなぜか肺まで入ってこないのであった。冷や汗が顔を流れるのを感じた。ネクタイが窮屈で、頸のまわりを締め付けるように思った。時計をちらりと見た。この時限の終わりまでもつだろうか？　教室の最前列にある机に座って、楽になろうとした。

遂にベルが鳴った。生徒たちは用紙を彼の机に出して、ドアのところにかたまっていた。マイケルはその真後ろにいた。

校内医務室への廊下がやたらに長く延びたようだった。一歩一歩がやっとの思いであった。とうとう小さな医務室にたどりついた彼は、「息ができない」としわがれ声で言った。「気持ちが悪い」。学校看護師のパット・ハワードは彼をベッドへ連れて行った。彼女がもっと情報を得ようとして自分に質問をしているのは聞こえるのだが、なかなか話せなかった。水もないのに溺れているような感じであった。パットは彼のネクタイをはずし、鼻と口に酸素マスクをかけた。冷たい酸素がさっと流れ込んで少し楽になった。彼は救急車に乗せられたのを覚えている。再び目を開けると、救急室で知らない顔に取り巻かれていた。

マイケルはすぐに広汎型肺塞栓症があると診断された。身体のどこかにできた血塊が砕け散って、血管を通って心臓の中まで運ばれ、それから肺でひっかかってしまったのである。まず抗凝固剤の注入が開始され、それからもっと詳しく監視できるように集中治療室に入れられた。状態が安定するや否や、医者たちは凝血そのものに注意を向けた。一体どこから来たのか、どうしてできたのか。もう一度発作が起きたら死んでしまうかもしれないので、どうしてもそれをつきとめなければならなかった。

血液が凝固することに、ある意味われわれの命が懸かっている、と言える。しかし、身体の中で起こる多くの事柄がそうであるように、どのような状況においてかで決まる。適切な部位に、適切なときにできれば、血塊は果てしない流血を止めて命を救ってくれる。しかし別の状況では、同じ血塊が命取りになることもある。通常、血塊は血管の損傷箇所に形成される。また血液が動かなくなったときにもできる。そのため旅行とかベッドに寝たきりなどで、長時間動かないでいるようなことがあると、病理的な血塊ができる危険が大きくなる。妊娠によっても危険性は高まる。またある種の薬剤やホルモンによっても同様となる。人によっては、遺伝的に血がすぐに固まりすぎる異常があることもある。血塊の原因を見つけることが、もう一度発作が起きる危険がどのくらいあるかを評価するのに決定的なのである。

そこで、医者たちはよく観察した。脚には血塊はない。最も多いのが脚が異常な血塊のもとになる場合である。胸部、腹部、骨盤もCTスキャンでは何も写らなかった。最近旅行はしておらず、病気にもなっていない。薬を飲んでいなかったし、喫煙もしない。医者はマイケルの血液が凝固しすぎる何らかの原因を探るために、彼の血液を各所に送った。正常であった。この健康な若者にどうして血塊ができてしまうのか、彼らはその理由が見つけられなかった。二週間後、彼は病院を退院したが、これから生涯、抗凝固剤のワーファリンを飲み続けなければならないだろう、と言われた。それ抜きでは再び血栓が起きるリスクが高すぎるから、と。

自分の病気の説明がつかないというのは、患者としては耐え難いものがある。その不確かさに加えて、これから一生ずっと抗凝固剤を摂り続けねばならないことが確かだとなれば、なおさらである。マイケルは二三歳の体育系人間で、季節ごとのスポーツをこなす。抗凝固剤は肺塞栓症から身を守ってくれるだろうが、そのかわり出血を起こしうるということは、彼の愛するスポーツゲームを含めてすべて避けなければならないということなのだ。

マイケルは別の選択肢を求めて、私の友人ですぐれた診断医として有名なイェール大学の血液内科医、トム・ダフィ医師を探し出したのだった。彼はダフィが、この非情な肺塞栓症の原因を突きとめてくれるかもしれないし、もしかしたらもうワーファリンを飲まずにすむようにしてくれるかもしれないと、希望を抱いたのだった。

ダフィは六十代のすらりとした健康的な男性で、丸い鼈甲の眼鏡をかけ、蝶ネクタイを好み、厳密で慎重な物言いをする人であった。彼は患者の話に耳を傾けた後、いくつか細かい点についての質問をした。その血塊ができる前の数週間、どんな運動をしていましたか？　マイケルは重量挙げを三日、水泳またはランニングを二日、交互にやっていた。運動成績を上げるための薬物を何か摂ったことがありますか？　もっと若いときにはたしかに薬物を摂ったことがあるが、この数年は何もない、とマイケルは言った。

マイケルの言うことを聞きながら、ダフィはさまざまな可能性を考慮していた。初診のときの医者たちがすでに通常の検査をしているから、この症例は肺塞栓症の特殊な例ということになるだろう。病院で撮ったスキャンでは、脚や胴体の血管に塊は出ていない。発作性夜間ヘモグロビン尿症と呼ばれるごく稀な血液病が原因で、肝臓や脾臓あるいは皮下に血塊ができる場合がある。CTスキャンにはそれは現れないであろう。この稀なケースだろうか？　それとも、粘液腫という心筋に生じる稀な腫瘍があれば、それが心臓内に血塊をつくることもある。もしこれらの病気が関わっているとすれば、身体診察で何らかの鍵がつかめるかもしれない。

ダフィは、患者が身体診察のために洋服を脱いだとき、その上半身の筋肉が高度に発達しているのに感心した。「フィットネス関係の雑誌に載っている若者のようだった」と、彼は後で私に言った。「びっくりするほどだった」。それ以外は診察は特に変わったことはなく、全く正常であった。心臓からは、腫瘍とか血流を妨げるものを示唆するような音は聞こえなかった。お腹には圧痛や脹れているところもなく、そこに血の塊が隠れているとは思われなかった。

ダフィはもう一度患者を見つめた。そして、ずっと昔に医学部で習ったことを思い出していた。彼は患者の腕を床に平行になるところまで持ち上げてみた。若者の手首の脈のところに注意深く指を当てて、腕がわずかに患者の後ろ側に向くところまで動かしていった。彼は患者に、頭を上向きにかしげるように、上げた腕から顔をそむけるようにして、深く息を吸いこむように言った。患者がそうすると、脈が消えた。患者がまた前に向き直ると、脈が戻ってきた。彼はその操作を繰り返した。患者が頸を回して息をすると脈が消えるのだった。直ちにダフィは血塊の原因を察知した。

心臓から肩や腕へ血液を運んではまた持ち帰る血管は、鎖骨の下側かつ胸廓の最上部の上側を通らなければならない。それは極く細い隙間である。肋骨がもう一本あったり、肩あるいは頸に肥大した筋肉があったとしたら、この窮屈な隙間はもっときつくなってしまう。この障害は胸廓出口症候群と呼ばれ、特に上肢を使う若い運動選手、野球のピッチャーや重量挙げなど、あるいは腕を肩より上に挙げる仕事をする人、画家、壁紙張り、黒板にものを書く教師などによく見られる。このような条件下にある人たちでは、腕を肩より高く挙げると、さらに余計な骨や筋肉が二つの構造の間の空間を狭め、そこを通る血管が止められてしまうことがある。マイケルは重量挙げをやり、かつ教師でもあった。お膳立ては十分である。

ダフィは自分の診断の確認と、血塊の他の原因の除外にとりかかった。血液検査で、発作性夜間ヘモグロビン尿症は除外された。心臓のＭＲＩでは腫瘍はなかった。患者が横になって腕を頭の上にあげ、頭を横に向けて――それはダフィがマイケルにしてもらったことだが――撮られたＭＲＩは、腕から心臓に血液を運ぶ大きな血管が部分的に遮られていることを示していた。ダフィは正しかった。彼は患者を、この稀で難しい手術の経験がある外科医へ送り、患者は次の夏、両側の第一肋骨を除去してもらった。次の冬にはもうワーファリンを飲まなくてよくなった。これは四年前のことで、以来全く症状が出ていない。

いかなる検査も診察も、病気の有無を確信をもって予測できるかどうかで価値が決まる。この話を出版して以後、私は多くの医者からアドソンのテストと呼ばれる、トム・ダフィのした手技の正確さを疑問視する手紙を受け取った。出版ずみの文献を探してみたが、医者たちの言う通りだった――それに関して書かれたものは何もないのである。このテストは研究されていない。つまり、だれもこのテストがどの程度のものか知らないのである。

他方、この検査は速いし便利である。たやすくできるし危険性もない。私に手紙を書いてきた医者の一人は、次のような提案をした。「アドソンの手技が正確かどうかは、ほとんどどうでもいいことです。ダフィが診断を思いついたということが大事な事実で、この手技がそれを助けたのであれば、これはよい検査なのです」と。

だがしかし、特定の診察方法があてにならないとすれば、医者は得た結果をどう判断すべきだろうか？　得られた所見は信用できるのだろうか？　もし診察で特定の診断ありと出たら、それで選別できるのであろうか？　もし逆に、診察が特定の診断なしと出たら、その可能性を除外してよいのであろうか？

われわれはさまざまな技術的な検査の多くについて、それらがどの程度の性能をもつかを知っている。たとえば超音波はＣＴスキャンより信頼度は少ないということが証明されている。だから医者たちは、そのことを念頭において検査結果について考えることができる。特に技術的検査から得られた所見が、自分自身の診断上の勘を支持していない場合には。しかし、身体診察を構成している多くの検査については、その種の信頼度についてのデータがない。よしんば客観的なデータがある場合でも、そのことは教わらないことが多い。そのため身体診察を行っても、その所見をどの程度信用したものか、実は見当がつかないのである。その不確実さのゆえに誤った診断に導かれることもある。しかしもっと頻繁に起こっているのは、その不確実さのゆえに、医者たちは身体診察とその所見を無視ないし省略して、自分たちがもっと自信がもてるような検査に直接走ってしまっていることである。

身体診察についての研究を多く収集し、その論評を書いているスティーヴン・マックギー医師は、「本当の問題は、こうした伝統的なやり方すべてが今日まで伝わっており、医学生たちはかわいそうにその全部を覚え込もうとしていることにあるのです。その後、部分的に有効でないのがわかり、彼らは覚えたことを全部捨ててしまうのです。実のところ身体診察には、それほどは役に立たないものがたくさんあることがわかっています。しかしなかには、ごく本質的で、ときには命を救うような重要なものもあるのです」。マックギーは、身体診察のさまざまな構成要素の有用性を評価しようとする、最近盛んになってきている研究に参加している。

身体診察は完璧ではないし、今日われわれはみなそのことを知っています、とマックギーは私に言った。「身体所見はさまざまな程度の灰色という感じがあるが、検査結果は文字通り白黒がはっきりしているように見えます」。

自分が抱いている不確実な感じと、紙の上に示された確実な感じとを比べれば、そう、たしかに検査のほうを取りたくなるのが人情である。「でも、その紙には書かれていないし、忘れがちなことは、われわれが信頼するこれらの検査もまた完璧ではないということなのです」。たとえば胸部レントゲンを考えてみよう。それはどのくらい信用できるのであろうか？　胸部レントゲンでわれわれが求める基本的なことは、心臓の大きさである。正常か、それとも肥大しているのか？　これはごく単純な質問であり、胸部レントゲンで、それははっきりわかるはずである。それを了解のうえで、もし同じX線写真を複数の放射線医が見た場合に、この単純な結果についてどのくらい意見が一致するのだろうか？

統計学者は一致について、カッパ値と呼ばれる方法で測る。これはコインを投げるというような無作為の事例でも、二人の人がたまたま一致し、あるいは同じ答えを得ることもある、ということを考慮に入れるものである。だから真の一致率を見い出すためには、たまたま一致した場合を除外できなくてはならない。したがって、二人の人がコインを投げるという例をとれば、単純な確率として、二人の投げたコインが同じ面が出る場合が半分はあることになる。二つのコインが、半分より多いか少ないかがカッパ値である。五十％以上合うとは考えられないから、コインを投げる二人はカッパ値ゼロをもつと想定される。一方、二人の人が赤いカードか青いカードのどちらかを見ていて二人とも色盲でないとすれば、二人の意見は常に同じと想定される。そのカッパ値は百に近づくであろう。

では、心臓が正常か拡大しているかについての、放射線医の判断についてはどうだろうか？　彼らのカッパ値は四八である。つまり、たまたま一致する場合を考慮に入れると、二人の放射線医は少なくともときどきは意見が異なる、ということになる。同じような種類の意見の違いは、他のタイプの放射線診断についても起こり、マモグラフィーに絡む問題は最もよく報告されている。研究者はそのカッパ値は四七という。マモグラフィー医たちの意見の一致率は七八%である。意見の相違が著しいもう一つの例は病理学である。

研究室での検査も決して完璧ではない。クロストリジウム・ディフィシルは、ひどい下痢を起こし、抗生物質での治療を要する細菌である。大便に細菌が作りだした毒素が見つかると、診断は確認される。検査が陽性であれば、患者がこの病気に罹っていると確信できる。しかし検査が陰性の場合は、患者がこれに感染しているかどうかは何とも言えない。研究によると、感染している患者の三分の一は検査が陰性であるという。この診断は重要なので、病院では通常、三回この検査を繰り返すことにしている。三回のテストがすべて陰性であってはじめて、患者はこの致命的になりうる感染症がないと確信できるのである。

結局のところ、われわれは検査結果が過大に信じられ過ぎ、身体診察の大部分は過少にしか信用されない文化的環境にいるのです、とマックギーは言う。どちらも患者にとってよくない。そして多くの病気についての診断の基準がいまだに身体診察にあることが、ともすれば忘れられているのである。パーキンソン病とかルー・ゲーリック病を診断するのに、身体診察以上の検査はない。多くの皮膚疾患についても同様である。われわれは身体診察のなかから、無用な構成部分を捨てなければならない。そのような無用な部分を教えるのをやめてしまうべきです、とマックギーは言う。そうすれば、残りの部分が診断に重要な役割を果たすことができる。マックギーは言う、われわれは患者の犠牲のもとに、もっている技能を失っているのです、と。

根拠(エビデンス)に基づく医学の父とされているカナダの医師デイヴィッド・サケットは、もっと根拠に基づいた身体診察をすべきだと強く提唱しているひとりである。一九九〇年代に、彼は『米国医学会雑誌』と協力して、「合理的臨床診察(Rational Clinical Exam)」という論文の連載を開始した。その連載の各論文は、「この患者は本当に(何かの病気に)罹患しているのか?」と問いかけるものである。論文は病歴と診察についてまとめ、それから医者に検査の正確さと厳密さについて考えさせる。最初の論文は腹水、すなわち腹腔の中の液体に焦点を当てたものであった。これまでにこの欄では、喘息から虫垂炎まで何でも取り上げられた。この連載は非常な成功をおさめ、長いこと身体診察の不確かさに振り回されてきた医者たちに熱心に読まれ、引用され続けている。

たとえば腹水を見つけるための身体診察の金科玉条の基準は、水溜まりの徴候だと私は習った。この診察法では具合の悪い患者に、子どもとお馬遊びをするときのように四つん這いになってもらう。理論的には、腹水が自由に流れ出てお腹の一番低い部分、（この姿勢では）垂れ下がった底の部分に集まるはずである。指でそこを叩いてみると、そこに液体があれば鈍い音がするであろうし、腸だけであれば太鼓のような音がする。この気恥ずかしい、心地よくない検査がたいして有用でないことがわかったのである。もっと効果的な検査は、患者が仰向けで寝た状態で液体の有無を調べることだとされている。患者は片手を自分の腹の中央に当てて皮下脂肪を押さえ、医者が下腹部の反対側に触れながら片側を強く叩くというものである。もし腹部に液体があれば、それが腹部の内側の壁に撥ねて当たっているのが感じられる。腹部の脂肪だけであれば、何の動きも感じられない。

私はスティーヴン・マックギーが、米国内科学会の会議で講演するのを聞きに行った。大きな室は満席であった。紹介されてから壇上へ上がった彼は、小柄で痩せていて、丸く賢そうなフクロウのような顔をして、ロイド眼鏡で目が隠れていた。彼は静かなバリトンで、身体診察は復活される価値があるという持論を展開した。ときには、診察だけで診断に必要なことが全部わかることもある。そして、ときには患者がどの病気に罹っていないかがわかる、と彼は言った。診察のどの部分が信用できるかを知ることが大事なのである。「患者が手に痺れとちくちくした痛みがあるのを目にして、チネル検査をする人はいますか？」と聴衆に尋ねた。部屋のあちこちで手が上がった。困ったことだ、と彼は言った。チネルはよい検査ではない。それより患者に、手のどこに痺れやちくちくした痛みの症状があるのかを聞くほうがよい検査になるのである。手根管症候群に罹っている人はほとんど、親指や人差し指や中指だと言うであろう。親指や人差し指や中指での知覚の減退を見つけるのが、診断をするのに役立つ早くて簡単な方法なのである。

私の目標は、医者たちがもっと自信をもってより正確に患者を診断することです、と彼は聴衆に言った。「根拠に基づく身体診断を身につければ、臨床医は多くの重要な問題を、それらが最初に生じたそのときその場で、つまり患者のベッドサイドで解決できるのです」。

彼の話が終わったあと、次の講演に行こうとホールを後にする聴衆の会話の断片が聞こえてきた。お気に入りの身体診察の正確さと妥当性について、興奮と希望にあふれた熱心な議論がなされていた。二重扉を通って混雑した廊下に出たところで、今度は若い医者グループに追い抜かれたが、彼らが今の話について会話しているのが聞こえてきた。ひとりの背が高く、髪の毛の黒い若い医者が、友人を腕でつついて、「まるで、だね」と言い、そして笑った。私には彼の顔は見えなかったが、その意味は明らかだった。あたかもこの研究で、身体診察の死という既成事実が変えられるとでも言わんばかりだね、ということである。残りの医者も一緒に笑った。グループのもう一人が言った。「私は検査をいたしません、みたいだね」と。それは、医者の保守的な本性を唐突に思い出させるものであった。このような新たな「現状維持」を破れるかどうかは、ひとつの挑戦となるであろう。

私は再び、自分が罹っている癌について教えてくれると言った、義理の姉ジョーンのことを思った。彼女のしたことは、彼女が身体診察のもつ診断上の可能性に、講堂にいただれよりもずっと大きな信頼をもっていたことを示している。こうした技術がそのまま消えてしまうのを、彼女はどう思うだろうか？ そもそもそれに気づくだろうか？ われわれの身体診察技術の装備一式を更新すること——効果のないものは捨て、役に立つ部分を磨くこと

――だけで、死にかかった身体診察を本当に蘇生させられるのだろうか？　もしそうでないとしたら、ほかに何が必要なのだろうか？

第七章　問題の核心

私は椅子から身を乗り出し、聴診器の端についている安物プラスチック製のイヤーピースを、耳のもっと奥に押し込んだ。心臓が鼓動している徴である正常なラブ＝ダップの二重音は聞こえるのだが、何かもうひとつ別の音もしていた——だがそれが何なのかわからなかった。それはかすかな、きしむような音で、規則的かつリズミカルで迫力があり、まるで打楽器奏者が一定のリズムでウオッシュボードをはじいているかのようであった。

私が頸に架けていた聴診器の役目を果たす部分、つまり通常は患者の胸部に直接当てる部分には、ふつう付いている一ドル銀貨サイズの円盤がなかった。代わりに安物のプラスティックでできた、タバコ箱ぐらいの小さな黒い箱がついていた。それは軽量のラジオ受信機で、イヤーピースを通して私が聞いている音が、他の複数の受信機にも一斉配信されていたのである。

あれは何の音だろう。知っているはずなのに。

私は懸命に耳を傾けている他の十人あまりの医者たちの間に座って、この異常音の原因が何なのかをつきとめようとした。われわれはみな医学部卒業生で、すでに数年間じっくり専門医の訓練と臨床経験を身につけていたが、身体診察の基本のひとつである心臓診察をあらためて学び直すために、米国内科学会で開催された授業にそろって参加していた。私は隣の女性の様子をちらっとうかがった。集中のせいで皺が寄った眉の周りを、無造作にカールした白髪が囲んでいた。彼女は私の視線に気づいて、気弱に微笑んでみせた。あきらかに彼女も当惑していた。大きな眼鏡をかけたもっと若い青年は、じっと床を睨んでいた。

「今聞こえている音について何か言える人は？」と、コース指導者のヴィヴィアン・オベーソ医師が聞いた。彼女は若い男性の等身大マネキンに背を向けて、自分の前に座っている十人あまりの医者たち一人ひとりの顔を注意深く眺めていった。マネキンの身体はシーツでくるまれ、胸だけがはだけており、プラスティックの両脚は腿の辺りで切断されていた。われわれの架けている聴診器の反対側の端は、マネキンの胸の左上部側、鎖骨の下五、六センチのところに置かれており、このプラスチックの人形がもし生きた患者であったとしたら、音がそこから来ていることを示していた。われわれ少人数授業グループはしんと黙ってしまった。この場でわれわれ医者たちは、年齢も経験年数も相当いっているにもかかわらず、答える勇気がなくてぎこちなく黙っていた。小学校六年生そのものであった。私は研修医たちをここ何年か教えてきているので、この沈黙の意味が測りかねるものだということをよく知っている。質問が難しすぎるのか？　いや易しすぎるのか？　そのどちらでも似たような落ち着かない沈黙をひき起こすのである。私自身はその心音が何かわからず、たぶん他の人たちもわからないのではないかと思われた。

「けっこうです、答えが何だと思うかは言わなくていいです。そのうちわかります。とりあえず、音を記述してみましょう」と、オベーソは質問を切り替えてみた。「まず、起きている時期は、収縮期（シストリック）、それとも拡張期（ディアストリック）のどちらですか？」。

正常な心拍には二種類の音があって、通常は無声の、ごく短い休止期で分けられている。二つの心拍とその間の休止期は、収縮期（収縮を表すギリシア語 systole からきており、ウイリアム・ハーヴェイが十七世紀に体内の血液の循環を表すのにこの語を用いた）と呼ばれる。これらは、心臓が血液を肺へと絞り出し（心臓の右側でなされる）、身体全体にも送り出す（心臓の左側でなされる）ときに出る音である。この二段階音は、擬声語でラブ＝ダップと呼ばれるが、そのあとに一つ別の休止期が入り、これは始めの休止よりも長い。二つのラブ＝ダップ間のこの休止期に血液は心臓に送り返されて、心臓の左右両側を満たし、次の収縮に備える。この長い方の休止期が、拡張期（血液が満ちてくる際に心臓が弛緩して大きくなるため、「引き伸ばし」の意のギリシア語 diastole に由来する）と呼ばれる。この二つの局面でなされる活動が互いに非常に異なっているため、サイクルのどこで起きるかによって通常は心音を識別できるのである。

「だれか答えられる人はいませんか？　収縮期ですか、拡張期ですか？」。私の横の女性が顔を上げて、「その両方です」と静かに言った。

「その通りです。みなさんそう聞こえましたか？　収縮期の成分と拡張期の成分の両方がありますね？」

私はもう一度聞いてみた。たしかにラブとダップの間にひっかいたような高調な音がしているが、それは心拍と心拍の間でもまた鳴っていた。

教官はさらに続けて言った。「患者は若い男性で胸の痛みを訴えて救急室に来ました。これは彼の心臓所見です。どんな音であるか、述べられますか？」。一番前列にいた若い男が顔を上げた。「こすれ音です」。

「全くその通りです」と、オベーソはうなずいた。「だとするとこの雑音は何でしょう。この音には三つの成分がありますす。いつも三つ全部が聞こえるわけではないけれども、このうち二つでも診断ができるはずです」。

三つの成分？　ああ、そうだ。私は音そのものが何かはわからなかったけれども、その記述が何かは知っていた。

心膜炎に違いない。

声にならないような声が最前列でした。「正解」とオベーソは言って、驚くほど真っ白な歯を見せて微笑んだ。「これは心膜炎です。聞こえているのは心膜炎の摩擦音です。炎症を起こした心膜（心臓が入っている袋）が、心臓の平滑筋にこすりつけられて出てくる音です。さて別の患者さんの同様の摩擦音を聞いてみましょう」。われわれはもう一度、別の記録音に耳を傾け、もしある日この音を立てている心臓をもった患者が診察室にやってきたら、すぐそれとわかるように、その音を各自の頭のどこかにしっかりしまっておこうとした。

米国内科学会は一九九五年、このような臨床的技能の再教育コースを開設したが、当時は参考文献図書室と数台のコンピュータ端末程度のものであった。現在の実習部長はパトリック・アルガイヤ医師だが、開設数年後に内科学会が皮膚生検と縫合術の実施コース——これは多くの内科医があまりやっていない外科手技で、再履修を必要としていた——を加えることを決定したとき、彼が実習室で指導したのがそもそもの始まりであった。しかし、医者たちがそのような稀な手技だけでなく、もっとずっと多く使う必要がある技能の援助を望んでいることがすぐに明らかになった、とアルガイヤは言う。

まず乳房診察と性器診察を、患者兼指導教員が自身の身体を用いて教えるという、医学校ではすでにふつうに行われていたことをコースに取り入れた。その後数年かけて、身体のいろいろな部分、筋肉とか関節、目、甲状腺などの診察の仕方についてのコースを加えていった。

シラバスを多様化していったのは、医者たちがその臨床技能のうちに重大な欠落があるまま臨床実地活動に入っていくことへの、またその欠落が、本を読むだけではなかなか埋められない類のものであるという証拠がどんどん出てきたことへの対応策であった、とアルガイヤは述べる。「第一回のコースを始めたときから、この種の実地学習の必要が実に切実であることがわかったのです。研修期間を終えて臨床についたとたんに、習っていなかったか、不十分にしか教わらなかったと思われることに直面します。それらは自分が知らないとは気づかなかったこと、つまり必要となってはじめて気づくことなのです。それがこのセンターを背後から押し進めている力なのです」。センターに来るほとんどの者はまだ若くて、三十代、四十代の医者たちなのも当然でしょう、とアルガイヤは言う。

今回が、センターが心臓診察コースをおいた初年度にあたっていた。アルガイヤは何年間もこのコースを導入しようといろいろと模索していたのであるが、なかなかよい教授法が見つからなかった。ついにハーヴェイ君に出会った。私が午前中ともに過ごしたあの電子人形である。これこそ心臓診察の手助けを要望してきた医者たちにぴったりだと思われた。その最初の年の内科学会開催中に七つのコースが開かれていた。すべて満員であり、さらにほとんどが補欠待ちであった。このコースは、基本的な心臓診察技能の仕上げに効果的かつ能率的な方法であって、空席待ちの列に並んでみるだけの価値があるよ、というのが合言葉になっていた。

この等身大マネキンは異常な心音の高精度のデジタル記録を提供して、一〇種類以上の異なる心臓の状態を模擬的に再現することができる。脈拍を、頸動脈および、胸部の心臓が最も強力に打っている箇所で示すことができる。また、マイクが胸のどの部分に置かれるかに応じて音が変化する様子も再現する。これらの特性はすべて、多種多様な心臓病を診断するための重要な鍵である。病院でわれわれがやっている、手当たり次第に機会をとらえての訓練とは異なり、このハーヴェイ君は全部まとめて教えられるのであり、心臓診察についての「何でもそろう店」だといえよう。

さて聴覚は、身体診察において正式に用いられる第三の、最後の感覚である。医者はしばしば肺や胃腸の音に耳を傾ける。高血圧症かどうかを調べるために、血圧測定用カフによって狭められた動脈中を走ってゆく血液の、最初と最後の音を聞き分けようと懸命に耳をすます。頸の血管に耳を傾け、心臓から脳へ血液を運ぶ動脈のなかに、脳梗塞の原因となりうる病的滞りがないかどうかを探る。聴診器をしっかりと腹部のへその上と横の部分にあてて、腎臓への乱流――これが通常の降圧剤が効かない高血圧症の原因となる――がないかを調べる。しかし何よりもまず、われわれが聴診器を使うのは心臓の鼓動を聞くためである。あるべきラブ＝ダップ音から逸脱した音がするかどうかを感知することが、心臓の重大な、時には致命的となる病気を診断するのに用いられる、最も古くて最も大切な手段のひとつなのである。

多くの意味で、心臓診察は身体診察全体のシンボルである。心臓診察は最も複雑な診察というわけではない。おそらく神経学的診察が最も複雑といえるであろう。技術的に最も難しい診察というわけでもない。目の網膜の診察がその最たるものであろう。さらに、これが最も時間のかかる診察というわけではない。それならおそらく精神科の診察であろう。しかし、心臓診察は現代医療において最初に発達した診察法であり、診断医としての、また治療医としての医者の役割と最も強く結びついている診察なのである。

心臓診察は微妙な作業であって、期待される心音からの微妙な逸脱を探知するには、熟達した技能を必要とする。こうした目立たない逸脱を解釈し、それらが示唆する病変を同定できるには、心臓および循環器システムの解剖学や生理学を徹底的に理解していることが不可欠である。そのようなわけで、心臓診察が諺にいう「炭坑のカナリヤ」となって、身体診察についての医者の技能と関心が減少しつつあることへの、最初の警告の役割を果たしてきたのである。

サルヴァトーレ・マンジョーニ医師は、一九九二年に発表した医者の技能に関する研究でテストケースとして心臓診察を選んだが、それはこの領域で技能が衰退していることに彼が気づいたということもあるが、診察能力のなかに占めるその代表的な位置づけのゆえでもある。彼はこれを身体診察の「氷山の一角」と言っている。つまり心臓診察は、もっとずっと広汎な実践、すなわち身体診察という身体の感覚的科学の中で、医者と患者双方にとって最も明白な構成要素をなすものである。医者が人間の身体を知るやり方のうち、古代以来の膨大かつ本質的な部分を科学技術は錆びつかせ、消滅させつつあるのである。

身体診察が救われるかどうかは、心臓診察が高い技能をもち、よい訓練をうけた医者の徴として、かつての脚光を取り戻すことになるかどうかでわかるだろう、とマンジョーニは言っている。

違う聞き方をする

医学部に入学した最初の日に、私は医学生であるという身分を表す短い白衣と初めての聴診器をもらった。医学部入学のこの二つのシンボルの提示のされ方は、非常に異なっていた。白衣のほうは、一九九二年の美しい九月の朝に行われた入学式で授与された。陽射しいっぱいのホールには、私と九九人の同級生、そしてわれわれの家族のための折りたたみ椅子がぎっしり並べられていた。イェール大学医学部の二人のトップ、医学部長のジェラルド・バロウと学生部長のロバート・ギフォードが部屋の最前列に立って、この専門職へようこそ、とわれわれを迎えてくれた。遅い朝の太陽がガラスの壁から射し込み、ホールのよく磨かれた木製の床に反射して、部屋中を光のもやで満たしていた。簡単な歓迎の言葉を述べたあとギフォード学生部長は、これからわれわれが受け取る短い白衣はわれわれの医学生という身分を示すもので、四年後の卒業時には完全な医者かつ教員としての役割を示す、足までの長い白衣に着替えるのです、と言った。それから、われわれは一人ずつホールの最前列に呼ばれて白衣を受け取った。座席の間の通路を歩いている間に、自分の簡単な経歴が読みあげられ、以後四年間の同級生たちに最初の紹介がなされたのである。

夫は私の名前と履歴が読み上げられると私の手をぎゅっと握り、私は急いで椅子が並んでいる列の間を通路まで行き、それから通路を前方に進んで行って、糊のきいた白い上着を着、新しい同級生の中の自分の席についた。皆の顔が誇りと緊張に輝いていた。最後の名前が読み上げられると、教員と家族が一緒に拍手をしてくれた。それは素晴らしい瞬間であった。

その同じ日に、初めての聴診器が、ずっと地味なやり方で私の人生へ入ってきた。式の後、われわれは複雑な登録手続きの流れを完了するように指示された。書類の束に記入と署名をすませると、時間割とメールボックスの鍵を渡された。メールボックスにはすでによくある歓迎の関係書類、コースや書籍の名が並べられた書類、図書館閲覧のために記入が必要な用紙、身分証明カード、仕様書、契約書、諸手続き、規則書、地方の小売店への割引証、さまざまな医療関連道具の広告、そして聴診器が入っていた。

聴診器は、実はそうした広告の一部で、イーライ・リリー社からのプレゼントであった。もし、いまプレゼントをもらったのであれば、そのことへの私の気持ちは違うのだが、そのときはこの薬品会社からのプレゼントの意味について大した感慨もなかった。細長くて白い箱に入っており、しゃれた字体で製造者の名前が書かれていた。宝石店にあるようなエレガントな形をした箱であった。私は他のものは全部脇において、箱をとり上げた。その中には、この貴重な道具がずれないようにその輪郭をかたどった黒いボール紙を背景に、聴診器が折り畳まれて収まっていた。

私は箱から聴診器を持ち上げてみて、そのずしりとした重さに感心した。先端についている円盤は磨きクロムであった。製薬会社の名前は振動板のところに書かれていたが、しかしその最初の日には私はそれを見もしなかった。光沢のある鼠色のゴム管が円盤から伸びていて、それが二つに分かれ、その先のほうにある程度の長さのある湾曲したクロームが付いており、二つの鼠色のゴム製のイヤーピースが付いていた。いかにもエレガントにパッキングしてあったが、とても美しいとは言えない産業製品であった。それでも私は気に入ってしまった。私にとってはこのほうが、朝の儀式でもらった白衣よりもずっと重要であった。これこそ自分がこれから進む方向を実際に証拠立てるものであり、これらすべての先には患者と治療がたしかに存在することを証明してくれるものだった。それは、この円盤がイヤーピースの直ぐ先にあるように、私の直ぐ近くにつながっているはずであった。

しかし今思い起こしてみると、実は、これは私にとって身体診察の位置づけへの最初の鍵だったのである。白衣は権威と知識と進歩の象徴であり、公式の歓迎の焦点をなしていた。身体の診察の象徴であり、ケア提供者としてのわれわれの役割を象徴する聴診器は、産業界支援のちょっとした装身具であり、景品であった。

大学での第一日から帰宅して、私はまた聴診器を取り出してみた。それは第一ポジションをとったバレリーナのように、優雅に銀色の腕を交差して下に伸ばしていた。多分うまく収まるものと思って、柔らかいゴムのイヤーピースを耳につけてみた。私は聴診器を外してもう一度よく眺めてみた。もう一度やってみた。まだ耳にしっくりせず、収まりが悪かった。私はこれをぐるりと振り回して、イヤーピースがちょうどやぶにらみの水夫が横目を使っているように、私のほうを見上げるような具合にした。また耳につけてみた。今度はイヤーピースはすんなり収まって、柔らかいゴムが私の耳の輪郭にぴったり合わさって、外の騒音を排除していた。

私は銀色の円盤を自分の心臓の上に置き、首をかしげて耳をすました。聞こえた音は——何もなかった。そっと立ち上がってみた。それでも何も聞こえなかった。聴診器が故障しているのだろうか？

大きな息を吸ってみた。聞こえた。また呼吸した。音ははっきりしていて、風が穴のあいたプラスチックの中を通り抜けてくるようだった。それから静かに、ただただ耳を傾け続けた。ほとんど果てしない時間が経ったように思われた後で、静かな、リズミカルな圧力が耳の鼓膜を押すのが、聞こえるというよりは感じられた。その拍動に意識を集中すると、遂に何とか、今ではよく知っているあのラブ＝ダップを聞くことができたのである。この道具はふつうではない聞き方を要求していた。

これは見た目より手ごわいものになりそうだ。

それは二百年近く前に遡るパリでの、もう一つの朝のことである。ルネ＝テオフィル＝ヤサント・ラエンネックという、疑いたくなるくらい微妙な名前の若い医者が、胸の痛みを訴える、どうやら心臓病らしい太り気味の若い女性を診察するはめになった。一八一六年のことである。問題は仕事の難しさと女性への礼節上のものであった。すなわち、この若い女性の心臓をどのように調べるのか。患者の胸に直接耳を当てるという、当時実施され始めていたやり方では効果もなく、また不作法でもあった。また別の診察技術としては、これまた新しく発見されたものであるが、心拍を探るために触れる、あるいは叩打（ちょうどメロンの熟れ具合を確かめるように胸をとんと打つ）することで、実際にやってはみたがこの場合は全く役に立たなかった、とラエンネックは述べている。「著しい量の脂肪があったがゆえ」である。

ラエンネックは数年後次のように書いている。「私はよく知られた聴覚上の現象を思い出した。丸太の一方の端に耳を付けると、ピンで打った音が反対側でちゃんと聞こえる。私はこの物体の性質を、この場の事例に応用できるのではないかと想像した。そこで紙製のノートをとり、それをきつく丸めて筒型にし、一方の端を心臓の前部〔胸〕にあて、自分の耳を反対側の端にあてがった。驚いたことに、そして嬉しいことに、心臓の音がそれまで耳を直接につけて聞いたときよりもずっと明瞭に、ずっと鮮明に聞こえてきたのである」。

最終的に聴診器（stethoscope：ギリシア語の stethos〔胸〕に由来する）と呼ばれるに至ったこの装置の有用性は、ラエンネックにとってはもはや明白であった。技術的発達によって、生きた身体の内部機能の様子が「見える」ようになった最初の例であった。この装置によって胸部内部の音を耳に伝えるのがあまりにうまくいったため、ラエンネックは以後の自分のキャリアを、器具および、それが開示する身体をよりよく理解するために捧げたのである。

ラエンネックの時代には、病気は主として症状別に分類されていた。病気の定義は患者が経験する主観的感覚に拠っていた。医者が患者を身体診察するということはなかったのであり、彼らは患者に面接したのである。したがって「病気」とは、さまざまな主観的な症状を取り集め、症状のタイプ、現れる順序、強度、そしてリズムに基づいて区別されたものから成っていたのである。身体上の徴候、すなわち脈拍、触れたときの感触、皮膚や排泄物の観察等に由来する徴候も病気の構成に貢献するが、その重要性はずっと少なかった。

十九世紀を迎えようとする頃に、相互に深い関連をもつ二つの新しい考え方が登場し、それが医学界を永久に変化させることになった。第一の考え方は、病気は個々の器官の機能不全によって起こるというものであり、その理解が広がったのである。イタリアの医師であり、解剖学の教師でもあるジョヴァンニ・バティスタ・モルガーニは、ラエンネックが生まれる二十年前に『解剖によって明らかにされた病気の座および原因について』という本を出版した。この革命的な本は、罹病している器官の詳細な図を描き、そこで起きている変異を臨床的病気に結びつけたのである。この身体の内部に隠れた罹病器官と、臨床的に明らかな病気との繋がりが、第二の新しい考え方を導いた。もし病気が器官の機能不全が原因でひき起こされるのであれば、それは症状によって定義されるべきではない。あまりに多くの病気が同種の症状を提示するのだから、というものである。もし患者がどの器官が悪いのか区別できないとすれば――それは過去においてそうだったし、今日でもそうである――医者は患者が語る話とは独立に、病因を特定しなければならない。そのために医者たちは身体そのものに目を向ける、つまり身体診察に向かうことになったのである。

この新世代の医者たちは、患者のきまぐれな話を頼りにすることを拒否した。そして病気の分類は、医者が見、触れ、匂いをかぎ、耳で聞くことができる変化に基づいてなしうるものであり、患者の主観的な語りとは独立の、客観的な観察によって感知できる変化に基づくのだと論じたのである。

ラエンネックは、こうした医学における基本概念の練り直しを進める革命的運動の指導者であった。彼は自分の新しい工夫を用いて、病気の具体的で客観的な徴候を見つけていった。彼以前にもいくつかの技術を開発した人たちがいて、彼自身もそれらをしばしば利用しているのだが、この革新的な新しい医療に最大の貢献をしたのはラエンネックである。それは彼が、単にその最初の道具を作ったというだけでなく、聞くことができるものと身体の内部に隠れた機能不全との繋がりをつけたからである。

ラエンネックはまた、このような役割を果たすのにぴったりの位置にいた。彼はパリ郊外の小さな施設であるネッカー病院の院長であった。その立場上、彼は入院中の患者とその診察とを、ずっと最後まで自分でたどり続けることができたのである。したがって、自分が診察した所見と解剖後明らかになったこととの関連づけを、いやでもごく頻繁にすることになった。ラエンネックは身体内部の病気による病理学的変化を、身体外部から集めた臨床上の情報、すなわち身体診察に結びつけるという方式を開拓したのである。彼の仕事によって、身体診察が近代の医学の方法論の前面に登場することになった。自分の眼と耳と聴診器を用いて医者は探偵となり、外部の観察から内部の病理を推論する。患者が述べる症状から得られる手がかりと、医者が引き出し観察した徴候とを用いて、探偵である医者は、悪者すなわち身体内部の病的過程を突きとめることができる。

ラエンネックは患者一人ひとりの身体診察の結果を日誌に記録し、診察結果が時間とともにどのように変化したかを跡づけ、その所見を症例報告に取り入れた。患者が亡くなった場合――入院するほど重症の病人には、それは珍しくない――ラエンネックは病因と病気だとわかる症状とを同定することができた。身体診察での所見と解剖での所見との繋がりをひとたび確立すれば、ラエンネックは同じような症状の存命中の患者について、前世紀の医者にはほとんどなかった正確さで診断できた。今日われわれが身体診察で日常的に同定できる病気の多くが、ラエンネックによって最初に記述されている。

たとえば肺気腫を最初に診断したのはラエンネックである。ほかの医者は、解剖時になってこの病気の破壊的な本性を目の当たりにしたが、ラエンネックは症状と身体所見とを病理学的実体に結びつけた。当該の症例は一八一八年、息切れの程度が次第にひどくなったために入院した、三七歳のある農夫の場合である。何かちょっと身体を動かすだけで、息が苦しくなって喘ぐのだった。両手両足と陰嚢がひどく膨れ上がって、少し青みがかっていたが、それは酸素不足によるチアノーゼであった。ラエンネックもその同僚も、以前にこの症状を見たことがあった。それは通常、心臓の機能不全のためとされており、循環してきた血液の全部を排出するだけの力が心臓にないため、液体が滞り、肺や腹部や四肢に次第に溜まってゆくのである。

患者が何か動作をするとすぐに息切れがし、だんだんひどくなってくるという話と、このような形で血液が溢れ出しているという明らかな証拠があったことで、ネッカーの医者たちはこの若い農夫が心不全を起こしていると確信した。ラエンネックはいやそうではない、と言った。彼はこの農夫の太鼓のような胸を見た。そして肺気腫に罹って亡くなった何人かの遺体の肺が、異常に膨張していた有様を思い出した。彼は胸をポンと叩いてその共鳴音に耳を傾けてみた。それは肺に空気が満たされていることを示唆していたが、しかし今度は聴診器で聞いてみると、この人が呼吸をしても、出入りしている空気の音はごくわずかしかしないのだった。これに基づいてラエンネックは、もし解剖したら、彼の病気は心臓ではなく肺にあるだろうと予想した。

彼らは結果を知るのに、あまり待たずにすんだ。その農夫が最初にネッカー病院を訪れたのは五月であったが、そのちょうど五ヵ月後に亡くなってしまったのだ。心臓病でも肺病でもなく、天然痘で亡くなったのである。解剖ではラエンネックの予想通り、正常な心臓を示していた。しかし肺のほうは、細かい編み模様の膜になった空気交換組織が剥ぎ取られて、そこらじゅうに大きな穴があいていた。今では古典的になっている肺気腫の所見である。

ラエンネックが最初に記述し、最初に理解していた心音のひとつは、心臓の弁が病的に狭くなる僧帽弁狭窄症である。背が高く、肉づきのよい一六歳のルイ・ポンサールは庭師で、「圧迫感と心悸亢進」を訴えて病院にやってきた、とラエンネックは語っている。彼は無愛想な男で筋肉質、ラエンネックによると「すべてにおいて健康そのものという様子」をしていた。若いラエンネックにポンサールは、二年前に「手押し車で土を運ぶ作業をしていたのだが、途中で激しい心臓の動悸と圧迫感で仕事を続けられなくなり、何の前触れもなく血を吐いて鼻血が出てきた」と言ったそうである。その症状はその日のうちに治まったが、「患者がちょっとした作業をするたびに、ぶり返した」と、ラエンネックは書いている。

その患者を診察したときラエンネックは、胸部がかすかに振動しているのに気づいた。それは心拍と心拍の間に起こる振戦である。それには、ラエンネックが「木材にヤスリをこすりつけるような音」と述べている雑音が伴っていた。ラエンネックはこの徴候と症状から、この若い男性が、今日僧帽弁狭窄症と呼ばれる「僧帽弁の骨化」に罹っているのではないかと想定した。血液は肺から出て身体全体に行き渡る途中で、僧帽弁を経由して左心室へ入る。この病気ではその通り道が狭まって硬直する。大量の血液が必要なとき――何かの運動をするとき――には、正常な弁なら余分な血液が通れるように大きく広がることができる。この若い男性の場合、弁が硬化して骨のようになり、もっと多くの血液が流れていけるように伸びることができないのである。

問題をこう理解することで、ラエンネックは病気に対処できた。もし問題が、狭くなった弁を通る血液が多すぎるのであれば、可能な解決方法は血液の量を減らすことである。この若い庭師は、何度か血抜きをすることで症状が劇的によくなった。

これは恐らく、血を抜くという通常よく行われていた治療が有効に働いたごくわずかな病気のひとつであろう。もちろん、この治療の効果は一時的なものである。この若い庭師はそれから数年間に何度かネッカー病院を訪れて、血を採ってもらわなければならなかった。そして最終的には職業も変えねばならなかった。ある僧侶の使用人となり、労働量を減少させることで症状はずっと楽になった。その後、ラエンネックには二度と彼から連絡がこなくなった。もしかしたらその後、彼はずっと幸せに過ごせたのかもしれないが、現在の僧帽弁狭窄症の知識をもってすると、ネッカー病院を訪れて以後、彼が何年も生きられたとは考えにくい。

私はこの僧帽弁狭窄症について、ほかの多くの医学的知識を学んだのと同じ方法、つまり自分の間違いから学んだ。実際、ラエンネックの発見のゆえに、私は例の米国内科学会での臨時講義に出ることにしたのだった。他の十人ほどの医者たちと同様に私がそこにいたのは、何年間も研修をし、臨床をしたにも関わらず、まだ正しい心臓診察の仕方を知らないということに突然気づいたからである。私が読んだ研究論文に出てきた医者たち同様、私は心臓のごく基本的な異常のいくつかをそれと認めることができなかった。そのことを知ったのはスーザン・サッコーのお蔭である。

スーザンはインディアンの血をひくほっそりとした女性で、ギアナに生まれ育ち、二〇年ほど前に夫とともにマイアミに移住した。彼女が私の患者になったのは、夫が愛人を囲っていることが発覚した後、妹たちの近所に住むためにコネチカットに越してきてからである。彼女は五十八歳で多少血圧が高かったが、一種類の薬でよく制御されており、彼女が訪れた当初は、悲嘆と鬱から生じた問題のほうに焦点が向けられていた。

それから喘息が始まった。

ある非常に寒い十二月の朝、彼女は私の診察室にいつもの格好でやってきた。きちんとしたジーンズにカラフルなTシャツ、それにブレザーという、単純だが落ち着いたエレガントな服装をしていた。一本のパールのネックレスが鎖骨の輪郭にぴったりはまっていて、若く見える首筋が誇示されていた。髪の毛を全部かきあげ、後頭部でぐるりとひとつにまとめたその滑らかな濃い髪の毛には、わずかに白髪が混じり始めていた。私が部屋に入って挨拶すると、彼女ははにかんだように微笑した。「私、ゼーロゼーロするんです」と、彼女はグアナ-インディアンのアクセントで弾むような抑揚をつけて言った。私は喘鳴、つまりゼーゼー（wheeze）ではなくゼーロゼーロ（wheezele）という意味が完全にはよくわからなかった。「歩いているとき、特に外が寒いとき、ゼーロゼーロが始まります」と彼女は説明し、ちょうどラジオ番組のカートークショーで電話相談する人が、車がどんな音を立てるかを口で言ってみせるときのように、彼女は自分が息をしたときに聞こえてくる音楽的な響きを真似してみせた。喘鳴だった。

「ゼーロゼーロ」のせいで夜中に目が覚めてしまうと、もう起き上がるしかなかった。横になったのでは息ができないと感じた幾夜かは、結局、椅子に座って寝たりもした。胸の痛みはないが、ときどき深く息をすると胸が詰まる感じがすることがあった。このような状況はほんの数分間であった。それが治まるともう大丈夫なのです、と彼女は言った。最近は上気道感染症に罹っていて、いろいろ聞いているうちに、喘鳴はこの病気のせいで始まったのかもしれないと思った。

診察してみると血圧は正常であった。血液中の酸素量も大丈夫である。ただ両方の肺全体に喘鳴が広がっていた。息が入ってくるときは、空気が管を通る正常なヒューという音がする。しかし吐き出すときには、彼女の胸はいろいろな種類の楽器の音がするのである。この異なる高さと長さの音が重なった不協和音は、まるでプラスチックのホルンを演奏前に慣らしで吹いているかのような音であった。ほかには診察結果について特記することはなかった。

喘鳴は、空気の通り道が一時的に縮まることで起こる。この喘鳴の最も一般的な原因は喘息であるが、前歴が全くない女性がこの年になって急に喘息になるというのは珍しい。ある種の感染症のために、突然の気温の変化や空気の流れの変化に気道が過剰反応し、そのために喘鳴が起こることはありうる。特に暖房がよく効いた部屋から急に冬の寒い外気にふれたり、あるいは突然深呼吸をしたときにそうなることがある。私は過剰反応している気道に湿気を与えるために吸入器を渡し、たぶん長くは続かないでしょう、と安心させた。咳と喘鳴は風邪をひいた後によく出る症状で、通常は一ヵ月程度で消える。彼女は何週間か前に風邪をひいており、たぶんそれが後を引いているのだろうと考えた。

次に彼女を診たのはそれから二、三ヵ月後であったが、喘鳴がまだ出ますか、と私は尋ねた。「ええ、もちろんですとも。毎日ゼーロゼーロです」と彼女は言った。そして深呼吸をして、ゆっくりと吐いてみせた。部屋の向こう側にいても、こちらで聞こえるほどの音がした。吸入器は役に立っています、ほとんど毎日使っています、と彼女は付け加えた。いったいどういうことなのだろうかと私は思った。医学部ではたしかに、「ゼーゼーするものみな喘息にはあらず」と習った。だが、そうだとすると何だろうか？　肺気腫だろうか。彼女は煙草を吸ったことは全くないが、夫は吸っていた。もしかして弱まった心臓が、入ってくる全血液を押し出せず、肺の中に血流が溜まって喘息の原因となる、いわゆる心臓喘息だろうか？　しかし彼女に胸痛は全くなく、心筋梗塞（それで心臓の力が弱まることがある）の危険因子があるとすれば高血圧だけであるが、それは常によく制御されている。彼女は結核が多くみられる地域の出身であるが、これが結核のごく稀な現れだといえるだろうか？

心電図を入手してみたが全く正常であった。心筋梗塞が隠れていないことが確認できたので、結核の検査もしてみた。さらに加えて、喘鳴の原因をつきとめようと、次の二、三週間にわたっていくつかの検査を指示した。肺機能検査が、喘息を肺気腫や心臓病と区別するのに役立つはずである。そのほかの原因も可能性はあるが、この極めて健康な女性にはまず考えられないことであった。私は別の吸入器を与えたが、それはステロイドを含んでいて、私がそうではないかと疑っている喘息の変種であった場合に、その頻度を少なくするものである。

彼女は一ヵ月後に診察室にまたやってきた。「私が入院していたことを、だれかが先生に電話で知らせましたか？」と彼女は聞いた。私は何も聞いていなかった。それは、私が勤務していた地域では何度も繰り返される困った問題であった。患者が病院へ行ってしまうと、特にそれが町のもうひとつの病院だったりすると、医者が最後にしかそれを知らされないことがしばしばである。

それは真夜中に起こりました、と彼女は言った。汗びっしょりで息ができず、喘ぎながら目が覚めた。胸の奥のほうから咳が出てきた。心臓の動悸が激しくて、その拍子にベッドが揺れるのを感じるほどだった。彼女が喘鳴について最初に説明したときに感じたと言っていた、胸の締めつけられる感じが戻ってきて、それがこれまでよりずっと悪くなっていた。彼女はなんとか電話のところまで這って行ったが、その動作をすることで胸はもっと苦しくなった。救急車のサイレンが聞こえたとき、彼女はやっと助けが近づいたのが嬉しくて泣き声をあげてしまった。救急車と救急室で、喘息患者の息を楽にする薬品アルブテロールが与えられた。通常はこれが効くのだが、その夜は全く効果がないようだった。

心電図をとってみると、心臓発作を起こしてはいないことがわかった。胸部レントゲンは肺に液体が溜まっていることを示しており、よけいな液体を尿で排出するための薬だと説明してくれた何かを注射された。その注射を受けてから一時間ほどのうちに、気分が良くなってきた。

医者たちが、なぜ肺に液体が溜まっていたかを突きとめようとしていた三日間、彼女は入院していた。教官の一人である内科医エリック・ホルンボー医師が診察して診断を下した。彼が担当していた研修医たちから、最近喘息と診断されたがそのコントロールがうまくいっていない五八歳の女性について、すでに電話で報告を受けていたので、彼女を診る前から、彼は喘息によく似た症状を示す病気のリストを作っていた。それが何であるにせよ、喘息でないことは賭けてもいいと考えていた、と彼は私に言った。

エリックが彼女の心音に耳を澄ませたとき、彼にはラエンネックが記述していたあの雑音が聞こえた。それは静かな音で、騒がしい救急室では聞き逃したとしても当然であった。

それが実際に聞こえたのは、患者が身体の左側を下にして横向きに寝たときだけで、僧帽弁が胸の表面に近くなった状態でのことであった。それでも、彼は聞いてすぐに僧帽弁狭窄症だとわかったのである。

心臓超音波が彼の診断を確証した。正常ならその穴を通り抜けて左心室——心臓の主たるポンプの役割をする

──を満たすはずの血液が、今は小さくなった開口部をなかなか通過できないのである。開口部は通常はハーフダラー（五十セント硬貨、直径約三・〇五センチ）ほどの大きさであるが、今は縮んでしまってダイム（十セント硬貨、直径約一・八センチ）以下になってしまっていた。流れている血液の全部が通れないため、そこに溜まってしまい、肺が液体の洪水になってしまう。「病院のお医者さんに、子どもの頃にリウマチに罹ったことがあるか、と聞かれました。それで家族全員罹りましたよ、と言いました。でもこのところ何年も、そんなことを考えてもみなかったのです」と、スーザンは私に語った。

リウマチ熱は連鎖球菌感染──しばしば連鎖球菌性咽頭炎──の炎症性合併症である。たいていは諸関節が侵される。連鎖球菌性咽頭炎を放置しておくと、数日または数週間で患者の関節が発熱し、膨れ上がり、痛んでくる。一カ所の関節のこともあるし、数カ所に及ぶこともあり、また大変奇妙なことであるが、炎症が一つの関節から別の関節へと移っていくことがある。同様の炎症過程が心臓を攻撃することもある。それがめったに見つからないのは、何年間も全く症状が出てこないからである。

スーザンの場合、子どものときに受けた損傷が少しずつ彼女の心臓の弁を食いつぶしていって、彼女が「喘息らしいもの」に罹ったときには、弁がほとんど完全に閉じてしまっていたのである。一ヵ月後には新しい僧帽弁がつけられる予定ですと、その日彼女は私に言った。

僧帽弁狭窄症であったとは……彼女の心臓診察の際に、私はどうしてこの重要な病変を示す証拠を何一つ聞き取れなかったのだろうか。私は彼女の胸に聴診器をおき、習った通りにまず右側から始め、少しずつ胸骨の左側までいき、それから胸廓の中心まで下がって、もう一度左側の端へ向かっていった。胸の左側の下部が、通常その特別の雑音が聞こえるところであり、その雑音は身体の最左側面にまで放散する。私は左下の位置にたどりついたとき、じっと集中して耳を傾けた。ほとんど何も聞こえなかった。私は彼女を前屈みにして、心臓が外側に揺れて少し胸壁に近づくようにした。たしかに……弱い、低い音が心拍の中間の拡張期に、ゴロゴロと粗く、かすかに、かすかに聞こえた。胸の端に近い部分でも聞いてみた。たしかにそこでも聞こえた。今は。

以前の診察では、私はこれを全く聞き逃していた。前の記録を調べてみると、雑音については何も書いていない。それはとても小さな音で、私は教えられていたような徹底的な診察をしなかったために、それが聞こえなかった。私は診療を切り上げた。彼女に今度いつ入院するのかを聞き、そこに訪ねて行きます、と言った。

最終的にはスーザンの問題は根治したのだった。小さくなった穴が拡げられた。傷だらけになった僧帽弁が取り除かれ、金属製の弁が挿入された。彼女の心臓は新品同様になった。

スーザンの診断を聞いて帰宅した夜、そしてその後の幾夜も、私はこの誤診について考えた。「ゼーロゼーロ」と息切れが続いていた何ヵ月間か、私はこれを喘息であるかのように対処してきた。私の目の前で彼女の症状は悪化し、僧帽弁口は危険な段階へと進んでいったのである。自分があのとき、きちんと診察してさえいれば見つけられたはずだとわかって、ひどく気落ちしてしまった。心臓の診察が不適切だったために、私はほかにどれだけ誤診をしてしまっただろうか？　これは私だけのことではない。われわれのほとんどが、正しい心臓診察の手技を持ちあわせていないために、いったいどれだけの誤診をしてきただろうか？

耳自体をテストする

ところが、もしそれがわれわれのせいでないとしたら、どうだろうか？　この種の診断ができる医者がごくわずかだとすると、もしかしたら診断不可能ということかもしれない。そもそも、心臓診察はどの程度このような損傷を見つけ出せるのだろうか？　現在の実施状態では、それは全くだめであることが知られている。臨床医も、研修医も、心臓診察を用いて正しい診断ができるのはごくわずかである。われわれはこの診断を、代わりにやってくれる科学技術に頼るようになっているのである。

心臓超音波検査は、心臓診察がその診断を得意としてきた多くの同じ病気を、正確に診断することが実証されている。それならば心臓超音波検査の数が劇的に増大してきたのは驚くにあたらない。七年間にわたって心臓超音波検査の依頼数はほとんど倍増し、一九九六年には千百万件であったものが、二〇〇三年には二千百万件に上っている。ボストンにある多数の診療科を抱えた大きなグループでは、心臓超音波検査数は一年間に一〇％も増大し、診療した患者全体の九％がそれを受けているという。そのことは言ってみれば、われわれが自身の診察能力をもはや信頼していないということなのか、あるいは診察というものが根本的にだめで、もはや捨て去られようとしているということなのか？　研究によれば実際、心臓診察は正しくなされれば、かなり良い結果を残す。ある研究によれば、五人の心臓専門医が、五二人の弁膜症があるとわかっている患者について、心臓超音波検査に挑戦した。弁膜症は、心臓の診察をする場合に最も難しくて重要な診断のひとつである。心臓専門医は、心臓の四つの弁のうちどれが損傷されているかを正しく同定せねばならず、その損傷の程度も評価しなければならない。患者はみな心臓超音波検査でも評価を受けた。心臓専門医の成績はどうだったろうか？

このような競争の多くがそうであるように、器械側の勝利だった。心臓超音波検査は九五％から百％正しかった。だが医者も相当よい成績をとった。彼らの診断は七〇～九〇％正しかった。ほかの調査でも同じような結果が出ている。マンジョーネの研究を信じるならば、最近の新米医者よりずっとよい。問題は、この成績で充分かというこことである。おそらく医者も患者も「これでは充分でない」と言うだろう。異常な心音の発生位置を同定することが重要である重要である場合には、耳や聴診器が心臓超音波検査に取って代わるわけにはいかない。

しかし、事はそれで終わらない。すべての異常な心音が重要というわけではない。心雑音――最もありふれた異常心音――がある人の五十%近くまでが、完全に正常な心臓をもっているのである。このような患者はそれ以上検査をする必要がない。真に必要なのは、もっと精密な検査が必要な患者と、それ以上検査することが時間と費用の無駄であるような患者とを、間違いなく区別できる医者である。ではこの肝心なところで、われわれはどの程度うまくやれるのだろうか？　もっと詳しい評価が必要になる心雑音と、良性ないし無害性の心雑音とを区別できるだろうか？　心臓専門医にはそれができる。チューリッヒの大学病院のクリスティーヌ・アッテンホファー医師が行なった研究によると、心臓専門医は百件のうち九八件、病理的心音を正しく同定できた。プライマリ・ケア医はその権威にかなうだろうか？　驚くべきことに、この重要な問題に対する研究がほとんどなされていない。救急医についてなされたある調査によると、専門家ほどではないにしても、彼らもできるのである。この調査では、心雑音のある二百人の患者が一人の救急医によって評価された。医者は病歴を取り、身体診察をし、胸部レントゲンと心電図を依頼した。彼はその後、患者がさらに詳しい評価の必要があるか、それとも心音は無害であるかを文書に書いて、記録に残した。この評価を受けた後ですべての患者が心臓超音波検査を受けた。二百人の患者のうち、六五%は正常な心臓超音波で、雑音は無害であった。この救急医たちは、それ以上検査が必要でない人を十回のうち九回は同定でき、誤ったケースでのほとんどは、正常な心臓の人をさらなる評価をするように送ったというものである。しかし、心臓に異常がある一四人の患者については、それを見逃していた。

これをもっと改良できるだろうか？　心臓診察をよりよく教えるために考案されたプログラムを評価した幾つか

の調査がある。当然のことだが、もし研修中の医者に教えれば彼らは習得できると、そのすべてが示している。あるコースでは、参加者は録音された音を五百回聞くことが要求されている。その結果、テストの成績は四倍に上昇し、初めのみじめな二〇％から堂々八五％の正解率に上がっている。また別の研究では、医学生はいくつも違う心雑音をもつ実際の患者を診察する。これらの医者たちの試験結果は二倍に上昇した。このように技術は習得できるのである。われわれは心臓診察の合理的で実行可能な方法を復活する必要がある。問題は、それをやるかどうかである。

キャロル・プファイファー医師は長身でほっそりとした褐色の髪の女性で、かすれた声で温かい笑顔をたたえていた。短い白衣を着た五、六人の二年生の医学生で一杯の小さな会議室で、彼女はテーブルの中心に座っていた。医学生のうち二、三人は腰を下ろし、その他は落ち着かない様子で部屋をうろうろしていた。待機している間、医学生たちは神経質におしゃべりをしていた。緊張がまるで嫌な匂いのように部屋の空気に満ちていた。医学生たちは年度末試験を受けるために集まっているのだが、青表紙の試験答案ノートもなく、№２（ＨＢの濃さ）の鉛筆もなく、机もない。試験は、数人の模擬患者を直接診療するというものである。

この医学生たちが診ることになっている患者とは実は俳優で、医学生が試験される三百二十例のうちの一つないし、複数の病状を演じられるように訓練されている。キャロルはコネチカット大学の医学技能評価プログラムの責任者であった。彼女は心配顔の医学生たちに試験について説明した。一年生の学年末にも同じような試験を受けているし、入学以来二年間、ずっと患者兼指導教員から習っていて、医学生たちはこれを経験ずみであるにもかかわらず、やはり心配なのである。

試験では、外来患者に対面する医者の診療場面が設定されている。医学生たちはそれぞれ決められた順序で六つの部屋を訪問していく。部屋の外側には、患者の主訴が書き込まれた小さなカードが置いてある。ベルが鳴ったら医学生たちは部屋に入って行って、それぞれの患者から基本情報を聞き出し始める。患者の病歴を取り、身体診察をし、患者に自分が病状をどう考えるかを説明する。部屋を出てしまってから、患者についての短い医療メモを記す。

各部屋には、通常の医者の診察用備品——小さなテーブルと二、三脚の椅子、診察台、血圧測定用カフ、体温計——と、ふつうは診察室には置いてない装置、小さなカメラとマイクが置かれている。診察のすべてがビデオに撮られ、医学生たちと教官が試験後にこれを見直す。医学生たちに試験のやり方を確認してから、キャロルは質問がありますかと聞いた。質問がないので、医学生を角をまわった廊下に連れて行って、それぞれの最初の患者の部屋を確認した。

私はキャロルに付いて、テレビスタジオの調整室のような部屋へ行った。そこは小さな白黒の監視装置つきの壁で仕切られていた。ヘッドフォンをかぶり、診察のひとつを見るためにプラグを入れた。筋書きとしてはそのほとんどが、ありふれた病気がわかり、適切な検査または治療を勧めることを医学生に要求している。ひとつの部屋では、青年が息切れがすると訴えていた。病歴では、仕事で有毒な化学物質に曝される事故にあっていたことが明らかにされている。診断は職業上の暴露による喘息。別の部屋では五十がらみの男性が、この一日ばかりは、何をしても胸が痛いと訴えていた。診断は恐らく不安定狭心症。診断とともにカウンセリングが必要な患者もある。若い母親が、風邪をひいて耳が痛いという小さな娘を、心配のあまり連れてくる。その子のために抗生物質を下さい、と言う。医学生は、なぜ抗生物質が不適切かを説明しなければならない。若い女性が不眠を訴えてくるが、ある種の過度の飲酒癖があることがわかり、アルコールによる病気または障害の危険が生じる。この場合の医学生の仕事は、その女性に自らの行動からくる危険について助言、勧告することである。

いくつかの部屋をのぞいた後、白髪が出はじめた太った患者と話す青年を、私はじっくり観察することにした。その医学生は習った通りに自己紹介をして、それから手を洗った。彼は腰を下ろし、どうしましたか、とその患者に尋ねた。胃なんですよ、と彼は若い医者志望のクリスに言った。食べた後一時間ぐらいすると、この痛みがときどきくるんです。いつもではないけれども、でも先日痛くて夜中に起きてしまって、それでよっぽど救急室へ行こうかと思ったけれど、思い直してここにきて調べてもらうことにしたんです。痛みはひどくて、ずっと同じ調子で何時間も続くのだった。今度は熱もあるように思われた。この痛みがあるときは、下痢になることもあるのだった。

医学生が質問していくと、もっと詳しいことが明らかになってきた。ときどき痛み止めに制酸薬を摂るが、どうやら効果はない。痛みは脂っこい食事をとった後に、より多く起こるようである。先だっての晩は、フライドチキンを食べたのだった。痛みはたいていが右側で、横になって寝てもひどくはならない。彼は黒い便やタール便に気づくことはなかった。もしそうであれば出血性潰瘍を示唆しているのだが。医学生はこの患者のその他の病歴を手に入れる。彼は高血圧で二種類の治療薬を服用している。既婚で事務系の仕事をし、飲酒や喫煙はしない。このところ健康管理に気をつけて、この二、三ヵ月で二十ポンドほど減量した。フライドチキンは、そのお祝いにちょっと御馳走にしたのだという。

さて、こんどは診察である。クリスは明るい茶色の髪の毛と、人なつこい気持ちのよい顔をした頑丈な青年で、診察台へ移動してください、とその患者に言った。診察は腹部へいくまでは全く正常だった。クリスは極めて慎重に、右側の胸廓の直ぐ下の部分を押してみた。男は（嘘の）痛みでうなり声をあげた。彼は患者に深呼吸をするように頼み、息を吸い込んでいる時に同じ箇所をぐっと力を入れて押した．男性はまたうなり声をあげた。クリスはこの中年の男性に、おそらく胆石があって、痛いのはその石が胆嚢の出口となる管を塞いでいるからだと思われる、と言った。この診断を確認するにはもっと検査をしなければならないけれど、と彼は少し曖昧に言った。もう一度男性と握手をしてから、クリスは部屋から出ていった。

モニターを見続けていると、その「患者」は引き出しを開けて用紙とペンを取り出した。彼は急いで医学生を評価する「はい／いいえ」表を埋めていった。「はい、彼は自己紹介をしました」。「はい、彼は手を洗いました」。「いいえ、いつもわかりやすい用語で話したわけではありません」。「はい、腹部を診察しました」。「はい、腸雑音があるかどうか聞き、右上腹部を押しました」。

突然ドアにまたノックの音がして、クリスが部屋に戻ってきた。直腸診を忘れましたと、彼は驚いている患者に言った。このような身体内部への侵入を伴う診察は、この種のテストでは行われることはない。ところが彼は患者に、それをしたいのですと言い、患者は彼に試験の結果を書き込んだカードを渡した。今回は、それはなしですよ。「もう遅いです。あなたの持ち時間は終わりました」と、患者は彼に言った。「もう出て行ってもらえませんか」。

クリスが自分のメモを書き終えると、もう一度その患者の部屋に戻った。医学生が回診でどうだったかを、患者が論評するのである。彼は、クリスは診察を上手に始めたが、痛みについて聞くのにまごついた、と書き留めている。「リストにある質問を一つひとつ全部聞かなくてもいいですよ」と、彼はクリスに言う。「あなたはこのことをよく知っているのだから、自分の直観に従って思った通りに質問すればよいのです」。それからもうひとつ、「患者の身にもっと敏感になってください。どこが痛いのかわかったら、そこをあまり押し続けないように」。

試験のあとで、クリスが会議室から自分のリュックサックを持ってくるのを見つけた。部屋はまた一杯に混んでいたが、その違いは一目瞭然であった。医学生たちは笑いながら自分が失敗したことをしゃべっていた。緊張がとけた開放感があふれていた。「患者さんと対面している間は、何も書き留められないというのが一番辛いです」と、クリスは私に言った。「頭に全部入れておかないといけません。この試験はちょっと怖かったけど、僕たちはみなこれが必要だとわかっているんです」。自分は外科にいくつもりだけど、でもだからといって、診察の仕方を知らなくていいということにはなりません、と急いで付け加えた。「外科医も診察室で患者さんを診るのですから」。

医者が患者ケアのどの分野に進むにしても、これらの技能がいずれ役立つであろうことには確かな根拠がある。だがこの医学生たちは、どの専門に進むと決めていたにしても、その前に臨床診察を充分知っておくことが不可欠である。医学教育四年間の終わりに、医学生たちは各自、これと全く同じ方式で全く同じ技能を試験されるのである。

二〇〇四年に始められて以来、すべての医学生がその臨床技能をテストする試験に合格することが要求されている。すなわち病歴を聞き出し、適切な身体診察をし、診断に必要なデータを集め、そして患者を治療する能力のテストである。USMLEとして知られている米国医師免許試験は、ほとんどの州において、医師免許を得るために医者が合格しなければならないテストである。私がこの試験を受けた当時は二つの部分からできていた。第一部は医学部二年の終わりにあるもので、医学の基本——解剖、生理学、薬学、遺伝学についての知識が試験された。第二部のテストは卒業後で、基本的な患者ケアの概念を理解することに焦点が当てられていた。すなわち用意された患者のデータを解釈できるか、適切な鑑別診断が作成できるか、わかっていることからどのような検査を指示すべきか、所与の状況でどの治療が適切であるか、何が危険であり回避すべきか、についてである。医学生たちはこれまで通り書物からの知識も試されるわけだが、今ではそれに加えて、患者に対する自分の技能も示さなければならない。

能力試験にこの要素を加えるにあたって、ＵＳＭＬＥは過去のモデルに立ち返っている。早くも一九一六年に、免許試験には実際の患者の評価が含まれており、それを経験ある医者の試験員が観察した。病歴を聞き取り、身体診察をすませ、医学生はその所見を質問された。一九六四年にこの部分は、この種のテストにはそれ独自の判断基準に欠けるからという理由で、外されることになった。

しかし二十年後になって、医師免許委員会は、この技能についての信頼できる新しいテストを考案してほしいと依頼されたのである。ＵＳＭＬＥを監督する米国医師試験審議会は、それからまた二十年かけて、これらの技能を試験できる公正で反復可能なシステムの開発に努力した。二〇〇五年次の卒業生が、最初にこの新しく付け加わった課題をこなすことになった。

医科大学がこの新しい試験を必ずしも全面的に歓迎したというわけではない。米国医師会は反対であった。その医学生部門も、また米国家庭医療学会の医学生部門も反対であった。反対者たちは、医学生たちはすでにこの科目は習得しているし、ほとんどの機関ですでに試験もしている。それを繰り返すことにどんな意味があるのか、と反論した。医学生たちにとっては、お金のかかる試験がまたひとつ増えることになると思われた。彼らは国に十数カ所あるセンターのどれかに、交通費をかけて出かけていかなければならず、試験そのものも千ドル以上する。しかし結局は、それは医者となるためには必須のことであるから、最終的に皆が受けることになった。

それで何か効果はあったのであろうか？　このテストが、医者のやることに現実的な違いを生んでいるかどうかを判断するのは時期尚早である。しかし、私自身が属している組織が一つの例となるとすれば、これは医者の訓練方法として、少なくとも医学部においては実に素晴らしい効果を生んでいる。

エリック・ホルムボー医師は、現在は内科を専門とする医者を評価する組織である米国内科審議会の、研修医を評価する部門の長である。二〇〇四年まで、彼はイェールのプライマリ・ケア内科研修プログラムのプログラム副責任者を勤めていた。（その当時、彼が私の患者スーザン・サッコーを診てくれたのである）。米国北東部の医学部から集まった臨床教授責任者の最近の会議で、エリックはイェール大学病院のUSMLEの臨床技能診察部分の準備態勢について述べた。イェールでは教官たちが、医学部の四年生全員がファーミントンのコネチカット大学へ行くように手配し、ちょうどクリスが本番の準備のために受けたような種類のテストを受けられるようにしたのだった。

試験に先立ってイェール大学の教官数人が北東コネチカットへ出向き、備品装置や試験についてチェックした。彼らは七つの臨床シナリオを選び出し、全員が設定場面に納得がいくまでそれに微調整を加えた。そしてイェールの医学生は六つのグループに分かれ、何週間かにわたって試験を受けたのである。

成績が送り返されてきたとき教官たちはショックを受けた。イェールの医学部四年生の二〇％、受験した八五人のうち一七人が落第したのである。教官たちにその点数を発表したときの反応を、エリックは私にこう述べている。「それは惨憺たるものだった。明らかな悲憤の反応そのものだったよ」。「部屋全体にキューブラー・ロス女史が漂っていた」と、彼女の有名な悲嘆の段階説のことを引き合いに出した。「怒りと否定と駆け引きの段階が全部一緒になって、ぐるぐる回っているようだった」。テストについては、医学生が出かける前にすでに了承のサインをしていたにもかかわらず、気がかりであった。また、これがイェール大学四年生の本当の成績を表しているはずがないという、大きな疑念もあった。しかし、さまざまな不満や疑念があるものの、ともかく試験に失敗した医学生のテープを見てみることには皆が賛成だった。

それから四週間後にまた会議があったとき、彼らの態度は違ったものになっていた。「怒りと否定の段階から深い深い鬱の段階に入っていた」と、エリックは報告した。ひとつのテープでは、神経内科学に進む予定のイェール大の医学生が、心臓検診を完全にしくじった。彼はことごとく誤った位置で心音を聞いていた。結果を患者兼指導教員に知らされたときの医学生の反応は、驚くべき傲慢さと無知を示していた。自分は心臓診察を知らなくてもよい、神経内科学に進むのだから、と言ったのである。脳梗塞は最もふつうに見られる神経系の病気であるが、これはしばしば心臓に由来する支障が原因である。「彼がそう言ったことで、いわば皆の合意が成立。そして突然、こちらヒューストン、問題発生です、という事態になった」と、エリックは立て続けに話した。

この事態に対応するため、イェール大学は身体診察の教授方法の刷新を行った。私が医学生のときは、身体診察は二年生の年度末に、病棟での臨床実習に入る直前に習ったものである。それは十二週間のコースで、一週に二、三回の講義であった。講義では身体器官システムの生理学を簡単に復習し、診察技術が説明され、ときどきは（たいていではない）実演を見せられた。私が身体診察について習った方法は、基本的にセックスとか生理について習ったのと同じで、ごく短い全般的な話と本からであった。それで質問は？　ありません。よろしい、ハイ終わり、であった。実際の情報は自分で集めるしかなかった。私は思春期にこんなものかと理解し、医学部でもう一度捉え直した。私にとって必須だったのは、病院の玄関で、すでに研修に入っている先輩の医学生を探し、面白い身体診察の所見を見せてもらったことである。私の知り合いのだれもがそうであったように、身体診察についての知識は自分で覚えたことであり、患者と本で、また一、二年先輩の医学生の助けと「知恵」から学んだのである。

現在では、イェール大学では最初の日から医学生に身体診察を教える。初年度には面接と診察の技術についての授業がある。学部の最初の二年間、医学生たちは毎週少人数のグループで集まり、最初はお互い同士で、それから外来患者や入院患者に対して、これらの技術について論評と実践を繰り返す。三年生になって病院に入るときまでに、医学生たちはこの鍵となるデータ収集の手段の基本をものにしている。彼らは堅実な基礎を築く準備ができている。だが残念なことに、基礎づくりを始める彼らを手助けする者がだれもいないことがしょっちゅうみられる。

医学部を卒業したとき、私の身体診察の技能はむらがあり、自分に特有のもので、もしそのとき私が師事していた医者たちが私のやることを実際に見たら、けしからんと思ったかもしれない。しかし、私はべつに心配していなかった。自分では、研修医のときに患者の適切な診察方法を習ったつもりであった。しかし私は間違っていた。さまざまな研究は、研修期間の終わりの医者としての技能が、医学生のときのそれと何ら変わらないかもしれないことを明らかにしている。

その理由としては、すでに論じたように、時間や機会の制限によるものであることは疑いえない。しかし、それとは別に、身体診察がもはや時代遅れであるとする、背後に潜む姿勢からもきていよう。私はエリックに同行して、米国内科審議会が推進する医学生の臨床技能支援の新しい積極策について議論するため、いくつかの医学部や研修プログラムの責任者たちが集まる会議に立ち会った。この会議でピッツバーグ大学のラケル・ブラノスキー医師が、どこにでも見られる問題を訴えた。「私たちのプログラムの医学生たちは、身体診察の訓練に一年目と二年目、何時間も何時間もかけています。最終試験の成績は優れています。それから彼らは臨床訓練を始めるのですが、何と全然できないのです」。部屋中の頭がうなずいており、多くの責任者も似た話をした。エリックも自分自身の経験を話した。エリックの同僚のひとりは、医学生と何度も一緒に仕事をしてきて、その技能には満足していた。その医学生の初めての臨床担当を数週間——内科訓練であるが——して、その若い医学生が教員との最後の授業に戻ってきた。教員は彼が患者を評価するのを見守っていたが、その医学生がすべて間違ってやるのをみて驚いてしまった。彼は患者の話を途中でさえぎり、回答の種類を予め制限した質問をし、患者を着衣のままで診察した。彼は診察の多くを省略してしまった。教員には、それは信じ難いことだった。前回の授業から今度までに何があったのかと尋ねた。医学生は「ああ、私がついた研修医は、われわれにはあれを全部やっている暇はない、と言うんです。そもそも、全部やったところで何の意味があるんですか」と答えた。

訓練を受けた者はだれでも、この若者の話が間違っていないと思えるであろう。研修中は、患者が診察を受けたかどうか、だれも注意を払っていないように思われる。診察の細かい点が無視されるのは驚くにあたらない。そしてこうした微妙な点は、いったん抜けてしまえばそれっきりで、再び戻ってくるのは奇跡としか言いようがない。それでも、たとえばパティ・ドナリーのような患者の場合、これらの診察技能が神秘を解明することになるのである。

組織のねじれ

パティ・ドナリーは五八歳だが若々しく見える女性で、十歳のときから高血圧であった。どんなに多くの薬を飲んでも——実際、随分飲んでいたが——それがうまくコントロールされなかった。かかりつけの内科医は、もう何年間もなんとか抑えようと努力してきた。考えつく限りの薬の組み合わせも試してみた。血圧は下がるのだが、どうしても正常値にはならなかった。正常範囲に近づくことすらなかった。彼女がきちんと与えられた薬を飲んでいないのかもしれないと疑ったことが、一度ならずあった。しかし、彼女は予約したときに必ずやってきたし、その後の指示にも徹底的に従い、自分の病気について勉強すらしていた。それは勝手に薬を飲まない人の振る舞いではない。それに薬を何度変えたあとでも、聞かれれば、現在飲んでいる一連の内服薬リストを述べることができた。薬を飲まないのではない。明らかに、この婦人はきちんと飲んでいる。だが彼女の血圧は依然として高いままであった。十年近く経ち、内科医はとうとう諦めて高血圧専門医に回すことにした。その専門医もまた困惑して、結局、彼女をイェール大学付属の高血圧診療所へ送ったのだった。

イェールでは、ドナリーは若い熱心な高血圧専門フェロー、ビル・アーシュ医師の診察を受けた。彼がいかにも快活なので、彼女は明らかに不治と思われる病気からくる自分の悩みを忘れてしまうくらいだった。その面白い機智だけでも、わざわざニューヘイヴンまでやってきた甲斐があったとさえ言えそうであった。それだから、新しい別の医者が戸口から入って来たときには、がっかりして少々不満であった。

「いつもの先生は？」と、ドナリーはきちんと片付いた診察室に入ってきた若い女性に聞いた。その声に不満の影が現れており、なかばひそめた眉の間の皺が深くなった。シン・ルー・リン医師はひそかに溜め息をついた。リンは二、三週間前に研修期間を終え、イェールでの高血圧専門研修プログラムに入ったばかりであった。彼女はアーシュから引き継いだ患者たちと知り合いになろうとしているところであった。アーシュは今年が研究期間になるので、患者を担当しなくなったのだ。真面目で控えめなリンは、自分が担当医になると知った何人もの患者の落胆した様子に、少しばかり傷ついていた。

そして特にこのケースについては、彼女はかなり怖れを抱いていた。ドナリーは六種類の高血圧薬を飲んでおり、しかもカルテによると、どうやらそれでも血圧が高すぎるという。この患者はすでに大勢の医者を受診しており、何十という検査を受けている。カルテの厚みは三センチ近くあり、それでもまだ、だれも真相を解明できていない。リンは高血圧フェローシップを始めたばかりである。どうやってこれを解明したものか？　この自分に、何か新しく付け加えることなどできるだろうか？

「高血圧だと最初に診断されたのはいつのことですか？」リンは様子見に聞いてみた。

「ずっと前からですよ…みな記録に載っているでしょう？」ドナリーは分厚いカルテのほうに手を振って言った。「血圧が高すぎるんです。いつも疲れて、歩くと足は痛いし。何も変わりません——変わったのはお医者さんだけですわ」。

このイェール大学の高血圧クリニックであるニューヘイヴン病院のような専門診療所では、患者はすでに何人かの医者に診てもらっており、自分を回した医者に劣らずみな挫折感を抱いていた。専門家のそれぞれが、またなされた一連の検査のそれぞれが、障害の原因となりそうなものを次々と除外していくのだから、診断上の疑問はますます答えにくいものになっていた。そして学術的な医療センターでは、患者はしばしばリンのような訓練中の医者に担当されるが、彼らは毎年交代するのである。

リンは当惑しきっていた。身体診察のために患者が脱衣している間、診察室の外に出て待ちながら、彼女は分厚いカルテを開いた。きちんと調べるには何時間もかかるということはわかっていたし、まだこれから診なければならない患者が数人あった。リンはこの最初の回診をする前に、もっと徹底的に調べておかなかったことで自らを叱りつけた。彼女は急いでページをめくった。高血圧——それはわかっている。高コレステロール値。それには薬を飲んでいる。喫煙や飲酒はなし。自宅で測った血圧の推移を注意深くたどってみる。それ以上あまり先に進めないうちに、もう診察室へ戻る時間になってしまった。

身体診察では、患者の血圧は予想通り非常に高かった。しかし、予想しない所見も見られた。リンが患者の頸動脈の上に当たる部分に聴診器を当てると、通常は音を立てない血管に、柔らかなリズミカルなシューシューという音が聞こえた。この音は血管雑音とよばれ、血液の不自然な乱流が原因である。この音はしばしば動脈が狭まっていることを示唆し、それは普通には動脈硬化と呼ばれている粥状性動脈硬化症が原因である。

彼女は聴診器を胸のところまで下げていった。もっと予想外の雑音が聞こえた。正常な心拍のラブとダップの間に、短く、粗い雑音があった。それは動物が怒って低くうなっているようだった。これは新しい徴候だろうか？カルテを調べてみなければならない。胸の左側ではどこに聴診器をおいてもこの雑音が聞こえたが、どうやら高い位置が最も大きくなるようであった。粥状性動脈硬化は大動脈だけでなく、心臓の弁を侵すことがある。このきしんだ雑音は、この病気のせいで四つの心臓弁のうちのひとつの大動脈弁が狭まってしまったためかもしれない。そのせいで、彼女の血圧がどんどん上がってしまうのだろうか？　それはなさそうに思えるが。

それから腹部で、また別の雑音があった。腎臓の動脈が走っているあたりで柔らかなシュッ・シュッという音がする。身体診察を終えたリンは、患者がほかにも病状を訴えていたことを思い出し、下肢を診察した。見た目は特に異常はない――傷も赤らみも、発疹もなかった――が、くるぶしのどちらでも脈拍を触れなかった。これは動脈硬化のせいで、血流が足の先端まで充分行き届かないという証拠になるだろうか？　たしかにそうであれば、脚の痛みの説明はつく。

最後にリンは、すべての医者が受診者の帰る前に必ず自問する、「今日、この患者に何をしたらよいか」を問うた。彼女はまた、別の高血圧用の薬も追加した。コレステロール値もチェックしなければならなかった。ドナリーはすでにコレステロール制御の薬も飲んでいたが、もしこの雑音や脚の痛みのすべてが動脈の狭窄化のせいであれば、コレステロール値をできる限り低くすることが肝要であった。

心雑音についてはどうしたらよいだろうか。弁が狭まることで患者の血圧が上昇するとは、リンにはちょっと想像がつかなかったが、しかしこのようにわかりにくい事例では、ともかく徹底的に煮詰めておく意味があると考えた。心臓超音波検査をすることで、この雑音が心臓弁の異常によるものかどうかは判明するであろう。

その晩、リンは患者のカルテを手に腰を下ろした。この謎を解くために何ができるかを探る前に、まず既に何がなされたかを知ることが必要であった。この症例における最も著しい特徴は、レニンのレベルが非常に高いことである。レニンは血圧を増進させるために腎臓で造られる化学物質である。腎臓は受け取る血液が足りないときに、この酵素を放出して動脈系の圧力を増大させ、血流がもっと腎臓に届くようにする。それは庭の水まきホースにより大きな圧力をかけて、遠くの花に水が届くようにするのと同じである。この女性は通常量の百倍ものレニンを産出していた。血圧が高いのも驚くにあたらない。

では腎臓がそのような量のレニンを産み出すのは、いったい何が原因か？　ごく一般的にそれが起きるのは粥状性動脈硬化症で、身体の血管の厚みがまして硬くなり、腎臓に血液を供給する動脈を塞いでしまった場合である。もしかしたら、それこそが問題なのか、彼女はしてやったりと思った。が、いや違う、と数秒後に気づいた。すでに撮られた血管造影図が、大動脈から腎臓へと血液を運ぶ動脈を塞いでいるものが何もないことを示していたのである。

もしかして、ドナリーはレニンを産生する腫瘍をもっているのだろうか？　これまでに、その型の腫瘍が腎臓に見られた例がある。いや違う。腎臓のＭＲＩは全く腫瘍を示していない。アドレナリンがレニンを上げる。アドレナリンを産生する腫瘍があるのだろうか？　その可能性もすでに除外されている。リンはカルテを閉じて帰宅の支度を始めたが、今度戻って来たときに、自分が患者に新しくできることは何もないのが心配になった。

次の週、リンは、自分がドナリーを診たときに一緒についてくれた指導医に出会った。「へーい、リン、超音波の結果をもう見たかい？」と、彼は心臓超音波検査のことをそう言いながら、興奮に顔を輝かせて尋ねた。「何が出たと思う？」。そう言って彼は、劇的効果を出すためにちょっと間をおいた。「大動脈縮窄症だよ」。リンは、自分の目が自然に大きく見開いてゆくのを感じた。「私が高血圧の原因を見つけていたのだ」――だが、その病気のことは全く思い浮かばなかった。それは偶然になされた診断であった。

大動脈は、心臓から身体の各部分に血液を運ぶ大きな筋肉質の血管である。正常な大動脈は三センチほどの幅でハーフダラーの大きさである。縮窄症の場合は大動脈は異常に発達して、内腔が広く開いた管ではなく、屈曲した狭い管となって血流を妨げてしまう。腎臓に十分な血液が供給されていなかったのは、リンやほかの医者たちも予想した通りである。彼らは管を塞いでいる障害物を探したが、見当違いの場所ばかり見ていた。腎臓のとなりではなく、心臓からごく近くのところにあったのである。

リンがＭＲＩでその診断を確認すると、ドナリーは直ちに、大動脈の補修というデリケートな手術の経験がある心臓専門医、ジョン・ファイ医師のところに送られた。手術の翌日、ドナリーは私に、自分の血圧を制御するのに必要な薬はただ一つだけよ、と言った。奇跡のようだわ、とも。脚の痛みも和らいだ。彼女の腎臓同様、脚の筋肉も血液が欠乏していたのである。

古くて新しい身体診察学

リンが、いやこの患者を診た医者たちのだれもが、どうして大動脈縮窄症のことを考慮しなかったのだろうか？治療困難な高血圧症の原因表をみれば、それは必ずこの中に入っている。それなのに見逃されてしまっていた。たしかに、大動脈縮窄症は成人の高血圧の原因としては稀だが、どうしてかというと、ふつうは子どものときに見つかるからである。それは子どもの高血圧症の第一の原因であるが、成人の高血圧の原因としては順位がずっと下がる。しかし、医者はこの程度に稀な病気のことはしばしば考慮に入れるものである。リンの鑑別診断の高い位置にあったのが、レニンを産生している腫瘍であった。これは非常に稀な病気である。この患者はその検査や、大動脈縮窄症よりもっと稀な病気の検査も既に受けていたのである。

それだけではない。ドナリーはごく古典的な徴候と症状をすべて示しているのである。胸、頸、腹部の全体に雑音があった。下肢に脈がなく、歩くと脚が痛かった。そして、もちろん彼女は血圧が高かった。それでもこの病気がそれとわからず、一人の医者だけでなく大勢の医者が見逃していた。私はリンとアーシュとともに、この診断が見逃された理由について長時間話し合った。二人とも、この診断を最も強力に示唆したに違いない一つの身体診察をしなかったことを告白した。腕の血圧と脚の血圧とを比較しなかったのである。通常、脚の血圧は腕の血圧に比べて、同程度か多少高めが正常である。しかし大動脈の狭窄化のゆえに、大動脈縮窄症の患者は下半身に送る血液が通常より減ってしまう。そして血液が少ないため、脚で測る血圧は腕での血圧より高くならず、むしろ低くなるのである。

最後に彼らがチェックしてみたときには、この患者の脚の血圧は腕の血圧よりずっと低かった。アーシュもリンも今では、なかなか血圧が下がらない患者には必ずこの診察をするようにしています、と言う。もちろんこの二人の医者は訓練中であるから、この患者の治療については指導を受けている。ジョン・ヘイズレット医師は著名な研究者で、高血圧症の専門家であり、イェール高血圧クリニックのそれぞれの患者に対する治療について注意深く検討している。彼の仕事は、医学における最も高い評判の雑誌に発表され、彼のイェールでのクリニックはこの国で最高のものの一つとされている。その彼が、この特定の身体診察テストについては一度も尋ねたことがなかった。アーシュは言う。彼は恐らく、徹底的な身体診察の過程で、このことはすでになされたものと想定していたのだろう。かりに、このフェローたちがしていなくても、既に患者を診た十人を超える医者のだれかがしたのだろう、と。

ヘイズレットは、この診察がなされたかどうかを知ることはできなかったはずである。なぜなら彼は、これらのフェローたちが診察するのを見たことがないからである。訓練のこのレベルになったら、身体診察のような基礎的なことについての評価はもう必要ない、という前提なのである。

このような前提がごく一般的になされているのだ、とエリック・ホルムボーは言っている。「われわれは研修医や医学生を患者のいる部屋に送り、病歴を聞き取り、身体診察をしなさい、と言う。彼らは出てきて、われわれはその所見を聞く。それはまるで音楽科の学生を、ピアノと楽譜がおいてある防音室へ送り込んで、出てきた彼らに質問するようなものだ。それで、うまくできたの、どうだった？　全く馬鹿げている。どうだったか、彼らにわかるはずがないではないか。そんな音楽教師がいたらいっぺんにクビだね」。もしかしたら過去のある時点では、基本的データの収集方法について評価の必要はなかったのかもしれない。もっともエリックは、教師がこのような基礎技能を当然よくできているとみなせる時代があったかどうかについても、疑問を抱いてはいるが。「昔の黄金時代はもっと良かったと考える傾向はある。私はそれを、ノスタルジー不全症（Nostalgialitis Imperfecta）と呼んでいるがね」と、彼はにやりとしながら続けた。「だが一九七〇年代でも、医者の病歴の取り方、身体診察の仕方が相当不適切だったという証拠はたくさんあるんだ」。

エリックはこうした事態を全部変えたいと望んだ。彼は四十代の精力的な男性で、手足が長く、顔いっぱいの笑顔で身軽に歩き、私がボストンでの彼のワークショップを訪ねると、熱烈に歓迎してくれた。エリックは米国内科審議会の内科研修プログラムの中で、特に身体診察訓練を支援するプログラムの開発責任者である。彼の主要方針のひとつは、教える者に教え方を教える、というものである。その中心は、研修医が患者を診察するところを教員が実際によく見て、それからどのように所見をまとめるかを教えることにある。「私自身が身体診察を教わったやり方は実際ひどいものだった。私がやっているところをだれも見ていなかった。それでどうやって上達を助けてくれるんだ。自分の仕事の最も基礎の作業を見てもらった機会は、五本の指で数えるほどしかないんだ」。

エリックはイェールで内科の研修を終えると、兵役義務を終えるためベセスダ海軍病院に戻った。彼の仕事は、その病院で研修を受けている研修医を教えることであった。エリックは自分自身が研修を終えたばかりで、制度についてのさまざまな不満を思い出し、仕事中の研修医を観察することにした。病院や診療所に来た患者を評価するところを注意深く見守ったのである。当初、研修医は彼がいるので落ち着かなかった。このようなことはだれもしなかったのである。ある者は、自分だけが特別に監視されているのではないかと心配した。自分の能力に疑問を挟むようなことを、エリックが何か聞いたのではないか？と。エリックは研修医たちに、特に問題があるという者でなくても、研修しているだれにとってもこうすることが重要で有用なのだということを、時間をかけて納得させることができた。

「われわれのプログラムの研修医たちが診察観察を歓迎するようになるのに、それほど時間はかからなかったよ。まあたしかに、どうか来てくださいと懇願されたとは言わないが、私がそこにいるのはいいことだし、きっと私のフィードバックが、彼らにとってとても有用だったのだと思う」。それに、彼らにはフィードバックが必要なんだよ、と彼は続けた。

「私はあの研修医たちのやっていることが全く信じられなかった。完全に着衣のままで診察している。聴診器を間違った場所に当てて、しかも何枚もの洋服の上から心臓や肺の音を聞こうとしている。そうしても何も出てこないところを突いたり、押してみたり、叩いてみたりしている」。そして自分がもっとよいやり方をして見せると、研修医たちほとんど全員が感謝した。「身体診察は正しくやりさえすれば、ずっと有用な手段になるのだ」。

研修医の評価の手段として、直接に彼らを観察することの活用を最初に普及させようとした論文の中で、エリックは次のように書いている。「研修医を直接に観察することは、彼らのデータ取得や治療のプロセスを評価するのに不可欠である。研修医の能力、すなわち完全な病歴を得る能力、正確で手抜きのない身体診察を行う能力、効果的に意思を伝え合う能力、そして適切な対人関係および、専門家としての振る舞いができる能力は、こうした臨床技能から直接に選びとって測るのが最適だ」。それは全く当然のことと思われるのだが、しかし驚くほど受け入れ難いものであった。研修医にとってのみならず、研修プログラムそのものにとってもそうであった。ひどく時間をとられるし、多くの医者が自分の身体診察の能力についてそれほど満足しておらず、ほかの人の技能を指導するほどの自信がないと感じている。それに、そういう風にはやらないものだった——伝統的に。

その伝統とは一言で言うと「先輩のやり方を見て、自分でやり、すぐに後輩に教える」というもので、私自身研修中に何度もそれを耳にした。それが何十年もの間、研修医が手技をする際に教え込まれたことである。それはまた、多くの研修医がどのように身体診察を教えられたかをも物語るものである。最近出版された研究では、このスタイルの教え方がいかに不適切かが明らかにされている。英国の九つの教育病院での研修医たちが、比較的簡単な七つの手技——注射の仕方から心電図のとり方まで——がどのように教えられているかを尋ねられた。彼らはさらに、初めてやったときにどの程度自信が持てたかについても聞かれた。同じ質問票が、こうした手技を実行するために、伝統的に高度に組織化された訓練を受けてきた看護師のグループにも回された。三分の一以上の医者が、手技をする前に訓練を受けたことがなく、ほぼ半数が、初めて実施したときに自分は資格不足だと感じた。初めて行ったとき、ほぼ半数がだれの指導も受けずに自分ひとりで行っていた。不適切な訓練しか受けておらず、ときには全く訓練を受けたことがない医者が病棟に送り込まれ、正しく行われなければ患者にわずかではあっても、何らかの危険を冒す恐れのあるような種類の手技を行うことがしばしばある。それでもなお、医学生や研修医がこれらの手技を、適切な訓練なしで行うことをわれわれは許しているのである。同じことは、患者の身体内部に侵入することのない医療行為についても言える。病歴を取ること、身体診察を実施することは、直接に害を及ぼす危険はないが、何か重要なことを見逃す危険はある。

そこでエリックは数年来ずっと単独行商人となり、一つの研修プログラムからまた別のプログラムへと旅をして、訓練中の研修医を直接観察することは正しいのだという考えを売り込んで回っている。彼は教員に観察の仕方を教える四日間コースを作成した。問題の一つは、自分自身がこのような技能について正式の訓練を受けていないために、たいていの医者が、どのように患者に話しかけるか、どのように診察するかについての正式な基準を編み出せないでいることだ、とエリックは言う。医者が自分のやり方が正しいという確信をもっていなければ、医学生のやり方が正しいかどうかわかるわけがない。教材としてエリックは、研修医が病歴をまとめ、身体診察を行ない、患者に助言を与えているところを示す三つの臨床面接の台本とビデオを作った。それぞれの筋書きについて、悪い例、まあまあの例、極めて優れた例の三つのバージョンを作った。それから教員たちに、それぞれの成績をつけてもらうようにした。その成績は全くばらばらであった。悪い診察に極めて優れているという高い成績がついていた。だれも全く手がかりがなかった。このクラスでは、教員が臨床診察の一つひとつの要素についての基準を考え、研修医を観察したときにそれを当てはめるように教える。教員たちはまた、どうしたら建設的かつ有用なやり方でフィードバックすることができるかをも指導される。

米国には八千個以上の研修プログラムがあり、エリックはその全部に呼びかけたいと願っている。プログラム自体の成果はどうだろうか？　エリックのプログラムを終了した医者たちは、研修医を観察し、助言を与えるのがたしかにずっと楽になったと感じている。よりよい教授法が、よりよい医者を育てることになるのかどうかはまだ未知数である。しかしエリックは、身体診察を蘇生させるための精一杯の努力をしながら、果てしない旅を続けている。そして彼はいまだに希望を捨ててない。彼の楽観論が、少し私にも伝染しているようである。もしかしたら、彼はそれをやり遂げられるかもしれない。

第三部　高度な技術

第八章　検査にも面倒がつきまとう

キャロル・アン・デヴリースは、体がこなごなになるようだった。はつらつとした丸顔で、彫の深い茶色の目をしており、がっしりとした体形の彼女は、これまでずっと健康だった。ところが、五九歳の誕生日のほんの数週間後に、何もかもが変わってしまった。原因不明の、ものすごいじんま疹に襲われたのだ。プレドニン（副腎皮質ステロイド薬）を短期間飲むと治ったが、彼女にもかかりつけの内科医にも原因は特定できなかった。

それから二、三日たった日曜日の朝、彼女はうずきと熱感で目覚めたが、喉はざらざらとしており、腰の背骨の辺りには変わった赤い発疹ができていた。新たなじんま疹なのだろうか。近医の予約は翌週だったが、彼女はこわくなってもう待てなかった。自分で車を運転して、近くの病院の救急室を受診したのだった。

救急医は熱を測り、発疹を見て、勢いよく告げた。「ライム病です。抗生物質で良くなるでしょう」。彼は処方箋をすばやく書き、「一日に二回、一錠ずつ。二週間続けてください」と言って、ドアの方に向かおうとした。キャロルは背後から声をかけた。「ちょっと待ってください。ライム病かどうかを調べる検査は受けなくていいのでしょうか？」。

「いらないのですよ」と救急医は言って、ライム病の診断根拠をいくつかあげた。初夏であり、ライム病の季節であること。キャロルはコネチカット州の郊外に住んでおり、ライム病が最初に見つかったライムという町からさほど遠くないこと。彼女の大きな丸い発疹は、ライム病の初期に見られる典型的なものであること。

頭痛や項の硬さといった古典的な症候は認められないけれども、発熱と全身の痛みをたしかに伴っていることも念を押して主張された。「ライム病であることはまず間違いないです。それに、このような病気の初期には、ライム病の検査はなかなか陽性にならないのです」と救急医は言い、隣の部屋の次の患者を診るために出て行ってしまった。キャロルは、走り書きの処方箋を渡されたものの、すっきりしない気持ちのまま取り残された。

米国北東部、中西部、さらに太平洋岸北部の各州では毎年春や夏になると、以上のような話が何万回も繰り返されている。キャロルの場合のように、ライム病の診断はしばしば検査なしに、患者の居住地と症状に基づいてなされ、遊走性紅斑として知られる典型的な発疹があると確実なものとなる。このようにライム病との診断が適切で、ごく妥当であるとしても、間違いないとまでは言い切れないのである。この不確実さのためにライム病の診療は実に困ったものになっている。

キャロルは、処方通りに抗生物質を飲んだ。その週末にはすっかり元に戻った感じがした。ライム病にかかった患者のほとんどは、抗生物質をしばらく飲むと全快する。しかし、彼女の病気が単なるライム病だったのなら、私はわざわざこんな話はしない。事態は違っていて、数週間後には彼女の両方の膝と股が痛く、硬くなってきたのである。腫れや発赤は伴っておらず、下半身のいくつかの関節の奇妙な抵抗感なのであった。

かかりつけの内科医はライム病の症状だろうと言った。ライム病は、治療しなかったり中途半端な治療だったりすると関節が侵され、痛くなる。ふつうは腫れも起こる。抗生物質は、ドキシサイクリンという別のものに代えられた。治療は三週間続いたが、関節の硬さは変わらなかった。内科医は当惑し、リウマチ医に診てもらうことになった。しかし、そのリウマチ医にもわからなかったので、元の内科医のところに帰ってきた。「リウマチの先生ったら、私を助手の人に押しつけようとしたのですよ。私は痛みのために電話でわめかんばかりでした。助手の人に、あまりに痛くて眠れないと訴えたのですが、あまり同情してもらえなかったわ」とキャロルは言った。

見捨てられたように彼女は感じた。内科医は人は悪くないのだが、彼女の痛みの原因と治療法についてわかっていないのは確かだった。彼女は、こうなったうえは事態を自分自身で引き受けようと決心した。友人たちに相談し、近くの本屋のあちこちの書棚を探し回り、インターネットにかかりっきりになった。そのどれもが、ライム病という診断に戻りつくように思われた。ライム病の専門医、つまりライム病を本当に理解している医者にかからないといけないと、彼女は決めた。そしてついに、そのような医者を探し出す旅に出ることになったのである。

彼女が知らなかった（知り得なかった）のは、この時自分が、最も熱い医学論争の一つに入り込もうとしていたということである。ライム病に関するこの専門的な論争と混乱のために、彼女はその後丸々二年間にわたって困惑し続けることになった。大半の患者は、自分たちを苦しめる正体の追求は、何らかの検査――レントゲンやＭＲＩや頻回の血液検査・尿検査――によってほぼ可能であろうと思っている。つまり検査が陽性であれば、嬉しくはなくとも、手首の骨折・気管支喘息・腫瘍・心臓発作といったように、どこが悪いのかがきっちりとわかるものだと思っている。逆に検査が陰性であれば、たいしたものはないと実証されたのだと思っている。これは、癌や何らかの恐ろしい病気を想定していた場合には大きな安堵になる。これらがもしそうでないとすると、とてつもなく裏をかかれることになる。なぜなら、治療法や治癒するかどうかは、診断に基づくことが多いからだ。

医者もまた、診断のためのいろいろな検査の力をとても大きく信用している。多くの場合、それは正しい。進歩した技術を用いて病気を同定する能力は格段に発展した。病歴と身体所見によって診断は大体示唆できるのだが、医者も患者も動かしがたい証拠を求めるものであり、そういった証拠は何らかの検査結果から得られることが多い。

しかし、諸検査とその結果は、患者や医者が思うほどには歯切れがよくなく、明瞭でもないことがわかっている。検査特性はすばらしいのに、検査することで診断が遅れたり、混線したり、ときには完全に脱線してしまう症例が実際にあるのだ。

ライム病の検査にまつわる複雑さのために、医者同士がこれまでにけんかをしてしまったし、この病気の診断が混沌にまで陥ってしまった。病気自体はありふれていて、治療しやすいというのに。その結果どうなったかというと、診断されなかったり、逆に過剰診断されたりの洪水が起こったのだ。急性ライム病が診断されずに、苦しむ患者がいる。一方、他の病気をもった何百、何千の患者が間違ってライム病と診断され、幻の病気の治療を受けている。

＊

自分の痛みがライム病と関連していることはキャロルにとって納得がいくものだった。つまるところ、以前は健康だったのである。かかりつけ医は第一段階の抗生物質は無効だと考えた。それならなぜ第二段階の抗生物質なら少しはよくなるといえるのだろうか？　彼女はついに、コネチカット州のウィルトンの近くにライム病の専門家を見つけた。一般にライム病の専門家は保険を使わないが、彼も同じだった。しかし、請求額は妥当だったし、近くて便利だった。

キャロルが「ライム病専門医」のマシュー・デイヴィッドソン（これは仮名である）医師にかかったとき、彼女は廃人同然だった。体は四六時中痛かった。関節に腫れや発赤はなく、障害されているようには見えなかったのに、痛みは強くて睡眠もままならなかった。疲れていて、物覚えが悪くなり集中できず、日常でちょっとがっかりすると、泣いてしまうのだった。

デイヴィッドソンは、ライム病に診療を絞った一般内科医である。がっしりした体格で金髪が薄くなりつつある彼からは、優しさと親しみやすさがにじみ出ており、キャロルの気持ちをつかんだ。診察室に座った彼女は、この一年間にわたって生活を支配してきた症状を述べ始めた。

彼女が症状をあげ始めると、デイヴィッドソンはうなずいた。彼女の病気は謎ではなかった。話半ばにして、ライム病に典型的だと指摘されるのだった。彼女に起こったことはあまりにありふれているというのが、デイヴィッドソンの意見だった。彼の助けを求めたのは正解だった。抗生物質は効いておらず、感染は治っていないという状態であり、「慢性ライム病」に罹っているというわけなのだ。

デイヴィッドソンの説明では、初期の抗生物質治療ではライム病を起こす細菌がやっつけられない場合が多い。細菌は何とかして体内に潜み、再び出現しては、キャロルが経験したような関節痛・筋肉痛・不眠・集中力の低下といった数多くの症状をひき起こす。さらに、抗生物質を飲む以外に助かる道はないと、彼は言う。潜行する細菌と症状は最後には退治できると信じながら、何週間、何ヵ月、場合によれば何年間も。長い道のりかもしれないが、彼の助けを借りれば感染をやっつけることができ、彼女は再び健康を回復するだろう、と。

デイヴィッドソンのオフィスを去るとき、キャロルはいままでよりもずっと楽観的に感じられた。しかし、その気持ちは長続きはしなかった。

キャロルのもらった慢性ライム病という診断名は、ライム病が初めて見い出されてから三十数年の間に何万回も下された。「ライム病専門医」と自称するデイヴィッドソンのような医者たちはみな、慢性の、潜行する感染症に関する特別な学識があると明言する。しかしこういった医者の主張や、また患者の熱烈な信念にかかわらず、「慢性ライム病」が幻の病気であることは間違いない。デイヴィッドソンたちの主張に反して、ライム病を起こす細菌が抗生物質に抗して生きながらえて、「慢性ライム病」によるとされる症状をきたすという証拠はほとんどない。逆に、抗生物質の長期療法が、こういった診断名で括られる病悩の本体を治癒させることはないという、きっちりした証拠ならたくさんある。

このような証拠があるにもかかわらず、何千人もの患者が、苦痛の軽減を必死に求めて何ヵ月、いや時には何年間も、多種類の抗生物質を処方されるという事態が続いている。このように診断し、治療することは、二重に危険である。一つは、強力な薬の重篤な副作用の危険性である。もう一つは、他の病気の診断と治療を遅らせてしまい、病態を悪化させてしまうことである。

デイヴィッドソンのような合理的で善意の医者が、幻の病気を信じ、効きもしない治療を続けるのはどうしてなのか。この複雑な病気を診断するのが難しいということがあげられる。しかしそれだけではない。痛みに悩む患者が何とかして欲しいと願っているのに、何の病気かがわからないとなると、人間としてとても辛いのである。

ライム病の発見

ライム病の発見は、二十世紀の医学探偵物語のなかでも秀逸なものである。一九五六年に、コネチカット州エセックスに住む若い主婦芸術家であるポリー・マレーは、熱発・発赤・関節痛・疲労といった一連の不可解な症状に罹りはじめた。記憶もかつてよりは鈍くなった。意識を集中できなくなり、芸術製作に精を出すのが難しくなった。近医にかかったが、当惑するばかりであった。診てもらうように紹介された専門医たちも、同様にまごついた。症状はすべて頭の中にあると指摘する医者たちもいた。つまり、何らかの精神的な病だというのだ。

一九六四年より前に、ポリー夫妻と四人の子どもはコネチカット州のライムという小さな町に引っ越した。コネチカット川とロングアイランド海峡にはさまれた田園地帯の裕福な町である。そのときまでに、家族中がポリーと同じ症状に悩まされていた。犬までがやられていた。医者にかかる回数は増え、良くなることはめったになく、がっかりすることだらけだった。

時間がたつと、この地域の中には同様の症状を経験している人々がいることもわかった。合わせてみると、困った人たちは何百回も近医にかかり、専門医にも何十回もかかっていた。だれにもわからなかった。何なのか、なぜそれほど多くの人に起こるのか、だれも説明できなかった。ついに一九七五年一〇月に、ポリーは州健康局に連絡し、この変わった病気の流行を報告した。

健康局はアレン・ステア医師に依頼した。ステアはイェール大学のリウマチ医であり、医学部卒業後の最初の二年間は、米国随一の公衆衛生監視機構であるアトランタの疾病管理センターに属する、一つの調査組織の流行病情報活動部門で働いていた。ステアはポリーに、ニューヘイヴンの彼の事務所へ記録をもって来てほしいと頼んだ。ポリーがそれまでにかかった多くの医者と違って、ステアは彼女の話に非常に深い興味を示した。同様の症状で悩んでいる他の人々の名前も、彼女から聞き集められた。ステアはそれらの家族に連絡をとった。そうすると、さらにそれ以外の人たちの名前もあげられ、ポリーおよびその家族と同様の症状の人々は、結局十二名の成人と三九人の子どもに上ることがわかった。

ステアは、個々の症例が若年性関節リウマチに似ていると直ちに気づいた。しかし、若年性関節リウマチはかなり珍しい病気である。こんなまれな病気が、小さな地域でこれほど多く起こるとはどういうことかと、彼はいぶかった。これら五一名の人々の共通項はないものだろうか？

発症には季節性があり、夏と秋にピークがあった。何らかの昆虫媒介病ではないかとステアはひらめいた。しかし、咬まれたのを覚えている人は少なかった。覚えている人でも、咬まれ方はそれぞれ違うように言うのだった。ステアと同僚たちが犯人をつきとめるまでに、激務が二年間も続いた。一九七七年の夏の、その日のことをステアははっきりと覚えている。若い男性が、近くの森を散歩していたときに見つけたと言って、マダニの入った小びんをもって事務所にやってきたのだ。その男性もステアも見たことのないものだった。イクソデス・スカプラリス(Ixodes scapularis)というマダニの幼虫であると判明したが、小さな黒い足のクモ型類節足動物であり、その地域にはこれまでにないものだった。地域昆虫調査隊がすでに、コネチカット州全域のマダニの行進を追跡していた。ステアの謎の症例の場所と、マダニにやられている地域とは地理的に合致した。

謎の最後の部分は一九八一年になって初めて解けた。アメリカ国立衛生研究所で働く昆虫学者のウィリー・ブルグドルファーが、マダニによって媒介され、実際にライム病を起こすらせん状の細菌を見つけたのである。それは新種の細菌であり、彼の名誉のためにボレリア・ブルグドルフェリと命名された。

この細菌はふつう、シカや各種のげっ歯類動物の血液に生息している。マダニ（シカマダニと呼ばれることが多い）の幼虫は宿主動物から血液をとるのだが、もし宿主が細菌を宿すことになると、細菌の量はかなりのものになる。細菌はマダニをやっつけることはなく、腸管におとなしく生息する。

この小さなマダニには、幼虫期、若虫期、成虫期の三つの生息段階がある。どの時期も、一回切りの血液摂取で生存できる。ライム病のほとんどは、若虫期のマダニによって媒介される。その時期のマダニは黒ずんで小さく、ピンの頭の大きさである。マダニは通りすがりの人間にしっかりとくらいつき、じっとできる部位を見つけだして血液を摂取する。感染するためには、マダニは二四時間はじっとできなければならないが、見つかりにくいし、咬まれても痛くないので、これは割合容易である。

ライム病の初期の最もありふれた徴候は増大する輪状紅斑だが、これはマダニが咬んだ部分のまわりに起こることが多い。その形は「雄牛の目」徴候といって、まわりが輪状に紅く、中心部は色が抜けることが多い。しかしながら違った観察もあり、完全に紅く丸い斑状発疹が、数日間にわたって拡大していくのが最もよく見られるともされる。

治療されない場合は、この細菌は体内の別の場所に移動するので、感染と闘うために免疫系が作動して、炎症、発熱、筋肉痛などが起こる。

ウィリーが細菌を発見するまで、検査は存在しなかった。というのも、何を探してよいのかわからなかったからである。細菌が発見されてからも、検査はずっと困難だった。細菌感染症の多くは培養によって診断される。つまり、喉をぬぐったものなどを標本とし、それを細菌繁殖を促進させる物質にこすりつけ、一定期間培養して、形成される細菌集落を同定するわけである。しかし、ライム病の細菌は培養でなかなか増殖しないのである。

したがってライム病の診断には、感染に対する生体反応を利用しなければならなくなる。そのためには二つの異なった方法があるのだが、細菌感染者を見い出すには片方だけでは十分でなく、二つとも用いて初めて信頼できるというような代物なのである。この方法は古く、かつてはふつうに行われたのだが、多くの病気においてはよりよい、もっと特異的な検査に取って代わられてきた。しかし、培養で容易に増殖しないようなエイズやC型肝炎といった病気の診断には今も用いられている。

二つの検査のうちの第一は、固相酵素結合免疫測定法として知られ、細菌やウイルスに対する人の血液中の抗体を調べるものである。抗体は人体の防御機構の一つであり、侵入してくるものをやっつける。固相酵素結合免疫測定法は、ライム病の細菌に対する抗体を測る。とてもよい検査なのだが、ボレリア・ブルグドルフェリ自体と近縁や、ちょっと遠縁の細菌との区別が必ずしもできない。正常細菌叢の中にも固相酵素結合免疫測定法で陽性になるものがある。

こういうわけなので、第二の方法が必要になる。固相酵素結合免疫測定法で陽性ないし、はっきりしなかった場合は、ウェスタンブロット法という第二の方法を用いる。この方法も抗体を測るものであり、実際の細菌を調べるものではない。また細菌全体に対する抗体をみるものではなく、細菌の基礎的な骨格、つまり個々の蛋白に対する抗体をみるものである。これは多くの違った型の細菌が同じ基礎骨格を用いるため、複雑なことになる。つまりボレリア・ブルグドルフェリの二、三の構成蛋白がひっかかったとしても、十分ではない。そのような蛋白は、他の多くの細菌にも見られるからである。

疾病管理センターは、一連のウェスタンブロット法による検査結果の解釈のしかたを決めている。それによれば、ふつうに検査される一〇の蛋白のうちの、五つの蛋白に対する抗体が認められてはじめてライム病が疑われるというのである。すなわち固相酵素結合免疫測定法で陽性であり、かつ一連のウェスタンブロット法一〇のうち五つ以上陽性であった場合には、ライム病に罹った可能性はきわめて高い。

さてこれが話の結末なら、それほど悪くはない。ライム病の検査は間接的なものなので二つの方法が必要であるが、最終的な結果の明晰さは医学一般と同様であるというなら。残念ながら、話はもっとずっと複雑なのだ。

まず、人体内での抗体産生には時間がかかり、二つのうちのどちらの検査の場合でも測れるようになるまでには数週間かかる。したがって、感染の最も早い時期には、発疹やその他の症状が出現しても、二つの検査のどちらも陽性にはなりにくいのである。そして治療が超早期に開始されてしまうと、細菌が即座にやっつけられてしまい、抗体が産生されないかもしれない。そうなると、何年か経って、はたして過去にライム病に罹ったのか、罹らなかったのかを証明することはできないということになる。検査に関してもっとややこしい問題は、いったん抗体が産生されると、将来の感染に対する防御として何ヵ月も、何年も存在し続けることである。ということは、ライム病の検査は、症状をきたした細菌が根絶されてからも、ずっと陽性のままだということである。検査は細菌ではなく抗体を測っているわけだから、体内に細菌はもういないのに、あたかも存在するかのように受け取られることにもなる。

幻の流行病

キャロルがデイヴィッドソンにかかったとき、これまでに述べたようなライム病の検査にまつわる込み入ったややこしさは、もちろん彼女にはわからなかった。最初の診察後にオフィスを去る際に、確認のために彼女の血液を送って調べてもらう、と彼が言ったのを覚えている程度だ。これは、もちろん責任ある医療行為だと彼女には思われた。二週間後に結果が帰ってきたが、陰性だった。これは変だと彼女は驚いたが、デイヴィッドソンは平然としていた。検査が信用できないことぐらいだれでも知っていることだ、と彼は言った。もう一度血液を送ってから、陰性結果ではあったが抗生物質を始めることになった。

数週間後に、デイヴィッドソンは彼女に言った。二度目の検査は陽性になった、と。しかし、検査結果の解釈に関して、疾病管理センターの決めたやり方を守っていないことは告げられなかった。疾病管理センターは一〇分の五以上の抗体陽性をライム病の根拠としているが、彼女のは一〇分の三の陽性だけだった。デイヴィッドソンはこれで検査陽性としたのである。

他の「ライム病専門医」たちと同じく、ライム病をできるだけ見逃さないために、あまりきびしくない基準に従うのだ、とデイヴィッドソンは主張する。しかし、これはおかしい。これだと、喉痛と鼻水と熱のある患者はすべて恐ろしい鳥インフルエンザにかかっているというのと変わらない。そんなあいまいな基準では鳥インフルエンザを見逃しはしないだろうが、診断はほとんど間違いだろう。こうしてひっかかった患者のほとんどは、かぜや気管支炎やふつうのインフルエンザなどの、もっとずっとありふれた病気に違いない。

しかし、こういったことはすべて、キャロルには知りようがなかった。病気が検査で確かめられた様子に、彼女は少しほっとした。最終段階の抗生物質を始めてから、彼女の状態はともかく少し良くなった。肩の痛みも睡眠も良くなった。しかし、今度は薬のために胃が悪くなってきた。薬を飲んだ後の数時間は特にむかつくために、体重も落ちてきた。特に検査が陽性なのだから抗生物質を続けることは大切だとデイヴィッドソンは考え、辛抱して飲み続けるようにキャロルに言った。病気から完全に回復し、元の自分へ復帰するためには、どんなに不快であろうが、薬を飲み続けると彼女は覚悟しなければならないのだった。

キャロルが処方された抗生物質を飲み続けていた同じころに、四四歳のウィル・ハマーは、「ライム病専門医」

の診察を受けるために十一月の滑りやすい道路を運転していた。ウィルは一〇年前にライム病の診断を受けていたのだが、私が彼と話したときには、人生の半分以上は病気に罹ってきた、と言った。背が高く、赤毛の短髪の彼は物静かに、「慢性ライム病」のために仕事を休んだことは五年以上にわたり一日もない、と自慢した。アンドレア・ガイト医師のおかげだと言うのだが、リウマチ専門医の彼女は「ライム病専門医」運動のリーダーでもあり、ウィルに一三年近く、毎日抗生物質を飲ませているのだった。

ウィルの症状が始まったのは高校のときで、林間学校から帰ってからだった。ライム病の特徴である熱や筋肉痛や頭痛をきたしたことは一度もなく、ただ疲れて、消耗するのが症状だった。「時折、何かすっきりしない感じがして、どうしてなのかと思いました。でも、どうしようもないというほどではなかったのです」と彼は言う。事態は二十歳代に悪化した。不眠やあちこちの痛みや疲れにときどき襲われたのだった。医者という医者にかかったが、原因はわからず、治ることはなかった。

最終的にライム病の存在を知るところとなり、これではないかと彼は考えた。これまでに検査をしたこともあったが、陰性だった。しかし今は、検査にはあまり信用がおけないと聞いている。とうとうガイトのオフィスに来ることになったが、「慢性ライム病」と即断され、六週間の抗生物質療法が開始された。

効果は即座であり、著効だった。「ここでの初回の治療後は、大人になってからの人生で最高のものでした」。でも、長続きはしなかった、と彼は言う。

治療を終えた二、三ヵ月後に、睡眠障害がまたやってきた。それから、疲れとあちこちの痛みがやってきた。物覚えにも問題が生じるようになった。「最初はたいしたことはなかったのです。でもある日、それまで何ヵ月も週末ごとに、息子をサッカー観戦に車で連れて行っていたのに、突然どこに行くのかわからなくなりました。どこにいるのかもわからなかったのです」。幹線道路から何とか車をずらし、駐車場にたどり着けた。心臓は高鳴っていた。やがてゆっくりとではあるが、どこへどのように行くべきかがわかってきた。若い息子は、ふだんの父親らしくない行動にまごつき、どうしたのと聞く。どうもないよと息子を安心させたが、いったい何が起こったのかわからなかった。

ガイトのところに戻り、抗生物質を再開した。それからは何度か短い中断はあるものの、抗生物質はずっと続けている。毎日抗生物質を飲んでいるが、この何年かに何回かは調子が悪くなることがあった。そのたびに打ちひしがれてガイトに診てもらうのだが、抗生物質の量が増えるか、新しいのに代わることで、最後に気分がちょっと良くなるのだった。ウィルと最後に話したとき、ガイトには三、四ヵ月おきに診てもらっていると言っていたが、抗生物質を止められるほど良くなることはもうないだろうと心配もしていた。

キャロルとウィルの話は、どちらもライム病の地方によくあることである。ライム病と診断され、抗生物質の治療が行われ、最初は良くなり、その後に症状がぶり返すのだ。この型は、ライム病の歴史の初期に現れた。アレン・ステアが気づいたのは、ほとんどの患者が二～四週間の抗生物質療法で良くなるのに、一ないし二割の人々は完全に良くなるのに数ヵ月、ときには数年かかるということだった。疲れや、あちこちの痛みが長引くことがあるのも、キャロルやウィルと同じだった。睡眠や記憶の支障を訴える者もいる。関節の痛みや腫れのぶり返しのために、初めてリウマチ医に診てもらう者もいる。ステアはこの現象を、「後ライム病症候群」と名づけた。

一九九〇年代の早い時期に、ステアと研究者のナンシー・シャディックは、この「後ライム病症候群」が実際にどれだけあるのかを調べはじめた。ライム病が猛威をふるっていたマサチューセッツ州のイプスウィッチから百人ていた。

の住民を募集した。半分の患者はライム病に罹った記録があり、治療されていた。残り半分はライム病に罹っていなかった。治療された患者の約三分の一は、ライム病に罹ってから五年以上も、痛みやその他の症状を持ち続けていた。そういった症状は、ライム病に罹ったことのない者よりもずっと多くにみられた。他の諸研究でも、ライム病の既往のある者はない者よりも、関節痛や疲れや記憶障害を訴えることが多かった。

最初は、抗生物質がきっちりと投与されていても持続する感染があり、その症状が現れているのだと懸念された。感染症だと感じ、主張する患者もおり、ステアやシャディックやその他の多くの医者たちも、初めはこれらの症状に対して第二、第三段階の抗生物質を使った。

しかしステアたちにすぐにわかってきたことは、これらの症状が継続する患者の多くは、何回もの抗生物質の使用で改善するが、最初の診断時に処方された第一段階の抗生物質だけでも改善する者はいるということだった。結局、たいていの患者は改善するのであり、病気の初期に治療した場合は、その後の抗生物質の繰り返しで差があるかどうかはわからなかった。

事態をよりよく理解するためにこの分野の研究者たちは、研究者が本来すること、すなわち抗生物質が本当に「後ライム病症候群」をより早く改善させる効果があるかどうかを調べる、非常に慎重な比較試験を設定した。

最初の実験結果は二〇〇一年の『ニューイングランド医学雑誌』に載った。ボストンのタフツ医療センターとイェール大学ニューヘイヴン病院の研究者たちは、ライム病の既往が記載されていて、推奨された抗生物質の服用後に持続症状のある一二九名の患者を調査した。大半は、多少なりとも筋骨格系の痛みを伴っていた。半数は九〇日の抗生物質で、残りの半数は同じように見える偽薬で治療された。医者も患者も、どちらを服用しているのかわからないように工夫された。どの患者も治療前・中・後に、身体および心理的な健康状態について評価された。

抗生物質で治療された患者のうち四〇％強の者が、一ヵ月後には良くなった。抗生物質治療が完了したときと、その三ヵ月後に良かった者も、ほぼ四〇％だった。偽薬群はどうだろうか？　ほとんど同じであり、全く活性のない物質を飲んだ患者の三五％の者が一ヵ月後に改善し、研究の終了時までには四〇％になった。抗生物質は何の効き目も示さなかったのである。

さらに二つの綿密な研究で同じ課題が調べられた。一つは抗生物質服用群で、疲れにのみわずかの改善差がみられた。もう一つは「ライム病専門」の研究者であり、「慢性ライム病」擁護派によって資金の一部が提供されている、コロンビア大学の研究センター長でもある心理学者のブライアン・ファロンによってなされた。しかしファロンでさえも、抗生物質群と偽薬群との有意差を立証できなかった。さらに、これらの研究のすべてにおいて、相当数の参加者が抗生物質療法に起因する合併症をきたした。キャロルが感じたような副作用を経験した者は多かったし、重篤な合併症のために入院しなければならなかった者もいた。

これらの三つに分けられた綿密な実験の首尾一貫した結果は、高い質で、査読のしっかりした雑誌に載せられたわけだから、ふつうなら医学界の決定打となるものだろう。結果は明瞭であり、ライム病治療後の持続症状に抗生物質は効かなかったわけだから、それらの症状に悩む人々の体内に「超ブルグドルフェリ菌」といったようなものが生息しているわけではないのは確かである。ライム病研究にかかわった指導的な医学グループは、持続症状を治療するための何段階にも及ぶ抗生物質の使用に反対する声明を出した。ふつうならこれで問題は収束し、医学界は新たな疑問に向かうはずである。

ところがそうはならなかった。少数だが、声高な一群の医者と患者は、これらの結果を承諾しなかったのだ。「後ライム病症候群」という名称さえ承諾しなかった。それどころか「慢性ライム病」にこだわり、持続する症状は感染の続行の現れであるから、抗生物質療法を継続しなければならない、と主張した。彼らは、抗生物質療法で患者が改善することが多い自分たち自身の研究を示すことで、無作為化比較試験に対抗した。しかし彼らの研究には、抗生物質と偽薬を比べたものはなかった。無作為化比較試験では、抗生物質療法患者も良くなるが、偽薬の患者群も良くなるのだ。偽薬なしの研究では、抗生物質が本当に効いたのか、改善が人間の条件の何らかの盛衰によったのかの区別ができない。

「慢性ライム病」の概念の提唱者たちは、ライム病検査の複雑さをとらえ、制約があるから無視したほうがよいと主張する。「慢性ライム病」に関する情報を広げるために一九九九年に設立された国際ライム病・関連疾患学会によれば、ライム病の診断は症状にのみ基づくべきであるとする。身体診察や二段階検査は信頼されていない。国際ライム病・関連疾患学会のガイドラインでは、「相当数の慢性ライム病は、症状はあるが、診察や確定検査での客観的特徴のない患者にも見られるから、客観的証拠だけで治療の決定をするのは不適当である」となっている。

同じガイドラインで、疾病管理センターの推奨通りに二段階検査が行われれば、九〇%に上る症例が見逃される、とも記されている。しかしこの言い方は、どう考えても誤解を招く。この「事実」を支持する「研究」は、ガイドラインではたった一つ提出されているだけであり、しかも出版されたものではない。この検査が、疲れと不眠と筋肉痛といったごくありふれた症状の患者すべてに使用されると、なるほど九〇%くらいは陰性になるだろう。しかし、それはそういった患者が実際にライム病に罹っていないからなのだ。

この二段階検査は、推奨通りに使われると、ライム病を九〇%以上の正確さで診断するというのが事実である。国際ライム病・関連疾患学会と「ライム病専門医」は、ライム病の診断は検査と身体診察ではなく、症状だけに基づくべきであると言う。その際の問題は、彼らの取りあげる症状が途方もなく広く、包括的すぎることである。疲れ、喉痛、筋肉痛、関節痛、不眠、胸痛、腹痛、めまい、吐き気、集中力低下、頭痛、いらいら、憂鬱、腰痛と何でもありだ。プライマリ・ケア医にかかる患者の最もありふれた症状ばかりである。私は内科医として患者を定期的に診ているが、たいていの患者はこのような症状を訴えるものであり、ライム病に罹っていることはまずない。私は都会で診療しているので、ライム病は年に二、三人診るだけだ。

キャロルやウィルのような患者が「慢性ライム病」であり、ライム病の細菌による長引く感染があるから抗生物質療法を継続すべきであると、デイヴィッドソンやガイトのような医者が主張しているのは、なんと上記のような診断戦略に基づいてなのだ。

しかし、「ライム病専門」の医者や患者が、たいていの医者なら納得せざるをえない証拠を頑に拒否するのにはさらなる要因があるようだ。それは、あらゆる医療行為に避けがたいことであり、診断検査の制約と強く関連している。その制約は、ライム病の場合にことのほか深刻というわけだ。それは、不確かなこと、あいまいなこと、わからないことにまつわる不快感なのだ。この不快感が最も強い医者たちこそが、何らかの診断のレッテルに最も飛びつきやすいのであり、自分たちには何が起きているのかがわかっていることを示そうとするあまり、自分たち自身の考えをも曲げてしまいやすいのだ。

医者が患者の症状の原因を見つけられないという事態が、医者が認めようとするよりもずっと多いのは真実である。これは、ライム病と診断された二百名の患者についての一九九八年の研究で見事に示された。半分以上の患者に、ライム病に罹ったという証拠がなかったのが判明したのである。これまで考えてきたように、ライム病の治療があまりに早かったので抗体が産生されず、感染の証明ができない患者もいることだろう。しかし、検査が陰性の患者がかくも多いのは、それだけとは思えない。

二百名の患者のうちたった四四名（二〇％）だけが、ライム病と整合する症状・身体所見・血液検査のある活動性ライム病だった。別の四〇名（一九％）は、ライム感染の明らかな病歴・適切な治療・持続する症状のある〝後ライム病症候群〟だった。その他の一一六名（六〇％）は、ライム病の診断が下されてはいるが、現在も過去にもライム病の証拠はなかった。これらで明らかになったのは、ライム病が危険なほどに診断され過ぎだということである。しかし一方で、医学における不確実性という課題にも光が当たることになった。

ライム病だと思っている一一六名の患者がそうでなかったとすると、一体何だったのだろうか？　多くの病気が挙がった。一四名は関節リウマチ、一五名は骨関節症、八名は別の感染症、一〇名ほどは何らかの神経障害（多発性硬化症、ルー・ゲーリック病ともいわれる筋委縮性側索硬化症など）、数名は鬱病だった。

こういった診断が一一六名の約半分を占めることになり、「慢性ライム病」という幻の診断のために、患者が救いを求めている非常に多くの病気が隠されてしまっていることが明らかになった。さらに残りの半分も興味のあるものだ。これらの患者も不快な症状に実際に悩まされているのだが、研究に参加した医者も、かかりつけ医も、ともに原因を特定できなかった。「医学的に説明できない症状」とでもいうべきだ。

知らないということを好む者はいない。しかし、医者ほどそういう状態に耐えにくい者も少ないのではないか。なぜなら、医者というキャリアの根本的な動機である、患者の苦痛を軽減させる能力が大きく損われるからだ。説明できない事態に直面した医者は、不安感のために脱線してしまいやすい。実際にあるのだが、患者の症状を説明できないものだと受け取るのではなく、実在しない（「気のせい」）と片づけたり、あるいは逆に、きっぱりとした診断で不確実さを追っ払おうと努力し、根拠が乏しいのに深読みし過ぎてしまう。どちらの反応も、患者の役には立たない。

両方の反応の結果をウィルの経験にみることができる。

「かかった医者たちは私に症状をあげさせて、一連の検査を発注し、結果が正常だと返ってくると、『まだここにおられるの？　どこも悪くないですよ。気のせいでしょう』とでも言わんばかりでした。だけど、こんな痛み、こんな疲れ、意識のこんな障害は、気のせいではなく実際にあるのです。自分に起こっていることを助けてくれる人が必要でした。こんなときにガイト先生に出会ったのです」

ウィルを診た医者たちは、彼の症状を退けることで、彼自身を見捨ててしまったことになる。彼らにはウィルの病気がわからなかったので、彼は本当には病んでいないということになった。こうなったウィルは、共感的態度を示し、症状について気軽に説明し、自信をもって治療するような開業医に対して心理的に弱くなってしまう。これは伝統的であれ代替医療派であれ、多方面の開業医に対して当てはまる。ガイトが提供したのが正にこれだった。ガイトは彼の話を傾聴し、気持ちを確かめ、その症状に対する絶妙な物語、つまり、しっかりして内容がありそうに思える診断名を提出したのだ。

「ガイト先生は、私の病気が慢性ライム病だと思っていますよ」と、ウィルは私に言った。「先生は、ライム病の治療を続けてくれました。調子が必ずしも良くないときでも、この間ずっと抗生物質を飲んでいなかったらどうなっているだろうと思うとぞっとします。いや、私はこの先も一生、抗生物質を飲み続けなければならないでしょう。もしそうなっても、覚悟はしていますよ」。

幻の病気の回避

ウィルの物語は、いろいろな要素がもつれあった結果であり、ライム病の患者が使用したり、しなかったりする検査が異常に複雑で、不確実な点に要諦がある。しかし、ガイトとウィルが幻の「慢性ライム病」を堅く信じて身動きできなくなっているのに対して、キャロルはこの心理的、医学的袋小路からついに脱出した。

キャロルはデイヴィッドソンの処方薬を数週間飲んだ。吐き気に悩まされたが、飲み続けた。症状は初めは良くなるようだったが、ゆっくりとぶり返した。抗生物質の量が変わったが、それでも効き目がなかったところ、また別の量に変わった。二回変えてもらったのだが、どちらも最初はちょっと良くなるようなのだが、長続きしなかった。何ヵ月か経って、彼女はデイヴィッドソンのオフィスを再訪した。がっかりしていて、具合も悪かった。症状はすべて戻ってきていたし、新しい薬でも以前の薬と同じように吐き気を催すのだった。彼女はこの時点で六ヵ月以上抗生物質を続けており、どちらかといえば、彼に診てもらう前よりも体調がすぐれなかった。

「まだ六十歳なのに、ずっと年寄りのように感じますわ。どこが悪いのですか? もし慢性ライム病なら、なぜ悪くなるのでしょうか?」と、キャロルは彼に聞いた。的を射た質問です、と彼は答えた。もし持続感染であれば、あなたはもっと良くなるでしょう。彼はちょっと間をおいて続けた。だからこれは結局のところ、慢性ライム病ではないでしょう。おそらく別のものです。かかりつけ医のところに戻られたほうがよろしいでしょう。おそらく助けてもらえますよ、と。デイヴィッドソンはライム病患者の世話しかしない。だから、できることはすべてしたのだった。

打ちひしがれたが、キャロルは同意した。かかりつけ医は別のリウマチ医を紹介したので、症状が出てから二年近くたってから、彼女はイェール大学のリンダ・ボッケンシュテット医師のオフィスへ歩いてやってきた。殺風景な待合室に座りながら、間違ってしまったかなと彼女は思った。ふつうの医者のオフィスというよりも診療所のようなのだ。二十人ほどの患者が、彼女が入ってきたときに各ドアに名前が書かれていた一群の医者たちを、それぞれ待っているのだった。ついに彼女も、小さな明るい照明の診察室に呼ばれた。壁に絵はなく、机に個人的なものは置いていなかった。チェーンホテルの部屋のように冷たく、人気がなかった。

その冷たさは、ボッケンシュテットが部屋に入ったとたんになくなった。彼女は背が高く金髪で、暖かい茶色の目をしていた。ボッケンシュテットは自己紹介をし、金属性の椅子に座り、キャロルの目を見ながら受診理由を聞いた。キャロルが話し終わるまで、ボッケンシュテットは口をはさまず、傾聴した。キャロルは、初めにどのようにライム病と診断されたのかを、そしてその後に起こった奇妙な症状について話した。抗生物質による長い治療がうまくいかなかったことや、そのために胃と体全体がひどい犠牲を負ったことも順を追って話した。今では日中は腕はほとんど動かせず、肩は痛く、夜はお尻や膝がずきずき痛み、ほとんど寝られなかった。疲れていて、ほとんど集中できなかった。記憶もやられていた。いらいらしており、腹を立てることも多かった。キャロルが話すときにボッケンシュテットはメモをとり、話が終わると、悩ましい症状を分析する助けとなる質問をいくつかした。

それからボッケンシュテットはキャロルを丁寧に診察したが、痛む関節には特別に注意を払った。首と肩は触ると痛く、硬くて十分動かせなかった。手の関節は関節リウマチやループスでやられやすいのだが、彼女のは曲げやすく、痛みもなかった。診察中、彼女の腰や膝は痛くなく可動域も正常だったが、夜は痛く、朝は硬くて起き上がれないとこぼすのだった。その他に特記すべき所見はなかった。

診察の最後に、可能性のある診断名が三つに絞って話された。第一は、最もやっかいなものだが、巨細胞性動脈炎であり、関節ではなく血管がやられる病気である。五十歳以上の女性に最も多く、体内の大血管がやられる。治療しないと失明や脳卒中に見舞われる。最もよく起こる症状は、疲れと体重減少と体の痛みであり、これはキャロルにみられた。頭痛と顎の痛みもよく起こるのだが、これは彼女にみられなかった。それでも、ボッケンシュテットが見逃してもよいと思える病気ではなかった。

第二は、ボッケンシュテットが最も可能性が高いと考えているもので、リウマチ性多発筋痛症という筋肉と関節の病気である。割合よくあるが、よくわかっていない病気なのだ。首、肩、腰が硬くなりやすく、疲れや熱を伴うことがある。この病気の興味ある点の一つは、病像がだしぬけに全開することだ。かぜにでも罹ったのかなと思っていたところ、全く治らなかったと表現する患者が多い。

第三の可能性は、関節リウマチである。キャロルの症状は古典的なものではなかったが、治療しないとこの種の関節炎は関節に恒久的な障害を残す。

ボッケンシュテットは自分の考えをキャロルに説明し、そういった関節の病気の証拠を探すための血液検査、またライム病の血液検査の再検もしてもらった。肩のレントゲンをとり、関節リウマチでみられる肩関節の障害がないかも調べるようにした。

二週間後にまた、キャロルはボッケンシュテットの診察室に座っていた。ボッケンシュテットは時間をむだにしなかった。リウマチ性多発筋痛症なのは明らかだった。レントゲンで関節リウマチは否定できたし、血液検査ではライム病細菌を含め一切の細菌感染の徴候を認めなかった。

幾分か皮肉なことに、リウマチ性多発筋痛症の検査はない。検査はされるが、他の病気の可能性を否定するためであり、このような検査と一連の症状とで診断がなされる。リウマチ性多発筋痛症と考えざるを得ないわけをボッケンシュテットは説明した。キャロルには、この病気の古典像があった。まず最初に、女性は男性よりも四倍罹りやすい。五十歳以上が罹りやすく、五十歳以上の女性では二百人に一人である。彼女の症状は突然やってきて、感染症のようだった。痛みは、肩、首、腰、膝といった大きな支持関節に限られていた。背骨、腕や足の小さな関節がやられていないのも典型的だった。レントゲンや血液検査も、他のリウマチ性疾患や感染症を示唆するものではなかった。

キャロルはしゃべらずに、あらゆる情報に耳を傾けた。本当にそうなら、デイヴィッドソンは間違っており、何ヵ月にも及ぶ吐き気をむだに耐えたということになる。この新しい診断名をさっさと信じる気にはなれなかったが、ボッケンシュテットは信頼できた。しかし、デイヴィッドソンも信じてきたのだ。それに、インターネットで読んだのだが、ボッケンシュテットが示唆するプレドニンというステロイド薬は、隠れた感染があれば悪化させる。

「先生は、私は慢性ライム病ではないとおっしゃるのですね」とキャロルは聞いた。ボッケンシュテットは間を置いた。

ここは危険な領域だった。「ライム病専門家」が医者であれ患者であれ、「慢性ライム病」に懐疑的な医者に猛烈に襲いかかることを、ボッケンシュテットは苦い直接の経験から知っていたのだ。彼女はイェール大学で研修を受けたので、二〇〇〇年に「ライム病専門家」がアレン・ステアの研究室の外で抗議行動をするのを目撃した。彼らは叫び、一時はライム病の英雄であった医師を、殺人鬼、極悪非道な輩と糾弾するプラカードを掲げていた。ステアは悩み、死の脅迫も受けたほどだ。なぜか？　彼が研究結果に同意し、ライム病の初回治療の後の抗生物質反復投与を支持する証拠はない、と公に言明したからだった。さらにほんの一年前のことだが、米国感染症学会が数ヵ月に及ぶ抗生物質でのライム病治療に反対の声明を出したとき、国際ライム病・関連疾患学会は、声明を作成した委員たちを、患者を心配せずに、単に払いたくないとする保険会社の意のままになっていると告発した。(論敵に向かっての個人攻撃をボッケンシュテットは鮮明に覚えているので、当初は私のこの著書に参加するのも嫌がったのだが、ついに一般の人々の教育にかかわることを優先してくれたのだった)。

だからボッケンシュテットは、キャロルに対して慎重に言葉を選んで発言した。

キャロルが現在ライム病にかかっているという証拠はない、とボッケンシュテットは言った。彼女の受けた検査のいずれも、疾病管理センターの基準では陽性ではない。これまでの記録を再検討すると、デイヴィッドソンのした最初の二つの検査で、ウェスタンブロット法での二、三の束が陽性になっているが、疾病管理センターの推奨である五つには達していない。ボッケンシュテット自身がやった検査では、どの束も陽性にはならなかった。キャロルの症状と検査結果からは、リウマチ性多発筋痛症が原因なのは間違いない。

ボッケンシュテットは、キャロルに言った。「そう、あなたは慢性ライム病ではないと思います。いろいろな経験をしてきたわよね。しかし、リウマチ性多発筋痛症という診断は信頼していただきたいわ」。

キャロルが抱いたかもしれない疑いは、治療を始めると数日で消失した。プレドニンが速効し、関節痛がなくなったのだ。二年間も不眠に悩んだのに、ついにぐっすり眠れたのである。かぜ症状もなくなった。考えることができるし、集中もできるし、記憶もできるようになった。新しい女性に生まれ変わったようだった。

四年が経過した。キャロルは一年ちょっとの間、プレドニンを使った。最後は体に合うように徐々に量を減らした。薬を止めてから一度だけ昔の症状のぶり返しがあったが、一週間程度のプレドニンで痛みも硬さも軽快した。

さて、キャロルははたしてライム病に一度でも罹ったのだろうか？　おそらくそうではないが、それを確かめるのは不可能だと、ボッケンシュテットは私に語った。キャロルがボッケンシュテットのオフィスを受診したときには、ライム病の証拠はなかった。関節は痛かったが、腫れてはいなかった。ライム病関連関節炎だとふつうは腫れる。キャロルが受けたライム病関連の諸検査の結果は、どれも疾病管理センターのガイドラインで推奨される水準に達しなかった。彼女の抗体免疫機能が形成されるまでにライム病細菌が死滅したという可能性は残る。あるいは逆に、例の救急医がライム病の診断根拠にした発疹は、その週早くに起こったひどいじんま疹の唯一の残滓だったのかもしれない。キャロルがリウマチ性多発筋痛症にずっと悩んできたことは、ボッケンシュテットの強く信じるところだが、絶対にそうだとは言えないと彼女は慎重である。病気の診断は、しばしばこのようになされるものなのだ。

診断をするのに不可欠な道具がある。病歴。身体診察。諸検査。最後に治療。あらゆる断片や手がかりが最終診断につながる。ボッケンシュテットは言う。「キャロルさんをステロイドで治療して、もしも良くなっていなかったとしたら、本当にリウマチ性多発筋痛症なのだろうかと考え込まざるを得ません」。しかし、ステロイドはものの見事に効いた。それから、キャロルにはライム病の病歴はあるが、身体所見や諸検査はライム病に合致せず、治療は効かなかった。「これらすべてを勘案すると、彼女のすべての痛みをきたしたのがライム病だなんて、一体だれが、どのように論じることができるというのでしょう」と、ボッケンシュテットは結論する。

検査は医学の営みを変えた。検査の助けを借りることにより、医者は自分の診断が、医学の長い歴史の中で昔よりもずっと確かなものだと思えるようになった。しかし、検査が診断するわけではない。診断するのは思考である。より良い検査がより良い思考に役立つのは確かであり、ライム病にもより良い検査ができるだろう。おそらくずっと先のそのときまで、ライム病の見逃しと診断の遅れにまつわる課題は、医者のみならず患者をも巻き込んで、混乱や争いの種となり続けるだろう。

第四部　医学的頭脳の限界

第九章　間違った思考

デイヴィッド・パウエルは小さな救急室の一角に黙って座っていた。彼の筋肉質の腕や胸が、病院の薄い木綿のガウンからはみ出していた。病院にいるにはあまりに堂々とした体格だが、しかし救急室に来るのはこの二ヵ月間ですでに四回目だった。「力がどんどん抜けてゆくんだ」と彼は若い研修中のクリスティーヌ・トワイニング医師に静かに言った。「お医者はだれも、俺が心臓発作ではないと言う。オーケー、それはよかった。心臓が悪いわけではないのは嬉しい。でも、俺のどこが悪いのかだれも言ってくれないんだよ」。

二ヵ月ほど前、二七歳のデイヴィッドは両方の手と指に痺れがあるのに気がついた。それから胸の痛みが始まった。それは奇妙な息苦しさ、重苦しさで、息ができないくらいであった。そういったわけで、デイヴィッドは最初二回ほど地区の救急室に来たのだった。最近、母親が心臓発作で亡くなっており、自分もそうなのではないかと心配したのだった。その話を聞いて、救急医たちも心臓のせいだろうと考えた。しかし来院のたびにとった心電図は正常で、血液検査も心臓発作が起こっていないことを示しており、負荷検査でも彼が近い将来に発作を起こすことはまずないと予想された。それは安心させてくれるものであったが、解答ではなかった。

秋が過ぎて冬になった。デイヴィッドは仕事を続けるのが困難になってきた。文字通り続かないのだった。彼はゴミの収集業をしており、毎日何度も、家からトラックへの短い距離を走っていたが、今では息切れがするようになってしまった。中身を捨てるドラム缶が重くなったように思われた。筋肉がたえず痛み、こむらがえりをよく起こした。一巡を終えると、腕や脚が疲労でぶるぶる震えるのだった。

「連中が俺に、どこが悪いんだと聞くんだけど、俺は力が強くて、重量挙げをやってるし、このところ弱ってへろへろなんて格好が悪くて言えなくて…」と、彼は若い医者に言った。「それで俺は、昨日ジムでひどくやりすぎちゃったよ、と言うんだよ」。

実のところ、彼はもう何日もジムには通えなくなっていたのだ。その力がなかったのである。他にも症状はあった。体重が減っていた。二ヵ月で二十ポンド（約九キロ）も。そして疲労も顕著だった。仕事が終わると仮眠し、夕食に起きて、また床についた。ひどい便秘にもなっていた。

そして、クリスマスの直前、妻と買い物をしている間、混み合うショッピングモールで買い物客にぶつかってばかりいた。「どうしてもまっすぐに歩けなかった」と彼は言った。まるで胸郭に何か甲冑のようなものを着けているかのように、胸が締めつけられていた。その晩、彼がよろよろしだしたので、妻はどうしても、もう一度救急に行かなければ、と言い張った。このときが三回目であったが、やはり心電図と血液検査は正常で心臓発作も起こしてはいないと、医者は彼と妻を安心させようとした。

一週間後、彼はトラックの後部からもう少しで落ちるところだった。「指に全然力が入らなくて、しっかり掴まれなかった。一ヵ所でも道路に瘤があったら、地面に落ちていたところだったよ」と、彼は言った。

それが今回、デイヴィッドが救急室にきた理由だった。自分の話をしながら――彼の声は柔らかく、単調だった

――彼は自分の手をつくづく眺め、この手がいうことをきかないんだ、と言った。このところコーヒーカップを持ち上げるのにも両手を使わないとだめだし、書く字は子どものような下手な字で、自分でも読めないほどであった。仕事着のざらざらした粗い生地と、よそいきのネクタイの絹のすべすべした肌触りも、指で区別できないのだった。

今回、デイヴィッドが救急室に舞い戻ったとき、救急医はまた心電図と血液検査をして、心臓発作を証拠づけるものがないかを調べた。これは胸痛を主訴とする患者に、ほとんど反射的にとられる処置である。しかし、救急医はこの若者のカルテを見直してみて、これではなぜ彼が何度も病院に舞い戻ってくるのか、その手がかりは得られそうもないとわかった。救急室の医者たちは、本当の救急医療である生命に関わる病気を診断し、治療する訓練を受けている。救急室に運ばれてはくるが、このような切迫した救急医療を必要としない大多数の患者については、救急医はそのケアについて、もうひとつの極めて重要な決定をする。つまり、その患者を入院させなければならないか、それとも外来として対処できるかについての決定である。この若者は、見逃してはならないと教えられている鍵となる症状のひとつ、胸痛をたしかに持ってはいるのだが、普通の胸痛の精密検査では彼が求めている診断はできそうにない、と救急医は考えた。そこで、一体どうなっているのかを突きとめてもらおうと、内科研修医のトワイニングに、彼を診て入院させてほしいと頼んだ。きっと救急事態には当たらないだろうが、この若者は間違いなく病気だと思われたのである。

トワイニングは注意深くデイヴィッドの話に耳を傾けた。彼は実に若く、健康そうな様子をしていた。いったいどうしたのだろうか？　彼はまだ二七歳で、タバコもお酒も飲まない。妻と六歳の娘と生活している。彼の母親は五五歳で心臓発作で亡くなっており、いとこのうち二人は鎌状赤血球性貧血であったが、残りの家族は元気であった。

身体的には彼は堂々としていた。百八十センチあまりで約百十キロ、重量挙げのためほとんどの脂肪がとれて、筋肉ばかりが残っていた。検査では、くっきりと盛り上がった筋肉には萎縮の形跡はなく、診療所での筋力テストの基準は楽に超えていた。トワイニングはそれらのテストが、この若者のように平均以上の体力を持った人を対象とはしていないからだ、と考えた。

デイヴィッドは手足の痺れを訴えていた。トワイニングが検査してみると、たしかに正常に見えるのだが、感覚の検査に使う尖った道具でチクチクしても感じることができなかった。また関節を小さなゴムのハンマーで軽く打ってみても、通常の反射的な反応は全く起こらなかった。反射神経が働いていない。彼に目を閉じるように言って、足の親指を上げたか下げたかを尋ね、ごく基本的な感覚のひとつを調べてみても、彼は答えられなかった。

それからトワイニングは、患者がこれまでに救急室を訪れた際の血液検査の結果に注目した。彼は赤血球数が低い。貧血はごく健康な若い男性にはめったにみられないものである。彼は全く異なった二つの症状を示していた。それは貧血であり、この奇妙な脱力と感覚の喪失である。これらはどこかで繋がっているのだろうか？　これまでのデータに基づく限り、それは不明であった。

トワイニングはまず、デイヴィッドの腕と脚の筋力、および感覚の喪失に注目した。その両方があるということで、問題が筋肉ではなく神経にあることは明らかである。この種の神経障害には数多くの原因が考えられる。つまり糖尿病、アルコール過多症、梅毒、ＨＩＶ、甲状腺疾患、癌などである。しかし、どれもこの患者にはそぐわない。

デイヴィッドの職業という観点から、トワイニングはこのタイプの神経障害を起こす特異な原因、つまり毒素を考慮した。いつものゴミ箱に何か危険な物質が、不注意ないし不法に捨てられていたのだろうか？　毒素がこのような神経障害を起こすことがある。鉛や水銀も同様である。さらに、もしこの二つの症状が実際に関連しているとすれば、このような毒素が神経障害のみならず、貧血の原因にもなるはずである。

では、貧血はどうだろうか？　デイヴィッドはこの新しい病気になる前から赤血球数が低かったのだろうか？　鎌状赤血球性貧血は家族の血筋であり、彼にはこの苦痛を伴う障害を示す徴候は何もないが、この胸痛はそうした特性に由来するのだろうか？　彼は腹部の苦痛を訴えている。胃あるいは腸で出血しているのだろうか？　もしかしたらそうかもしれない。大便検査では、血液が混じっている証拠は認められていないのだが。

検査室からの報告には、血液中にわずかに異常白血球が認められると書かれていた。白血球の核の形が不規則なものが含まれているのである。このことは、彼の貧血が栄養不足によるものであることを示していた。葉酸ないしビタミンB_{12}が欠けている食事が、この種の異常白血球や貧血を起こすことがある。さらにビタミンB_{12}の不足は、神経症状もひき起こすことがある。通常の食事であればビタミンB_{12}の適量を摂取することは容易であるし、この栄養たっぷりの若者にそのような欠乏があるとはまず考えられなかった。しかし、身体は自分でビタミンB_{12}をつくることはできないし、真に欠乏していれば永久的な廃失、場合によっては死を招くこともあるから、医者としては確かめておかなくてはならない。そして治療は簡単かつ安全である。足りないビタミンを与えれば、通常すべての症状は消失するはずである。

トワイニングは貧血の原因を見つけるため、また最近水銀や砒素に曝されていないかどうかの証拠をさぐるために、血液検体を検査に送った。神経障害のそのほかの原因については可能性は低く、後に必要になった段階で検査できる、と考えた。

貧血検査の結果がまず出てきた。デイヴィッドには鎌状赤血球性貧血の証拠はなく、そのほかの先天性血液障害もなかった。鉄分、葉酸のレベルは正常であった。しかし、ビタミンB_{12}のレベルは危険なほど低かった。なんと正常レベルの十分の一であった。きっとこれが彼の脱力、痺れ、便秘、貧血の原因に違いないとトワイニングは考えた。あるいは、それで胸痛と息切れの説明もつくかもしれない。

デイヴィッドの貧血の原因は、もう一つの血液検査でも証明された。彼は自己免疫疾患に罹っており、これは悪性貧血という、大げさな十九世紀的名称で呼ばれている病気のひとつである。この病気では、消化された食物からビタミンを吸収し、それを血液内にとりこむ働きをするタンパク質を、体の自己免疫系が誤って破壊してしまうのである。免疫系は、まるでそれが侵入してくるウイルスか細菌であるかのように、このタンパク質に対して抗体を作ってしまう。デイヴィッドは直ちに、ビタミンB_{12}注射を受け始めた。恐らく彼は、生涯ずっとB_{12}のサプリメントを摂り続けなければならないだろう。結果は劇的かつ即時であった。

「毎日自分が強くなっていくのを感じるんだ」と、診断後間もなく訪ねたとき話してくれた。最初の注射から一週間で仕事に復帰することができた。「これでやっとまた走れるんだ。娘をまた抱き上げられる。みな元通りになるのがわかるんだ」。

思考が歪むとき

デイヴィッドの話は誤診の一例をなしている。誤診とは、診断の誤り、見逃し、あるいは遅延を指す、と研究者は定義している。彼はそれで永久的な被害を被ったわけではないし、完全な健康を取り戻したのであるが、そこに至るまでに救急室を四回訪れている。

デイヴィッドは運がよかった。多くの調査が、誤診によってしばしば悲劇的な犠牲が強いられることを示している。誤診は、病院に対する医療過誤訴訟の第二の訴訟理由となっている。そして解剖所見についての最近の調査では、診断上の齟齬、すなわち生前になされた診断と死後に明らかになった診断との食い違いが、事例の二〇％に上るのである。この調査研究の報告者は、そうした事例の半数近くについては、もし正しい診断知識があれば治療法は違ったものになったと推定している。米国内に住み、毎年医療を受けている何百万人という人々にこれを当てはめて考えると、その一〇％の誤診とは、膨大な苦痛と死という犠牲が避け得るものだということを意味する。

そして、患者たちはそれを不安に感じている。ある調査によると、救急室を訪ねた直後に調べた患者の三分の一が医療過誤があったのではないかと心配し、なかでも最大の関心は誤診を受けたのではないかということであった。その心配は全く妥当なものである。ある最近のデータの概観によると、家庭医や内科医といったプライマリ・ケア医の誤診率は二から一〇％である。最大で一〇人に一人が誤った診断を受けていることになる。

もちろん、これは初診の際の数値であり、合併した障害で訪れた人なら、何度も通ううちに解明されることが多いのを知っている。救急医の誤診率はやや高く、専門医のはやや低い。だからといって専門医がよりよい医者であり、救急医がより悪い医者というわけではない。救急室や初期医療の診療所で患者が最初に病状を訴えるとき、その診断には不確実性がつきまとうため誤診の可能性が大きいということである。患者が専門医にたどり着くまでには、診断をめぐる不確実性の多くは解消されているのである。

診断を誤るといってもいろいろある。これまでの章で、医療データ収集の諸要素がどのように破綻し、診断ミスを招いてしまうかをみてきた。たとえば不適切な病歴を取り上げたり、効果のない検査をしたり、あるいは患者を全く診察しなかったり、といったことである。また、検査の読み違いや誤解釈が診断を狂わせることもある。しかし、おそらく最もふつうに見られるタイプの誤診――この章ではそれに焦点を当てようとしているのだが――は、医者の頭の中で生じるもの、すなわち誤認であり、それをこの章では間違った思考と呼ぶことにする。（この重要な問題についてもっと学びたいとお考えの方は、この話題についてのジェローム・グループマンのすぐれた著書『医者は現場でどう考えるか』〔美沢恵子訳、石風社、二〇一一年〕を調べていただきたい）。

では間違った思考で、どのくらい誤診が起こっているのだろうか？　ニューヨーク・ロングアイランドの退役軍人病院の医者であり研究者でもあるマーク・グレイバーは、この疑問に答えようとした。彼は五つの病院から、五年間にわたって誤診の事例を百件集めた。それぞれの事例について記録を調べ、可能であれば、誤りが発見されてから一ヵ月以内に関係した医者にインタビューした。これらは重大な誤診の事例である。その事例の九〇％の患者が被害を受け、三三人が亡くなっている。

グレイバーは見逃されたり、遅れたりした診断を三つのカテゴリーに分けた。（この三カテゴリーはやや重複している。誤診の多くが、複数の要因から生じているのは驚くことではない）。「無過失の誤診」とは、医者が診断する技量の範囲外の因子によって起こったケースである。たとえば高齢者の虫垂炎が、発熱はあるが腹部の痛みがないというように、病気が通常でない特異な姿を呈する場合、あるいは患者が、たとえばミュンヒハウゼン症候群の患者はその可能性があるのだが、うその情報を伝えた場合には、病気を見逃したり、診断が遅延したりするのはやむを得ない。このようなカテゴリーは誤診のなかではごく少数で、百事例のうちたった七件ほどである。

グレイバーは、今日の複雑でうまく機能しない医療システムも誤診の一因となることに気づいた。検査結果の報告の遅れ、あるいは器具の不揃いや故障がある場合に出てくる誤診を、「システム関連の誤診」というカテゴリーとした。たとえば尿標本が培養前に長く放置されたために、尿路感染が見逃されることもあるだろう。あるいは放射線部門が忙しすぎて、決定的なX線像を正しく読み取れないために肺炎が見逃されたのかもしれない。このような事例は比較的多いのである。グレイバーが調査した誤診の三分の二は、何らかのシステム障害にあたる要因を含んでいた。

グレイバーが最も関心を寄せた問題は、彼が「誤認」と呼んだものであり、すべて医者自身に原因がある。調査のなかでグレイバーは、すべての誤診の四分の一以上、すなわち百件のうちの二八件が誤認だけで起こっているとした。またすべての誤診の四分の三が、システムのまずさと誤認とが重なって起きたものであった。

グレイバーは誤認のカテゴリーをさらに細分化した。認識のどういった面が誤っていたのか？　医者の知識の欠落であろうか。そうとは言えない。誤った知識が誤診の主たる要因になるのはごくわずかで、それも稀な条件下のことであった。データ収集の誤り、すなわち不適切な病歴の取り上げ、身体所見の見逃し、あるいは検査結果の誤った解釈がもう少し多く、誤認の一四％に関わっている。これに比べると誤った総括、つまり集められたデータや知識を全体としてまとめることの困難さによる誤認はもっとずっと多く、正しくなかったり、手遅れになった診断全体の半数近くを占めている。

デイヴィッドの場合は、システムと医者の両方が関わっている。病気の初期に、彼は二ヵ所の異なった救急室に行っている。ひとつの救急室からまた別の救急室へ記録を送るのは時間がかかり過ぎるということがあろう。救急医がそれを手に入れようともしないことが多いのは、患者を助けるのにそれが間に合う見通しがほとんどないからである。だからデイヴィッドが初回とは違う救急室へ行ったために、二回目の訪問は事実上、初回の繰り返しとなった。そして患者は二回目の訪問で診察した医者に、すでに心臓発作や心筋梗塞の可能性は「除外ずみ」だと言ったのだが、それを確認する記録がなかったため、医者はこの重要な診断を間違えないように、もう一度検査し直したのである。

彼の記録が活用されなかったために、デイヴィッドの診断は遅れた。グレイバーならこれをシステム関連の誤診と捉えるであろう。たしかに理想としては、患者の記録は常に入手可能であるべきである。

ところが、この救急医たちは思考上の過ちも冒している。患者には心臓発作がないと判明していたにもかかわらず、最後の医者以外はだれも思考を次に進め、その論理的な帰結へと至ることがなかったのである。だれ一人として、診断において最も基本となる問い、「ではほかに何が考えられるか」を問いかける者はいなかった。そうしなかったがゆえに、診断を誤ったのである。

そのような問いをかりに発していたとしても、正しい診断ができなかったかもしれない。胸痛の鑑別診断はいろいろと長い。また悪性貧血の症状は定型的なものだったが、病気自体が比較的珍しい。とはいえ、彼らは問いを発しようとすらしなかったのである。

医療では、「胸痛」という語の後にくる説明語が聞かれることはまずない。もし成人男子で胸痛があれば、ほぼ間違いなく「心筋梗塞急行」と呼ばれる列車の切符を握らされることになる。胸痛という言葉ひとつで一気に、心臓発作を探すために心電図、血液検査、そして負荷検査までの段階プロセスを発動させることがあまりに多い。別の診断の可能性を示唆する他の徴候や症状、ないし医学的評価があっても、である。

これらの医者たちが示しているのは「早すぎる結論づけ」という、診断上の誤認の最も一般的なタイプである。「早すぎる結論づけ」とは、医者がひとつの診断にとらわれてしまって、特定の診断の道筋を踏むのを正当化しようと、すべてのデータを集める前に、別の診断の可能性を考えることを「停止」してしまうことである。デイヴィッドの場合、医者たちの考えは二つの要因によって歪められてしまった。一つは救急室では心臓疾患が極めて一般的に見られること、もう一つは心臓発作がさまざまな不幸な結果を招く可能性があること（それが診断の仕事に救急性と圧力を加えることになる）である。医者たちは、デイヴィッドが心筋梗塞のごく古典的な症状――息切れを伴う胸を締めつけられるような圧迫感――を述べるのを聞き、疑われる心臓の状態をはっきりさせるための検査や診察を依頼している。「早すぎる結論づけ」においては、「一つの診断がつくと思考が停止する」のである。救急室を訪れるたびごとに、脱力としびれの症状はカルテに記録されていたのだが、それ自体としては考慮されなかった。それらが典型的な胸痛の部分症状でないにもかかわらず。「心筋梗塞急行」が駅を出発してしまえば、その診断に合致しないこと――デイヴィッドの脱力の訴えのような――は、往々にして乗り遅れて取り残されてしまう。

パット・クロスケリー医師は救急医であり、診断的思考についてのさまざまな著作をもっている。クロスケリーによると、物事を理解しようとするときに、脳は二つの基本的な戦略を用いる。一つはクロスケリーが直感的アプローチと名付ける方法である。これは「非分析的」な方法で、パターン認識によって考えを進める。彼はそのことを次のように述べている。「ある特定の新しい状況を、自分の記憶にある多くの例の中の、すぐ簡単に取り出せるものに符合させるプロセスである。要するに、臨床医がこの患者には心臓発作があると認めるには、子どもが四本脚の動物は犬であると認める程度の精神的努力があればよいということになろう」。

これはマルコルム・グラドウェルが、その著書『瞬き（Blink）』で記述している真の専門家の瞬時の認識で、素早い、連想的、帰納的ということである。それは「表面を薄く切り取る力であり……ごく薄く切り取られた経験だけで、とっさに状況を把握してしまう力」である。直感は、発見的方法（ヒューリスティックス）に支配される診断方法――知的近道、格言、経験則――につながる。これがデイヴィッドが胸痛と奇妙な脱力症状で最初に数回おとずれた救急室での、医者たちが用いた診断の方法である。

クロスケリーは、このほとんど瞬時の直感的な診断的思考に対し、もっと時間をかけた、より演繹的な診断的思考を対置している。クロスケリーが述べているように、この分析的方法は線形的である。それはルールに従って論理を用いて問題を解き明かそうとする。診断的思考におけるシャーロック・ホームズ方式である。

クロスケリーは、最良の診断的思考とは次の二つの方法を協働させることだと信じている。すなわち経験豊富な医者に、病気のパターン（病気スクリプト）を認識させる直感的な方法と、それ以外の何であり得るかという診断における基本的な問いに焦点を絞り、他のあり得る答えに結びつく手段と構成をもたらす分析的方法とである。

トワイニングは最終的にデイヴィッドの悪性貧血を診断した医者であるが、初めてデイヴィッドの症状についての話を聞いたときには、『瞬き』の本に書かれているようなパターン認識の瞬間も、ひらめきもなかった。ただ一つだけ確かなことがあった。それは、彼には心臓発作はないということである。トワイニングには患者の怖れと不安がわかっていた。「デイヴィッドは心臓は大丈夫だと言われ、結局何が悪いのかを突きとめられずに家に帰されるのを怖れていたのです。でも、私は彼を帰宅させるわけにはいきませんでした。一体何が悪いのか、全く見当がつかなかったからです」。

デイヴィッドの胸痛、脱力、貧血という奇妙な組み合わせが、瞬時の認識の感覚を生み出さなかったので、トワイニングは仕方なく、問題に体系的にアプローチしていくしかなかった。それらの非常に異なった症状についてのあり得る診断を熟慮し、より時間をかけて合理的な方法で患者にアプローチしたことが、最終的に答をもたらしたのであった。

これら二つのタイプの思考はともに、医療においては本質的に重要なものである。どちらを用いるかは、一連の状況をとりまく不確実性の程度による。状況がどうあれ、より確実性があるほど、またそれがある程度わかっているとか、記憶にある病態に密接に結びついていればいるほど、直感的な対応がなされやすい。決定に関わる認識空間は、一方の非公式的で直感的な端から、算定された分析的なもう一方の端まで広がっており、なすべき課題の性質はごく単純なものから複雑なものまである、とクロスケリーは言う。「適切な認識活動を特定の課題に結びつけるところに、秘訣がある」と。

誤認についてなされた研究の多くは、医療情報の解釈上の誤りに焦点が当てられている。デイヴィッドの場合、悪性貧血の診断ができなかった医者たちは、彼の二、三の症状にのみ焦点を当ててしまい、心臓発作を逃すまいという思いにかられて、痺れや脱力の病歴も、身体診察上の異常さも、そして貧血すらも無視してしまった。しかし誤認はまた、我々が病院外の生活から持ち込んでくる思い込みや偏見のために、それに気づかないままデータを解釈してしまうことからも生じうるのである。

医者の偏見——公正かそうでないか

「先生、この膝、またこうなるんです」。私が小さな薄暗い病室に入っていくと、ヴェラ・フリーマンは自分の赤く腫れあがった膝を指差してそう言った。彼女は魅力的な若い女性で、髪の毛をしゃれた形に編み、光るビーズで飾っていた。「昨夜は大丈夫だったの。でも今は、まあ見てください」と彼女は言った。

二週間前、彼女は膝ではなく、足首が腫れ上がって痛くて目が覚めてしまった。怪我した覚えはなかった。「ただ腫れてきて」、二、三日休むと良くなったのだと、彼女は言った。「でも良くなったとたんに、こんどは手首が腫れ上がってしまったの。大きく腫れてほんとうに痛かった。だんだん心配になったけれど、それも治ったんです」。

しかしその次の週に膝が腫れだして、彼女は病院に来る決心をしたのだった。「とても妙なのです。まるでこの腫れが、今度はどこへ止まろうかと迷っているみたいで」。彼女は自分の話が通じているかどうかを確かめるように、私の顔を注意深く見守っていた。

彼女は数日入院し、静脈注射で抗生物質をとり、残りは口から飲むように抗生物質を与えられて帰宅した。二、三日薬を飲んだが、良くなったので残りはもう飲まなかった。今度また、痛みと腫れが戻ってきてしまい、彼女は原因を知りたがっているのである。

フリーマンは自分の病歴について率直に話した。HIVを保有していることを三年前に診断された。それ以外は自分ではごく健康だと思っていた。彼女はタバコを吸わないし、お酒も飲まなかったが、たまにクラックコカイン（小麦粉入りコカイン）を吹かすことはあった。子どもはおらず、つきあいの長いボーイフレンドとアパートに住んでいた。彼女はクラックを買うため、ときどき売春をしていた。

診察をしてみると、彼女の濃い茶色の肌は温かかった。関節を動かすと苦痛で大きな声をあげた。腫れた膝をそっと触っていくと、温かい固まった水風船のように、液体が円を描いて動くのが感じられた。膝蓋が、本来はそれが包んでいるはずの関節から外れてしまっていた。そこを押してみると、何かに触れるまで二・五センチ近い深さがあった。彼女を診察しながら、頭のなかで鑑別診断を収集してみた。熱くて腫れあがった関節は医学では定番で、ふつうは外傷か痛風、あるいは感染症によることが多い。しかし、この「遊走性」の痛みはとてもふつうとはいえない。教科書では「遊走性多発性関節炎」と呼ばれるもので、関節から関節へと移っていく関節炎であり、いくつかのごく一般的な病気の異常な現れである。

これが最も頻繁に見られるのは淋病で（もっとも、この病気に罹っていてもめったに起こらないのだが）、しばしば発熱と発疹を伴う。ライム病もこのような症状を示すことがあり、また肝炎のようなウイルス、あるいはＨＩＶでもありうる。しかしそのどれも、このケースには合わないようであった。他にも、少ない可能性としてはまだあった。関節リウマチでもこのようになり得るし、ループスかもしれない。

その月、私と一緒に働いていたインターンのジュスティン・トンプソン医師が、フリーマンの初回の入院受け入れをしたのだった。彼にフリーマンのことを尋ねると、疲れきった様子でポケットから情報カードの束を取り出してめくり始めた。「たしかに、彼女の膝を穿刺して、培養してみました」。つまり、彼らは膝から液体を採取し、そこに何かのヒントがあるはずなので、その一部を感染の有無を調べるために、血液や尿と一緒に検査に送ったのだった。「淋病だと思いました。ふつうはこういう形で出てこないけど、淋病がこうなり得るのは確かですから」と、インターンはきっぱりと言った。

診断の技術は犯人像のプロファイリングにとてもよく似ている。医者たちは絶えず問い続ける。ある特定の状態が、男と女とではどちらにより多く見られるか。あるいは白人と黒人とでは。若い人と年老いた人とでは。このようにして医者は、その患者がもつ特定の病気の原因について、その可能性の範囲を狭めていくのである。すると、この若くて性に奔放な、一時は売春婦であった患者には、淋病が最もありそうな診断であった。そして、たしかにどの検査もそれを確定はしなかったが、除外もしなかったのである。

しかし、彼女はまたやってきた。またもひどく腫れ上がった膝をして。腫れは淋病の病像の一部を成すものではないのだが、私とともに働いていたインターンは怯まなかった。それどころか想定した感染に対処するべく、彼はすでに抗生物質を指示していたのである。フリーマンは抗生物質摂取のコースをまだ終了していなかったため、病気はまだ治療の中途であった。したがって彼女に必要なものといえば、さらに抗生物質を摂ることだけであった。「ひょっとすると彼女のボーイフレンドが感染源かもしれない。彼女は治療を受けながら、ずっと再感染の危険性に曝されていたのだ。あるいは、また売春を始めたのかもしれない」と彼は言った。

このような考えはどれも合理的ではあるが、もう一度同じ診断を下すには、さらなる確証が必要となることは明白だった。もう一度膝を穿刺してみて、もう一度液体を培養してみるまでは、抗生物質を一時中断するべきだと私は考えた。

私はまた、フリーマンの前回の入院のときの血液検査の結果にも関心があった。そこでコンピュータを見つけて、彼女の検査結果を追跡してみた。ライム検査は陰性、肝炎も陰性、淋病と梅毒も陰性、実際に陽性なのは一組だけであった。それは、リウマチ熱の診断に合致する幾つかの血液検査に加えて行った、最近の連鎖球菌感染の検査である。問題は、リウマチ熱は抗生物質が用いられる今日ではめったに起こらず、あるとしてもまず子どもに限られるということである。実際、成人がリウマチ熱に罹って悪くなるということを聞いたことがない。彼女がこの病気のいくつかの基準に合致していたとしても、そのような診断は下しにくい。彼女はそのプロファイルに全く合わないのである。

われわれは患者のところに戻っていった。最近喉が痛くなりませんでしたか？　ええ、二、三週間前に喉が痛かったけれど、きっとクラックのせいだろうと思っていたんです。それで私は確信した。初めはあり得ないと思われたが、この若い女性がリウマチ熱に罹ったことはもはや明らかだった。

患者のところにまた戻ってみると、フリーマンは着替えをして帰宅の準備をしていた。二四時間前まで赤くて熱く、ものすごく痛かった膝が、何もしないのに随分良くなっていた。われわれはかかりつけ医に、彼女の次の週の予約をとった。彼女が荷物を手に立っている間に、リウマチ熱について、またそれがどういうことになるかを説明しようとしたが、彼女は聞いていなかった。

「もう良くなったんだから、帰ります」と彼女は言った。私は処方箋を渡して握手をし、それから彼女がびっこを引きながらホールを下りていって、ドアのところで陽気に手を振り、姿を消すのを見送った。

最近、かかりつけ医に連絡をとってその後の様子を聞くと、フリーマンの心臓ないし、心臓を通りぬける血流を誘導する重要な弁に障害があるかどうか、超音波検査をしたということであった。すべて完全に正常であった。それは納得のゆく結果である。心臓障害はリウマチ熱の子どもには非常に多くみられるが、成人では「関節を噛み、心臓をかすめる」もので、関節に痛みを起こす傾向はあるが、心臓障害はそれほどではないのである。

私の頭にこびりついているのは、あのインターンのトンプソンが、検査結果がその条件に符合していないのに、いつまでも淋病にこだわったことである。それはフリーマンが、社会の大多数が善しとしない行いをしたという前歴をもつ少数派の女性であることに、彼がまさに偏見を抱いていたということなのだろうか？　あるいはそうかもしれない。しかし、話はもう少し複雑であるように私には思える。

患者たちはふつう理想的な診断の形とは、医者がすべての患者を、その肌の色や年齢、性別、社会経済的なことには関係なく同じように治療すること（そして、同じ人間として見ること）だと思うかもしれない。自分の外見が、自分の健康問題についての医者の客観的評価に影響することなど、だれも望んでいない。しかしながら、それを避けることはできない。病気は、平等な保護という憲法上の要求を遵守しはしない。病気には、人種や性別や年齢、そして社会経済的身分によってさえ差別があるのである。

明らかな例をひとつ挙げよう。乳癌患者の圧倒的多数が女性である。したがって医者が、胸に瘤がある男性患者に出会ったときに、乳癌という診断を優先リストから抜かして考えるのは間違っていない。これほど明らかでない例としては前立腺癌がある。黒人男性は、このタイプの癌に罹る可能性が他の人種に比べて相当高く、韓国人男性の実に四倍、ヨーロッパ系男性の約二倍である。だから、もし黒人が排尿についての症状を医者のところに訴えてきたら、よい医者であれば当然のこと、患者の皮膚の色だけで前立腺癌の疑いを高めるであろう。実際、この診察に関して人種を考慮しないのは無責任であろう。

このような見地に立つと、あのインターンが、麻薬と売春の前歴のある女性に淋病を疑い、それにいつまでもこだわったことは理解できないわけではない。結局のところ、麻薬をやり、多数の性交渉の相手をもつことが、性感染症のリスクを高めると考えるのは間違っていない。とんでもないのは、インターン（あるいはほかのだれでも）が、女性の皮膚の色や服装、その他の彼女の様子や振る舞いなど、淋病のリスクとは何の関係もないことにのみ基づいて淋病と決めつけてしまったとしたら、ということである。

言い換えれば、患者は医者たちに、何とか診断を下そうと苦労している時には正当な偏見を抱いて思考し、決定してほしいということである。医者たちは、病因の特定に役立つと考えられるものすべてを考慮すべきである。しかし医者が誤った一般化をしたり、特定の集団や住民には稀だからというだけで、その診断の可能性を閉め出すこと（たとえば「患者はかなり年配だからＨＩＶではあり得ない」というような）があってはならない。研究によると、医学的決定も、人間関係の他の局面を歪めているのと同じ多くの影響を受けつつ形成されていることがわかっている。実際、ある研究者グループは、「彼らの『客観的』な医療訓練にもかかわらず、意識しようがしまいが、医者たちもあくまで人として行為するのであって、型にはまって考えるように社会的に条件づけられている」と述べている。その点では医学的決定は、患者が何の病気を持っているかと同じほどに、患者がだれであるかの関数であり得るのである。

社会科学の調査では、患者の年齢、性、社会経済的身分、人種、民族性などの特性を含む多くの医学外の因子が、医学的決定に影響を与えることが資料づけられている。これらの特性は、可能性がある診断の優先順位をつけるのに重要な考慮事項となる。しかし、明らかに医学的意味のないような特性、すなわち健康保険の有無や種類、自己主張の強いタイプかどうか、あるいは身体的魅力というようなものすらが、医者による医学的診断とケアの決定の仕方に一定の役割を果たすこともまた明らかにされている。そしてある場合には、病気の可能性に影響しうる因子、例えば年齢や性別といった因子であっても、他の多くの場合には全く関係ないということもある。

そのような影響を及ぼす因子を慎重に取り出すための実験のひとつが、こうした論点を鮮明にしている。専門の俳優を使って、医者と患者の出会いを一組のビデオに撮ったものが作られた。一連の心臓の症状を訴える台本が、男性「患者」用と女性「患者」用に作られている。せりふとすべての舞台装置は、名前などのごくわずかな違いを除いて全く同一である。この調査のために、米国と英国で診療している二五六人の医者が選ばれた。彼らはどちらかの台本を見せられ、さらに、どのような異常が考えられるか、どのような対処をすべきか、あるいはどのようなアドバイスをするか、などの一連の質問をされた。冠動脈性心疾患（CHD）は男性、女性とも死亡率が一位の病気であるために選ばれている。そして年齢別死亡率は男性のほうが女性よりも高いが、四五歳から六四歳までの年齢層では、男性の二倍の女性が未検出か「無症状の」CHDをもっており、したがって実際の病気への影響は、男性も女性もほぼ同じであろうと予想される。言い換えれば、これは医者が決定のプロセスにおいて、偏り——ここでは性別による偏り——を適用すべきではないケースである。

しかしながら、調査の結果はまさにその偏りがあることをはっきりと示していた。医者たちの診断戦術のほとんどすべての面に、性別が大きな影響を及ぼしているのが判明した。すなわちどのケースについても、ＣＨＤの症状の訴えに対して、女性よりも男性により多くの注意が払われていたのである。医者たちは、女性よりも男性により多くの質問をしており（平均男性七に対して女性五・七回）、また男性に、女性よりも詳しい診察をしている（診察された身体ないし、身体組織が男性五・一、女性四・三）。ＣＨＤの可能性があるといわれたのは、男性のほうが女性より多く（それぞれ九五％、八八％）、医者たちは女性患者より男性患者に対して、ＣＨＤである確実性が高いと考えた（ゼロから百の確実性のスケールで男性五七％、女性四七％）。

この調査の報告者は次のように結論づけている。「われわれの調査で明らかになったのは、プライマリ・ケアでＣＨＤの症状を訴える女性が不利になる、ということである。医者たちは、同じ症状を訴える男性に比べ、女性にはより徹底さを欠いた診断的追究手技しかとらず、また女性はＣＨＤの治療に適切な処方を受けることがより少ない」。

診断思考過程に強く影響する医者の意識的、無意識的な偏りは、医者−患者関係の経験全体が孕む複雑さをさらに増大させることになる。最良の医者はそうした危うさをしっかり自覚しており、いかなる診断的挑戦にも立ち向かうべく、自己を再訓練し、自らと自分の思考過程に常に目をこらすよう努めるのである。

最後に述べておきたい誤認のタイプは、認識に関する文献でよく「診断のはずみ（Diagnostic momentum）」と呼ばれているものである。これは一種の医学における群集心理のようなもので、一度患者に診断上のラベルが貼られると、「だんだんその粘着力が強くなる」ということである。医学部で医者たちは、患者につけられた診断をただ受け入れるだけではだめで、自分でデータを評価し直し、その診断を受け入れるか、場合によっては捨てなければならない、と教えられる。ロナルド・レーガン元大統領が（全く違う場面ではあるが）しばしば繰り返していたように、「信頼しなさい、しかし確かめなさい（Trust but verify）」ということである。以前の診断をただ受け入れるのではなく、医者は物事を自分自身で考えることから新たに始めなければならないのである。もちろん、これは言うは易く、行うは難しである。

もし医者が疲れていたり、急いでいれば、わざわざ時間をとって、その診断にたどり着くまでのすべての検査結果や、その他の証拠を見直すことはまずないであろう。かりに医者がそれをしようと努力したとしても、すでにその患者を診た人たちが確定したと同じ明確な病気のパターン――誤っている可能性があるかないかは別にして――にはまり込んでしまわないということは難しい。しかし、そのような余計な努力が、ときに劇的ともいえる思いがけない結末をもたらすのである。

最後の頼みの綱となる医者

グラチェラ・モイティは、掠れた震える声でゆっくりとしゃべった。彼女は疲れて落胆しているようだった。「これが始まった日のことをはっきり覚えています。ちょうど一年前のことでした。目が覚めると脚が燃えているみたいだったのです」と、彼女は言った。

彼女が話している相手はデイヴィッド・ポデル医師で、痛みで目が覚めたその日以後、彼女を診てきた医者のうちの最後の医者であった。それまでの三人の医者は、いったいどうなっているのかを突きとめることができなかった。彼らがせいぜい見当をつけたのは、結合組織のひとつであるコラーゲンの過剰生産を原因とする病気、強皮症であった。患者の症状は、それにぴったり合うというわけではなかったが、この病気はときにふつうとは違った症状を見せることがある。彼女は診断の確認と、この特殊な自己免疫疾患の治療のためにポデルに回されたのだった。

何年もの経験をしっかり身につけていたポデルは、患者が自分の所に来る前にすでに多くの専門医を訪ねている場合には、ふつうとは違った心の準備と予測をもってその患者に接する必要があることをわきまえていた。たとえば患者の病気が何であれ、ともかく自明のものではない。もしかしたら稀な病気で、専門医がよく知っている、たとえば強皮症のようなものかもしれないし、あるいはもっとふつうの病気だが、非定型的な現れ方をしているのかもしれない。いずれにせよ定番のものではない。このような場合には、患者がすでに診断されているとしても、振り出しに戻って始めなければならないと、彼は知っていた。あなたがこの一年間に、うんざりするほどその話を繰り返していることはよくわかっていますが、と彼は謝りながら、もう一度話してください、と彼女に頼んだ。

一年前のその朝まで、ずっと健康だったのです、と彼女は言った。ところが両脚の焼けるような痛みがあまりに強烈に続いていたので、今ではほとんど歩けません。そして体に力が入らず、特に左足が弱い。かかりつけ医のところに行ったが、彼女の症状の原因がつかめず、神経科の医者に回された。医者は彼女を診察し、多くの血液検査もし、さらに頭と脊髄のCTスキャンを撮ったあげく、診断がつかずに今度は内科医に回したのである。

その後、今度は咳が出るようになった。ふつうは乾いた、いらいらする咳だが、ときどきは咳に血が混じることがあった。最近は、ちょっと力を入れただけですぐに息切れがする。今朝も駐車場から診察室までのごく短い距離を歩くにも、立ち止まって休まなければならなかった、と彼女はポデルに話した。かかりつけの内科医は、たしかに肺が関連していると思い、結核の専門医に送った。彼は胸部レントゲンを撮り、胸のCTスキャンをし、さらに血液検査もし、肺の生検すらした。胸部レントゲンで肺が侵されていることがわかった。肺組織の空気が入っている箇所は通常黒くなっているが、淡い斑状影がいくつか認められた。生検組織では炎症が見られたが、それ以上に特定できるものはなかった。彼はこれが何であるのか確信がもてなかった。いろいろな抗生物質も処方された。ついに彼は強皮症の可能性を考えて、かかりつけ内科医のところに彼女を戻した。

そして最後に、その内科医がモイティを、結合組織疾患の専門であるリウマチ医、ポデルのところへ送ったというわけである。身体の至る所に結合組織があることから、複雑で多系統にわたる病気は、リウマチ専門医の得意とするところである。

患者は、白髪の線がまじった豊かで真っ直ぐな黒髪をもつ、すらりとした女性であった。肌はくすんでいなかったが、目は疲れで曇っており、五三歳という年齢より老けて見えた。診察するかぎり、ポデルには明らかな病気の徴候がほとんど見つからなかった。咳があり呼吸の障害があるにもかかわらず、肺はきれいだった。腰部の左側にやや脱力部分があるが、それ以外は関節も皮膚も筋肉も正常だった。

ポデルにはこれまでの医者たちが困った理由がわかった。モイティの症状からは、その病気が神経系統と肺系統の二つが絡んだ特異なものであることが考えられた。強皮症の場合、神経組織と肺組織の両方が侵されるが、彼女にはこの病気の特徴である皮膚の典型的硬化がみられなかった。強皮症の変種だろうか？　それとも全く違う何かだろうか？

これはもしかして、免疫系が誤って患者の体液腺を攻撃するシェーグレン症候群であろうか？　シェーグレン症候群は肺を侵すことがあり、ときには神経組織に広がることもある。シェーグレン症候群をもつ患者は通常、目あるいは口の渇きを訴え、この患者は口が渇くと言っていた。

ポデルはシェーグレン症候群を確かめるために、血液検査を依頼した。彼はモイティに、どうなっているかを突きとめるために全力を尽しますと請け合ったが、しかしもう少し時間がかかるでしょう、と言った。彼女はがっかりした様子で数週間後の予約をとり、また駐車場へ向かってとぼとぼ歩き始めた。

ポデルとしては患者の詳しい医療記録を、特にほかの医者たちが入手した検査やその結果を調べたかったのである。彼は複雑な事例については、記録を予め読まないことにしていた。何が起きているかについて、先入見をもたずに情報を受け取ることが重要であると思ったのである。しかしその日の終わりには、ポデルは彼女の分厚いカルテを携えて腰を落ち着け、すべてのページに目を通した。次々と医者の間を回された患者の、最後の医者となる場合に最も重要な役目は、ジグソーパズルのピースを一つひとつ全く新しい目で見直すことで、すべての前提を問い直し、報告された結果を念を入れてチェックすることである。このような複雑な事例の場合、ややもすると答えはすでにそこに出ていて、気づかれるのを今かと待っていることがある。

これまでに一連の種々の血液検査がなされていた。いくつかの検査は炎症が起きていることを示していたが、その原因を示すものは何もなかった。患者は頭部と脊髄のＭＲＩと、胸部のＣＴスキャンもしていた。ポデルは特に胸部ＣＴスキャンに関心を抱いたのだが、そこには彼が診察では見つけられなかった両肺に広がる、淡い雲のような斑点がいくつも見られた。彼はＣＴスキャンの読影に熟練していなかったので、放射線科医を呼んで見てもらった。しかしその同僚は、ポデルが見たものを確認しただけだった。両肺の雲がかかったようなところには液体の存在がうかがわれた。しかし病因は不明である。

患者は肺の生検もしていた。病理報告は炎症の証拠があるとなっているが、血液検査同様、その原因についてはわからなかった。しかし、ポデルは再び専門家の意見を聞くことにした。今度は病理医のトム・アンダーソン医師である。ポデルとアンダーソンは、病理検査室の双頭顕微鏡のところに座って、生検標本のスライドを詳しく調べてみた。最初のスライドは炎症が相当広がっていることを示しており、アンダーソンもそれに合意したが、それ以上のことはなかった。二番目のスライドをさっさと見ながら、多くの炎症がまた見られる、とアンダーソンが言った。突然、彼は手を止めた。彼は顕微鏡のレンズを急いで取り替え、周囲の細胞とは全く異なった様相を呈している一塊の細胞グループを捉えて、拡大した。

これは肉芽腫のようだ、と彼は言った。

この特異な細胞構造の特徴は、通常の細胞の百倍もの巨大細胞の集合という点にある。これが肺に見られるのは、ごくわずかな疾患に限られる。最も多いのは、サルコイドーシス（ふつうはサルコイドと呼ばれる）か、結核の場合である。ポデルは大声で笑い出しそうになった。ついに干し草の山から針が見つかったのである。彼は電話を取り上げ、モイティを呼んだ。

「何だかわかりましたよ。全部説明してあげられます」と彼は言った。

病気の原因はまず間違いなくサルコイドーシスですよ。この奇妙な慢性の病気は、めったに認められない肉芽腫という細胞塊を示す組織の炎症という特徴をもっている、とポデルは説明した。この病気はふつう肺を侵すが、三分の一の事例では、身体の別の部分も攻撃することがあり、（まれには）神経系に及ぶこともある。結核が肉芽腫の原因になっている可能性もあるので、結核の検査が必要になるでしょう、とモイティに言ったが、多分そうではないと彼は確信していた。夜間の発汗、体重減少、発熱といった結核によくある症状は、どれも彼女にはなかった。違う、まず確実にサルコイドーシスでしょう、とポデルは言った。

ポデルは患者に、副腎皮質ステロイド薬のプレドニンというきわめて消炎効果の高い薬を始めた。すると、ほどなく彼女の呼吸は楽になり、咳も消えてしまった。二、三日で、それまで一年以上できなかった階段の上り下りも始めていた。脚の神経障害は治療にもっと時間がかかり、完全には元に戻らないかもしれないが、いまや診断は明確で効果的な治療もわかっており、完全回復の見通しも極めて良好である。

ポデルは最初から優れた診断医だったわけではない。特定の患者を送ってきた他の医者の見立てを、わざわざ念を入れてチェックしようといつも考えていたわけでもない。彼はこのことを、また多くの他の診断に関する価値ある教訓を、その長いキャリアのなかで学び取ったのである。だからこそ私たちは、医者も他のヘルスケア提供者も、この章で見てきたさまざまなタイプの誤認を避けられるし、あるいは完全になくせるだろうと最終的に望みうるのである。もちろん医者も人間であるから、偏見や、歪んだ見方、あるいは死角といったものに陥りがちである。しかし医者はまた、失敗から学び、身についた偏見を克服し、他の職業では単なる悩みの種で終わるような、そうしたある種の思考の誤りに対処する能力を持ち合わせているのである。

私は自分が勉強中だったときの、恥ずかしい瞬間を今でも思い出す。医学部の三年のときであった。私はある経験豊かな医者から、ごく単純な課題を与えられた。つまり、意識のない患者に気管内挿管をするというものである。医学における挿管とは、料理における湯沸かしのようなもので、だれもが思い浮かべる最も基本的な技術の一つである。それなのに、私はしくじってしまった。喉の裏側で気管（空気の管）と食道（食べ物の管）とが分かれるので、食道に気管チューブを滑り込ませてしまうことが起こりやすい。もちろん、そうすることは死をも招きかねない間違いである。だから医学生は、気管チューブを入れてから肺の空気の音をよく聞くようにと繰り返し教えられている。誤って胃に管を入れてしまったら、音は聞こえない。耳をすますと聞こえたのは恐ろしい沈黙で、それはとりもなおさず、私がこの基本的な間違いをしでかしたことを意味する。監視している医者に見つめられながら私は気管チューブを外し、またやり直したが、その間ひどく恥入っていた。しかし、医者は困った様子でも落胆した様子でもなかった。そして彼が言ったことは、いつまでも私の胸に残った。

「食道に気管チューブを挿入するのは恥ずかしいことではない。しかしそれをチェックしなかったら、誤りに気づかなかったら、それは本当に恥ずかしいことだ」

彼の指摘する要点は、誤りそのものは避けられないということである。間違いは始終起こりうるもので、しかも技術的なものから認識上のものまで、さまざまなタイプの間違いがある。しかし、だからといってお手上げというわけではない。大切なのは、われわれの作業系統を、手続きを、原理原則を、そして思考過程そのものを、過誤が最小限度になるように工夫設計すること、そして誤りを冒したら、それを「逃さないで捉える」ことである。

誤りが致命的なものになるのは、なにも医学の領域だけではない。たとえば飛行機産業ひとつをとってみても、人的誤りを防ぎ、それを捉えるために、多くの系統を適切な箇所に配置することが必要だった。一九三〇年代に、「操縦ミス」によるテストパイロットと乗組員が亡くなる墜落事故があり、空軍はこれ以後、すべての操縦士と副操縦士に、各飛行前に離陸前のチェックリストを完了するよう義務づけることにしたのだった。事故の確率は大幅に減少し、やがてこれが軍・民双方の操縦士にとっての実践基準となった。ほとんどの航空各社も今では、操縦士と乗組員に対し、離陸直前に飛行計画を再確認するよう要求している。これはグループ単位でなされ、操縦士から乗客係までの乗組員のだれもが、自分が見たり懸念している問題を何でも提起できるのである。操縦士と乗組員は、広く多岐にわたる問題に対する安全対策の訓練を受けており、それもできるだけ現実的かつ有効な経験ができるように、しばしばフライト・シミュレーションが用いられている。これらの基本的な手続きは、航空機旅行の安全性を劇的に向上させた、より大きな運動の一環をなすものである。

多くの医療ミスをなくすために今では国家的な努力がなされており、実際にミスが起きる前にそれを捉えるべく、何重ものチェックとダブルチェックが実施されるようになっている。飛行機産業によって発達してきた多くの戦略が、米国中の病院や手術室で応用され、適用されている。たとえば外科医には、外科チームのすべての成員とともに手術前のチェックリストを完成することが求められる努力がなされている。すべての手術前に外科チームは集まって、麻酔医から手術室勤務の看護師までのだれもが、自分が見たり懸念している問題を何でも提起できるのである。『ニューイングランド医学雑誌』の最近の研究によると、一九項目の外科手術の安全チェックリストを用いることで、五〇%近い死亡率の低下と、副作用全体の三分の一の減少をみたという。最近の調査では、集中治療室でのある手技の前にチェックリストを用いることで、八〇%も医療過誤が減少し、命が助かっているという。

こうした努力のほとんどが、システム上の過誤、つまり誤った薬が投与されるとか、間違った血液型が輸血されるといったことに向けられている。あるいは、違うほうの脚が切断されるという場合もある。これらは一九九九年のアメリカ医学研究所からの報告『人は誰でも間違える』（二〇〇〇年に出版）で認められているものである。病院はこの運動の先頭に立っており、こうした問題への対処が遅れている病院に対して罰則を加える努力もされている。

しかしながら診断上の過誤については、まだこのような努力はなされていない。事実、ある研究者がアメリカ医学研究所報告のテキストを検索してみたところ、「与薬過誤」という用語は七〇回に上るが、「診断過誤」は二回だけであった。この報告が基にしている調査では、すべての過誤の一七%が誤診であると認めているにもかかわらず、そうなのである。

誤診の原因と解決についての研究はまだ始まったばかりである。誤診の領域で主として焦点が当てられているのは、医者が対処しなければならない最も基本的な認識上の限界のひとつ、つまりわれわれの脳の容量が限られていることへの取り組みについてである。医学知識があまりに膨大になって、一人の人間がすべてを知ることはできない。どれだけ多くの経験を積んだとしても、また多くの患者を診たとしても、あるいは多くの教科書を読んだり、多くの雑誌に目を通しているとしても、それは不可能である。ある種の誤認はこうした限界に根ざしている。すなわち、探すべきものがわからないときには、何も見つからないのである。そしてある病気について知っていたとしても、もし患者の病気がきわめて稀にしか現れない様相を呈するとしたら、その病気を思いつかないかもしれない。

こうしたディレンマに対する明快な解決法のひとつは、自分自身の神経コンピュータを、疲労せず、混乱せず、一人の人間の脳をはるかに超える記憶量をもつ、実際のコンピュータを使って拡大増強してゆくことである。しかしながらこの「明快な」解決は、かつて多くの専門家が信じたほどには実用化するのが容易でないことを、以下に見ていくことにしたい。

第十章　デジタルに診断する

一九七六年、ピーター・ショロヴィッツはひとつの未来像を抱いていた。彼はカリフォルニア工科大からの新設ほやほやの情報科学博士号をもっていた。コンピュータ通の先鋒に立っていたのだ。そして彼には夢があった。医者のもつデータ収集能力を、コンピュータの無限に近い記憶力や高速データ処理能力と結びつければ、医者の診断技術はこれまでにないほど正確なものになるだろう、ということである。

こうした素晴らしい発明のもつ可能性に沸きかえる時代に、ショロヴィッツはちょうど学問をめざす年齢を迎えたのである。それは新しいコンピュータ時代の幕開けであった。小型コンピュータが時代の先端を走っていた。それ以前の技術では一部屋ほどの大きさであったのに比べ、これはわずか机ほどの大きさであった。パーソナルコンピュータ、つまり一般の人々が家庭で使えるパソコンは、まだカリフォルニア州、シリコンバレー近くのパロ・アルトの駐車場での夢にすぎなかった。データはいまだに巨大な磁気テープ盤に貯蔵されていた。新しく発明されたLPサイズのディスクドライブが、七メガバイトの情報を収めることができるというのがデータ貯蔵技術の驚異であった。

コンピュータがその巨大な情報貯蔵能力を急速に伸ばしつつあることは、医療上の要請、特に医学診断への挑戦にぴったり適合すると思われた。医学知識もまた加速度的に増大していることは明らかであった。一九七六年に出された論文のなかで、いわゆる「臨床的認識」に関するコンピュータ・シミュレーション作業をしていた医者グループが、一人の臨床医が少なくとも二百万件の医療情報を参照していると推定した。この山のような知識が、時とともにさらに増大することは明白であった。病気を診断するというこの悩ましい作業に、コンピュータの「頭脳」を駆使して人間の頭脳を増大させ支援することが、合理的で技術的に実現可能であるとショロヴィッツには思われたのである。

このような高揚期にあって、急速に拡大している医学知識の分野からの要求に応えるべく、医者たちに役立つコンピュータの設計に協力しようと、ショロヴィッツは医者との定期的な話し合いを始めた。ところが、そこで見たことに彼は驚かされた。とりわけ、ある大学病院で非常に尊敬されている年長医との会話は、当時としても際立ったものである。たとえばこのようなものである。いくつかの症状をコンピュータに入力すると、考えられる診断のリストが出てくるということも可能です、とショロヴィッツが述べるのを聞いて、その医者は彼を遮った。

「いいですか」ショロヴィッツの目の前に両手をかざしながら、彼は言った。「これは外科医の手ですよ、タイピストの手ではありませんよ」。言い終わると、彼はくるりと背を向けて出て行ってしまったのである。そのことで、医学診断へのコンピュータの応用は思った通りにはいきそうもないと、ショロヴィッツはいち早く思い知ったのである。

では、三十年後へと時計の針を進めてみよう。

二〇〇六年には、ショロヴィッツはＭＩＴ（マサチューセッツ工科大学）の正教授になっていた。頭が薄い少々中年太りの、ごま塩髭をたくわえた精力的な男性である。彼は今や、医学的決定と診断の諸問題に取り組むコンピュータの構想と人工知能システムに専念する、ＭＩＴグループの長である。毎年秋に、彼は「生命医学的決定支援について」という大学院セミナーで、自分の考えとこの世界に対する予測を紹介している。私はこのコースのことを読んで、将来の診断ソフトのありようを見てみたいと思った。

私は医学生たちが最終プロジェクトを発表する期末セミナーを訪ねた。教室の硬いプラスチック製の椅子に腰かけて、パワーポイントのスライドが次々に繰られ、略語略字がちりばめられた文章が鉄砲玉のようなスピードでそこに添付されていくのを、私は見守っていた。あるグループが、巨大なデータベースの中から「興味深いヒット」を見つける新しい技術を発表した。また別のグループは、ウェブをベースにした電子医学記録プログラムを、ユーザーに使いやすくするインターフェイスを発表した。もう一つのグループは、遺伝子検査のプライバシー強化プログラムを発表した。あるグループは、処方された薬剤同士の有害な相互作用の有無を見分けるための、現行のソフトよりも効率の良いエレガントなプログラムについて述べるのに、決まりの十五分を超過してしまった。

これらのプロジェクトはみな、医療ケアの供給のさまざまな面を改善したり、その境界を広げるように思われた。事実、発表のあとでショロヴィッツは、薬剤の相互作用についてのプログラムを作ったチームと話し合っていたが、それは結果が出版可能だからというだけでなく、医学生たちがこれを一つの起業チャンスとして活用しうる可能性もあったからである。

しかし、それでいて何かが欠けていた。このコースの掲げる題目にもかかわらず、そこには三十年前にショロヴィッツをあれほど魅了してやまなかったコンピュータによる臨床診断の改良という、かねてからの課題に向けられたプロジェクトが一つもなかったのである。

セミナーのあとショロヴィッツは、研究室で椅子に背をもたせかけて考え込んでいた。

「三十年前には、私たちはすべての症例について、どの医療行為が最適であるかを見分け、診断をより速く、より容易にするシステムをつくり、それをコンピュータを通してすべての医者たちに提供できると考えていました」と彼は言った。人工知能の技術によって、やがてはコンピュータが医者の専門コンサルタントとしての主要な役割を担うことになるだろうと宣言する論文を、二十年前に『米国内科学会雑誌』に載せたのだった。それで、今は？

ショロヴィッツはため息をついた。「結局それは無理、ということなんですよ」。アイデアは面白いかもしれないが、作ってくれるメーカーがない。医者たちはそんなものを買いたいとも思っていないし、会社もそれを設計して作ってみようという関心がない。「今では、平均的な医者を超優秀なレベルの診断医に高めるよりも、平均以下の医者を現行レベルに引きあげることに、そして優れた医者についても、ともかくばかばかしい間違いを避けるということに強調点と注意点が移っているのです。そのほうが結局、患者により多くの利益をもたらすということになったのです。そのための経済的モデルがすでにできているということもあるし」。

今日ではほとんどの医者が、診断にあたってコンピュータに頼るよりも、自分や同僚の頭脳を頼りにするのはなぜか、ショロヴィッツはその主たる理由を逐一確認していった。

まず第一にコンピュータは、自分で患者から直接データを集めることができないということがある。この器械はデータの収集ではなく、データの分析に優れているのである。だから医者たちがデータを集め、それをプログラムに入力しなくてはならない。そしてプログラム自体は、その入力作業を容易にしてくれるわけではない。患者の症状や身体所見を記述する方法は何通りもあるが、ほとんどのコンピュータはそれを理解する適切な言語能力を備えていない。結局、すべてのありうる症状を並べた長いリストを手にするか、さもなければ、コンピュータが「わかりません」という用語を用いる事態になるのである。

そこにはまた、技術的な困難もある。医者、検査室、病院で使っているコンピュータ・ソフトは、それぞれ別である。患者のデータを記憶するのに使用されるきわめて多様なソフトに接続可能な、そうした単一のシステムというものはない。コンピュータに考慮してほしければ、医者がまたデータを入れ直さなければならない。さらに財政上の困難もある。この種のソフトに力を注ごうとする医者や病院に、だれが支払いをするのか。病院は、ものごとを理解するものにではなく、何かを為したものに対価を支払うということに、ショロヴィッツは気づいたのである。

だが恐らく最大の困難は、医者たち自身にこの種のソフトを使うように説得することにあるが、臨床像の混乱に直面した場合、医者にとって最も手っ取り早くて容易なのは、いつもやりつけていること、すなわち他の医者に助けを求めることである。

これらの、また多くの理由から、医学界では特定のコンピュータ化された診断支持システムは、これまでのところ採用されていない。どの医者よりも、より良く、より速く、より包括的に「考える」ことができるコンピュータ・システムの夢は、まだ実現していない。訓練された人間は、そのあらゆる限界にもかかわらず、問題を把握し、素早く無関係な情報を排除し、「それなりに満足のいく」決定に狙いを定めることにおいては、いまだに極めてすぐれているのである。

だからこそ人間であるチェス名人が、計算力、記憶力そのものでは人間の脳よりも桁はずれに能力の高いコンピュータを相手に、これほど長いこと勝ち続けてきたのである。人間は決定や結論を引き出すショートカット戦略を考案するが、コンピュータにはもとよりそれは不可能である。人間はまた、パターン認識において特別にすぐれている。チェスにおいては名人は一目で盤全体を見てとることができ、またそこに潜む脅威や好機を感じとる感覚や直観力を養うことができるのである。

人間と同程度のチェスゲームができるコンピュータを開発するのに、何十年も、何百万ドルもかかっている。たしかにチェスは、高次の思考を要求する複雑なゲームではあるが、二次元であり、一定の変化しない駒を、明確で一義的な法則に基づいて用いるものである。これとは対照的に、人間のする診断は四次元（三次元の空間に時間という第四の次元が加わる）であり、不変の規則はなく、「駒」（身体）は一つとして同じものがない。

もちろん、それに加えて人間には、コンピュータとは比べものにならない一組の診断ツール、すなわち相互に独立した精妙かつ強力な五個の感覚器官がある。医者は一目で、患者についての多大な情報、すなわち彼らの姿勢、肌の具合、相手との視線の合わせ具合、匂い、声質、身の回りの清潔さ、そして言葉にならない微妙な手がかりといったものを、即座に入力し処理できる。それに対しコンピュータは、もともと人間が入力した言語と数しかもっていないため、生きて呼吸し、複雑きわまりない患者という存在を表現するには不適切なのである。

そのような挑戦のなかにありながら、ショロヴィッツは、医学的状態を診断するコンピュータ・プログラムを発展させようとした開拓者の一人である。何十という試作モデルが作成され、実験室で試験された。しかし規模を拡大するという試み、あるいは臨床の場に移行する試み、あるいは利潤を生み出す試みにおいて、ほとんどが挫折してしまった。コンピュータには、巨大なデータベースを素早く使用可能にするメモリーも速度も備わっていなかったのである。世界規模のウェブ（World Wide Web）が到来するまで、プログラムはディスクを媒体として、あるいは専用コンピュータの一部として、あるいはダイアルアップ式のモデム伝達で配るしかなかった。こうした困難な課題が重なって、この領域での勢いが減速するのである。

しかし、もっと新しい技術的な改良をとり入れたシステムでも、それほど広汎な成功を収めているとは言い難い。そのよい例となるのは、コンピュータを用いて診断を改良するという比較的初期の試みである。一九八四年、MITのコンピュータ科学研究室出身のコンピュータ科学者たちが、川向こうのマサチューセッツ総合病院の医者グループとともにチームを作ったことがあった。彼らは二年間かかって電子医学参照システムを作り、診断の補助にしようとした。一九八六年、DXプレインと名付けられたプログラムは、五百件の疾病についての情報データベースをもって起動し始めた。一九八七年には疾病件数約二千に拡張されたデータベースを備えての全国配信は、インターネットの前身である、ダイヤルアップでアクセスする専用コンピュータ・ネットワークで始まった。一九九一年から一九九六年の間に、DXプレインは、個人のパソコンに読み込める単独仕様でも配信された。一九九六年以降は、インターネットアクセスによるウェブ版DXプレインが、それまでのすべての配信方式に取って代わることになった。プログラムは年毎に拡大し、現在では三万五千人の医療関係者に入手可能であり、医学部や大学病院のほとんどのところで、そのプログラムが教育用ツールとして用いられている。

DXプレインやその他の第一世代の診断決定支援ソフトプログラムは、特徴的な症状や徴候や検査結果に基づいた症候群、および疾病の知識データベースを用いている。ユーザーが選択肢のメニューを選んで自分の患者のデータを入力すると、プログラムはベイズ論理やパターン照合アルゴリズムを用いて診断上の可能性を示唆するのである。

「一九八〇年代には、コンピュータを用いた診断上の問題解決に多くの労が費やされたが、一九九〇年代になって、いわば先細りになってしまった」と、アラバマ大学の健康情報学教授エタ・バーナーは言う。バーナー自身もこの仕事が減った理由に一役買っているかもしれない。一九九四年、バーナーと他の一三人の医者たちのグループは、最も広く使われているプログラムの四つを試験し、論文を『ニューイングランド医学雑誌』に発表した。彼らは全国の専門家から百余りの難しい症例を集めて、それらの患者のデータを、四つのデータベースそれぞれに入力した。四つのプログラムのすべてが、この調査に含まれた一〇五の症例のうち、六三を正しく診断した。四つのプログラム全体としてみると、正しく診断したのはどれも五〇%~七〇%の間の確率であった。これはせいぜい段階Cの成績である。

論文の筆者たちの結論は、試したプログラムは診療の装置として多少は役に立つかもしれない、というものであった。「こうしたシステムの開発者は、これらのプログラムが気づきを促すような働きをすること、すなわち医者たちに、考慮に入れないかもしれない診断に気づかせるとか、関連する他の診断の可能性へと注意を向けさせることを意図している」。しかしこの調査が示したように、医者が求めている答えをもたらさないことが度々あった。「この分野はしばらく、だれも手をつけない荒地でした」とバーナーは説明したが、付け加えてこう言った。「でも、今また勢いづいてきていますよ」。

専門システムに相談する

DXプレインのような診断ソフトの難しさのひとつは、医学のすべての領域をカバーしようとすることにある。「専門システム」に特化して開発された別の諸システムは、特定のタイプの診断上の困難がある症例に出会った場合に、医者たちに用いられるものである。

フランク・ビア医師は、国際的な支援組織である「アメリケア（AmeriCares）」の所長である。彼はまた感染症専門医――特に熱帯性疾患――でもあり、最近までイェール大学の医学教授であった。最近帰国してどうも具合が悪いという患者を診るときに、彼はギデオン（GIDEON「世界感染症・伝染病ネットワーク」）と呼ばれるプログラムを使うことにしている。彼はつい先ごろ、ギデオンが極めて難しい診断の鍵を与えてくれた事例を次のように述べている。

夜明け前のことであった。二十一歳の女性が、病院のベッドでそっと苦しみの声をあげていた。脇にある静脈点滴の液が、ほっそりした腕へと流れ込んでいた。母親がベッド際に座っていたが、そのしゃれた洋服も徹夜の看病で皺になり、顔には疲労の影が濃かった。

彼女はある夜遅く、この小さなコネチカット病院の救急室に、蒼い顔をして高熱で運び込まれたのだった。「この状態でもう二週間になるのです」と、母親は部屋に入ってきた若い医者に言った。「でも、だれもなぜだかわからないのです」。

娘はいままでずっと、とても健康であった。最近一ヵ月ほどアフリカへ調査研究の旅行に行ったが、健康上の問題は何もなかった。発熱と発汗が始まったのは、ウェズレー大学へ戻って二週間してからのことであった。立っているだけでめまいがした。長めに昼寝をすると少し楽になったが、翌日には熱が出ているのに気づいて医院を訪ねたのだった。

「マラリアかもしれないと思う、とみんなに言ったのです」と、患者はようやく聞き取れる声で医者に説明した。「先生が、タンザニアの中の、私たちのいた地域によくある、と言ってました」。そしてそこにいる間、彼女はいつもマラリアの予防薬を飲んでいたというわけではなかった。大学の看護師は、おそらくインフルエンザだろうと考えていた。しかし、その後数日経ってもこの若い女性が回復しないので、もしかしたら本当にマラリアなのかもしれないと思い、看護師は町の感染症専門医に回したのである。この蚊が運ぶ病気が蔓延している地域にいたので、その専門医はまず、患者に一週間、キニーネとドキシサイクリン（抗生物質）を投与してみることにした。

彼女は丸七日間のコースをとったが、薬は効かなかった。次の数日間にひどい咳が出るようになり、あまりに激しいために嘔吐するほどであった。腹部が痛んで、立っていることも難しくなった。そしてさらに、ひどい下痢に悩まされた。それで彼女がもう一度医院を訪れたとき、彼らは救急車を呼んで近くの病院へ運んだのである。

当日の午前中の担当のファディ・ハンマミ医師は、黙って話に耳を傾けていた。後で彼は、私に次のように言った。「診断を誤りたくなかったのです。たぶん彼女はアフリカで何かに罹ったのでしょう。私はともかくそれが何かを探し当てなければならなかったのです」。

ストレッチャーに横になった患者は、痩せて蒼い顔をしていた。皮膚は頬骨のところで引っ張られたように伸びていた。三八・九度の熱があった。血圧は低く、心臓の鼓動は速く激しかった。腸の音は正常で、腹部に圧痛があったが、他には特に異常は見つからなかった。

医者は、その朝早くに提出していた検査の結果を調べてみた。白血球数は上昇しており、感染症を示唆していた。そして白血球のいくつかは巨大化しており、その核が不規則な形をしていた。血液内で起こっているまた別のことが、医者の関心をひいた。彼女の白血球のおよそ半分は、感染と闘うタイプのもの——好酸球であった。これは通常は、人の白血球の二％から七％を占めるものである。この患者の身体システムでは、白血球の四一％が好酸球であった。こんなことには彼はめったに出合ったことがなく、重要な鍵となるはずであった。この型の細胞は、特定のグループの伝染媒体、すなわち寄生虫に最も効果的な防御をなすのである。

しかしどの寄生虫であろうか？　寄生虫には何十と種類があり、それぞれ異なった対処を要する。感染した肉を通して運ばれる小さな虫がひき起こす、トリキノーシス（旋毛虫症）がこの種の病状を呈することがある。米国ではめったに見られないが、アフリカの多くの国々ではやっている。汚染された土壌に棲む寄生虫ストロンギロイデス（糞線虫）は、この種の白血球反応をひき起こすことが知られており、蚊で伝搬されるフィラリア症もそうである。彼女が訪ねたタンザニアでは、どの寄生虫が最も多いのだろうか？

ハンマミは助けを借りることが必要であるとわかっていた。フランク・ビアが助けてくれた。ハンマミはこの医者のことを聞いたことがあって、彼に電話した。自己紹介をして、急いでこの事例の詳細を述べ始めた。ビアは聞きながらメモをとった。そのような極端な好酸球増多をひき起こす病気の数はごく限られていることに、彼はすぐに気づいた。患者に筋肉痛がないので、たぶん旋毛虫症ではないだろうと、彼はハンマミに言った。フィラリア症はずっと進行の遅い病気で、症状が出てくるのは病因に接してから数週間というよりは、数ヵ月かかるのがふつうである。糞線虫症はかなり有望である。そのほかカタツムリが媒体で、真水で伝搬される寄生虫による住血吸虫症も可能性がある。両方とも胃腸管の感染で下痢をひき起こし、ともにこの好酸球の過度の上昇をひき起こす。

しかし、ここにいたってビアはためらった。住血吸虫症がタンザニアにあることは確かだと知っていた。しかし、糞線虫症はどうだろうか？　他にも同じような症状をひき起こす虫があるだろうか？　これは自分の専門ではあったが、ビアは見逃しがないことを確認したかった。血液と便の培養が正確な鑑別をしてくれるだろうが、それには何日もかかってしまう。それを待つには患者の病状が重すぎる。

ビアはハンマミに、すぐあとで連絡します、と言った。電話を切ってビアはコンピュータに向かい、自身の専門医であるギデオン（GIDEON）に相談した。これは医者の感染症診断を助けるために、感染の危険に曝される国を基本につくられた専門システムである。このプログラムは三三七種の疾患を調べることができ、国ごとにまとめられている。ビアはプログラム内の診断モジュールを開き、ハンマミから得た情報を入力した。彼はまた疫学モジュールで、糞線虫症と住血吸虫症の寄生虫についても調べ、それから治療モジュールで最良の治療方法に何があるかを見た。十分間で方針が立った。

「ギデオンを使ったのは、見逃しがないかを確かめるためです」と、ビアは後で私に言った。「それで、私が自分の勘で最適と思ったやり方を進めてよいのだと確認できました」。

ビアはハンマミに電話をした。「彼女に二つの寄生虫病の治療をしましょう。糞線虫症に対するイベルメクチンの二日間コースと、住血吸虫症をやっつけるためのプラジカンテルの二倍投与です。それから、薬物治療前の血液と便の検体を、こちらの検査室に送って下さい」。

薬物治療を始めて二日間で、嘔吐と下痢は止んだ。発熱も消えた。患者は食事を摂り始めた。四日後、ずっと気分が良くなって彼女は自宅に戻った。もっとも、完全に正常になるまでには何ヵ月もかかるであろうが。

イェールでの検査では、彼女は住血吸虫症にかかっていたという結果が出ていた。この小さな寄生虫は、東アフリカにいるカタツムリの一種によって運ばれる。激しい雨期にカタツムリは川に流れ込み、寄生虫はそこでばらまかれる。彼女のいくつかの調査研究は、川の水の標本を集めて行われていた。患者は後に、水に浸かっている間、保護用の長靴を履いていなかったことを認めた。面倒だったからである。

住血吸虫症は米国では極めて稀な病気であるため、当初それとわからずに患者が誤診されたのは驚くにあたらない。しかし、だれかがそれを突きとめなければ、彼女は死んでしまったかもしれないのである。ハンマミが、好酸球数の異常な上昇の深刻さを認識し、感染症専門医に相談したこと、それが正しい治療法に繋がったのである。そしてさらにこのケースでは、専門医が自分の限界を知って「デジタル脳」を参照したのであり、この専門システムが彼の勘を確かなものとし、他の可能性を除外するとともに、有効な治療法を示してくれたのであった。

「私はべつにハイテク信奉者というわけではありません」と、ビアは言った。「でも特定の病気、あるいは特定の地域についてよく知らない場合は、何かを見落としている可能性があります。このプログラムのお蔭で鑑別診断の範囲を狭められます。特定の国の病気だけを調べられるのです。もし、だれかが発熱と発疹があって、エクアドルから帰ったばかりであれば、その症状と国名を入力すれば、可能性のある感染症のリストを出してくれるのです」。

ギデオンのような専門システムは、今日ではビアのような専門医には、少なくとも時々は利用されている。しかし、ほとんどの総合医はそのようなシステムを、いやどのようなタイプのコンピュータによる診断決定支援システムさえも、用いることはない。今あげた事例においても、ハンマミ――彼は専門医ではない――が、鍵となる異常に上昇した好酸球数に気づいたのは、彼自身が苦労して手に入れた医学的知識によるものであった。しかし、初めに患者を診た看護師や医者はどうであろうか？　まさにこのような場面でこそ、忘れたり、見落としをしないデジタルな医学的脳が理想的ツールとなるはずである。もし検査結果が、例外を監視するように「訓練された」コンピュータ・プログラムに入力されていれば、直ちにスクリーンに、看護師に寄生虫感染を考慮するようにという警報が現れ、また医者には、マラリアはこのタイプの白血球の上昇をひき起こさないことを想起させたであろう。

もちろんこのような場面を想像することが、一九七〇年代にMITのピーター・ショロヴィッツのみならず、多くの人たちを勇気づけたのである。つまり非常に速くて正確で、そして医学的情報の流れにうまく統合されているコンピュータが、きっと医者の時間を節約し、患者の命を助ける助手となる、と。そのようなツールはまだ存在していない。しかしインターネットの出現とともに、コンピュータの速度と記憶容量は増大し、さらに医学システム全体にコンピュータが普及して診断決定支援システムの第二世代も開発されてきており、究極の理想形とは言えないまでも、より完全なシステムがいずれ達成されるかもしれないという希望を抱かせたのである。

現在、診断決定支援システムの第二世代の範型をなすのは、皮肉にも決定的誤診例の結果生まれたものである。それは一九九九年の初夏、ロンドン郊外でのことであった。三歳のイザベル・モードはかなり重い水痘（水ぼうそう）に罹っていた。両親のジェイソンとシャーロットは全然心配していなかったが、家庭医のところへ連れて行った。いうなれば水痘は、子どもが必ず罹る通過儀礼のようなものであった。医者は水痘だと確認して、かゆみを抑えるためのいつもの処方を指示し、家に帰した。

しかし医者を訪問してから数日後に、イザベルはひどい高熱、嘔吐、下痢、激しい痛み、そして水痘の発疹の色の変容をきたしたのである。こんどは本気で心配になって、ジェイソンとシャーロットは救急室へ連れて行った。医者たちはイザベルを診察し、症状はたしかにふつうより重いが、水痘としては例がないわけではないと言って安心させた。彼らは両親に、二、三日でこうした症状はきっと良くなると請け合った。

症状は良くならなかった。むしろ悪化した。ジェイソンとシャーロットの心配はパニックと化した。再び彼らはイザベルを救急室へ連れて行った。今回は救急室へ着いてほんの数分後、イザベルの血圧は劇的に下がり、救急蘇生法を必要とした。イザベルが水痘よりもっと深刻な病気であることが、もはや明らかとなったのである。しかし、一体何の病気であろうか？　医者たちには見当もつかなかった。彼女は急いでロンドンのパディントンにある聖メアリー病院の小児科集中治療室に送られ、そこで小児科集中治療の専門医ジョセフ・ブリットが引き継いだ。

ブリットにはイザベルが稀な、しかし明確な記載のある水痘の合併症、すなわち毒素性ショック症候群と壊死性筋膜炎、一般の出版物では肉食病（flesh-eating disease）と呼ばれるものに罹っていることがわかった。壊死を起こす筋膜炎の治療のため、イザベルは感染した皮膚を取り除く緊急手術をし、それが胃の周囲にいくつもの広範囲な傷を残したので、さまざまな再建手術が必要になった。イザベルは二ヵ月間入院し、一ヵ月は小児集中治療室にいた。彼女は腎不全、肝不全、呼吸不全を併発した。何度も心臓が停止し、蘇生されなければならなかった。彼女は何週間も生死の境を彷徨ったのである。

だが、ゆっくりと彼女は回復に向かった。手術の傷跡は、今ではただ苦しかった体験の身体的な名残りでしかない。私が今これを書いている時点では、彼女は頭のいい、活発な小学生である。

しかしながらイザベルの父親にとっては、このトラウマ的な出来事が人生そのものを変える事件であった。子どもの苦しみを見ていなければならない辛い感情と、彼女の病状が誤診されるのを目の当たりにしたやり切れなさとが、組織全体の改善のために何かせねばというジェイソン・モードの情熱に火をつけたのである。

当時、モードはロンドンで、投資額五千億ドルを管理するアクサ保険会社投資運営の株式調査の責任者をしていた。彼は膨大な数に上る複雑なデータをコンピュータで分析することには慣れていた。彼はブリットに、医学的診断の改良のためにコンピュータを用いる可能性について話した。ブリットはすでに同じような方向で考えを進めており、こうして二人は一九九九年七月、医者のためのウェブサイトを基盤とする診断システムの開発をめざして、イザベル・ヘルスケアを設立したのであった。

ブリットは、さまざまな誤診のリスクはきっと解消するはずだと確信していた。彼は好んで医学界の過誤に対する態度を、航空産業のそれと比較する。航空会社がその過誤を研究し、衝突事故をほとんどゼロにできたのは、パイロットがそれを主張し続けたからであり、それは彼らが絶対に失敗を避けたいという強い気持ちを抱いているからである、とブリットはしばしば言っている。

「ところが医者の場合は、飛行機と一緒に墜落するわけではないですからね」と、ブリットはつけ加える。

ブリットがその開発に協力したシステムのレベルは、ギデオンに代表されるタイプの専門システムを相当程度上回っている。ブリットとモードが『イザベル』と名付けた診断ツールを使う場合に、医者たちが情報を入力するのに（ギデオンと同様な）鍵となる所見を使ってもよいし、別のプログラムからカット&ペーストされた臨床記録のような文章全体を入れてもよい。イザベルはまた、臨床所見から候補となる診断を絞るための新しい検索方法を用いることもできる。このプログラムには、個々の所見を記述するための広汎な用語を見つけ易くするように、専門用語辞典も入っている。このプログラムは自然言語を用いてデータ処理し、その用語と、選択された参考文献で用いられている述語とを比較対照する検索アルゴリズムを使用している。たとえば内科症例のためには、文献ファイルには六つの主な教科書と、一般内科、内科系諸専門科、それに中毒学関連の四六の主要な雑誌が入っている。検索領域とその結果は、患者の年齢、性別、地理上の位置、妊娠の有無、その他の臨床的要因を考慮するようフィルターがかけられる。フィルター要因は臨床医が選ぶこともできるし、すでにシステムに臨床医の電子医療記録が統合されていれば、それが自動的に入力される。するとシステムはいくつかの診断を提示するが、それは選択された所見と検索された参考文献との間の、一致する程度の順に表示される。第一世代においてもそうであったが、それぞれの診断についてのより詳しい情報は、権威あるテキストへのリンクを用いて直ちに入手できるようになっている。

イザベルはそれなりの成功例をもっており、当然ながら会社はそれを誇りにしている。次の例はイザベルが最初に公に使えるようになって間もなくのものである。アトランタ州北部のある小児病院に勤めていた、人あたりの柔らかな腫瘍内科医ジョン・ベルクザーゲルは、この新しいシステムについての記事を読み、ベータテスト（販売に先立つ最終テスト）用の医者となることを申し込んだ。

その後しばらくたったある週末に、ジョージア州の田舎の夫婦が、四歳の息子を病院の救急室に連れてきた。病院を訪れるのはそれが最初ではなかった。彼らの息子は何ヵ月も具合が悪く、熱がどうしても引かないのだった。当番の医者たちが血液検査を指示し、その結果、少年は白血病、つまり血液内の細胞を攻撃する一種の癌であることがわかった。しかし、彼の症状には幾つか辻褄の合わないところがあった。たとえば発熱が始まった頃、皮膚に奇妙な薄茶色の斑点が現れていた。どうしてこのような徴候が現れたのかだれも思いつかなかったが、医者たちはそれほど重要ではないと思い、月曜の午後から強力な化学療法のコースを始める予定にしていた。なにしろ時間が白血病にとっては大敵なのだから。

ベルクザーゲルが月曜にこの患者のことを知ったときには、山積みされた新しい症例の一つでしかなかった。検査結果と診察した医者のメモを見直しながら、ベルクザーゲルもこの茶色の斑点は何だろうかと不審に思ったが、血液検査は充分明白であり、この坊やが白血病だという皆の意見には賛成であった。しかし、症例に含まれている矛盾がどうにも気になった。皆が発疹にはそれと気づいてはいるものの、白血病の診断が明らかなために、ほかの問うべき疑問が埋もれてしまっているのではないかと彼は思った。

「このような治療の路線をいったん走り出してしまうと、途中で止めるのはとても難しいことなのです」と、ベルクザーゲルは言った。

だがベルクザーゲルはその難しいことをやることにした。イザベルで一発試してみることにしたのである。彼はナースステーションの裏にある小さな白い部屋で、コンピュータの前に腰をおろし、少年の症状を入力した。

イザベルの示すリストのトップ近くに、彼がこれまで見たこともない非常に稀な白血病——しばしば茶色の皮膚斑点をひき起こすもの——が出てきた。「それはまさにエウレカ！（わかった！）の瞬間でした」と彼は言った。

彼はただちに大々的な化学療法開始の指示を中止した。この少年が罹っているタイプの白血病は特に危険なもので、使える化学療法の薬物のどれを用いても、治療することも進行を遅らせることもできない。少年とその家族に厳しい化学療法の苦痛を経験させるのは苛酷であり、場合によっては死を招きかねないし、全く無意味であった。この種の白血病に唯一可能な治療法は、もうひとつの危険な選択、骨髄移植である。治癒の可能性は低かったが、その治療がなされた。少年はそれから一年半、生き延びた。

このような逸話が、イザベルの真の利用価値を証明するとは言えない。プログラムがどの程度効果的に機能するかを測るには、（このシステムに対して金銭その他の、いかなる利害ももたないような）二人の研究者が、より体系的なやり方で症例を確かめる決定をしなければならない。

マーク・グラバー医師とその同僚が『ニューイングランド医学雑誌』からとった五〇の症例研究について、このシステムを試験してみた。イザベルは二種類のやり方で情報を受け取ることができるので、この研究者たちは両方のやり方で試してみた。一つの方法では、グラバーがそれぞれの症例研究について三個から六個の主要検査結果を入力した。これには平均一分もかからなかった。五〇例のうち四八例（九六％）で、イザベルが作成した可能性のある診断リストの中に正しい診断が入っていた。イザベルに、症例研究のテキスト全体をカット＆ペーストする（人為的だが、容易な方法である）と、正確さは劇的に落ち込んで、正しい診断が現れたのは五〇例のうち三七例（七四％）であった。

二人はこの成果からみて、診断決定支援システムは、数十年前に開発された第一世代のシステムに比べ、かなりの発達をみたと記している。それでもシステムの普及を阻む同じ障害が、依然としていくつも残っている。イザベルやこれに似たシステムは、他の医療情報システムと完全に統合されていないため、データは医者自身がシステムに入力しなければならない。これは時間がかかり、面倒である。もっとも、イザベルはこうした労力を最小限度にとどめるために、かなりの努力はしているようである。イザベルのシステムを用いれば、医者たちは患者の症状を日常言語で記述できる。しかもコンピュータはより賢くなっているので、要求される詳しい情報量はずっと少なくてすむのである。

しかしもっと重要なのは、このシステムをいつ利用するかを、医者たちが決めなければならないということである。医学において最もよく見られる誤診は、早すぎる結論づけなのである。どういうことかというと、鍵となるいくつかの所見のほぼすべてを説明できるような一つの診断を見つけてしまうと、ほかに何がありうるか？という基本的な問いを問うことなく、そこで探すのをやめてしまうのである。もし医者が自分の診断に満足していれば、わざわざデジタル脳に向かうことはまずない。そうして、システムのもつ潜在的価値が失われてしまうのである。

そのようなわけで、古いプログラムからはずっと改良されたイザベルのような新世代の臨床決断システムですら、いまだに広く用いられてはいない。イザベルを使ったベルクザーゲルが、そのシステムの威力をあれほど鮮明に説明したにもかかわらず、当の彼ですら、使うのは月に二、三回だと言っている。

「今日使えるシステムはまだまだ使用が面倒で、医者自身がいまだに、あらゆる素材をプログラムに入力しなければならないし……だれも全部を入力している暇などない」と、ジェローム・カッシーラーは言っている。「それにほとんどの場合、システムは不要だ。医者が毎日出会う問題のほとんどは、自分たちが何年も使い慣れた伝統的な診断方法でやっていけるんだ。実際、近頃はエコーやCTスキャンやMRIがあるから、そのほうがずっと楽なんだよ」。

もうひとつ、イザベルや他の競合システムがもつ最終的な障害は価格である。イザベルは病院に対し、ベッド数に応じて利用可能となっているが、それはふつうの病院では約八万ドルと計算される。医者が個人でこのサービスを買うと年間七五〇ドルである。

これは施設や医者個人にとって手が届かない値段とはいえないのだが、民間の診断決定支援システムにコストがかかるということは、そうしたプログラムが思わぬ競争相手に弱みを突かれることになる。グーグルである。

グーグルで診断すると

患者も友人もそして家族も、自分たちの症状について実はグーグルを使って調べるのはふつうだと、私に繰り返し告白している。ちょうど思春期にある私の娘も、自分の身体に今までなかった奇妙なことが出てきて困惑するといつもやっている。彼らだけではない。二〇〇五年のピュー・センターでなされた調査によると、九千五百万の米国人が、健康に関する情報をインターネットで探すという。この人たちのほとんどが、作業のどこかの段階でグーグル検索を使っていると言ってまず間違いないだろう。

数年前、私は読者から、発熱と発疹があったときにグーグルを使って自分で診断できたというEメールをもらったことがある。彼女は初めからグーグルに頼ったわけではない。まずは自分がいつも信頼している人、すなわちかかりつけ医に聞いたのである。

「かねがね、手のひらが痒くなると、それはお金が入ってくる徴だと聞いていました」と、彼女は診察室に入って来たかかりつけ医に言った。「お金はまだ入ってきません。でもたくさん熱が来ました」と続けた。デイヴィス・スプラーグ医師は、彼女をじっと見つめた。長年の知り合いで冗談めかした話し方をしているが、具合はかなり悪そうだと彼は思った。

数日前までは元気でしたの、と彼女は言った。トイレに行くときに少し痛みがあったが、たぶん膀胱炎だろうと思って、水分をもっと摂るようにした。その効果がなかったので、次の日、彼女はこの病院に来て違う医者に診てもらい、その医者が抗生物質と痛み止めをくれた、というのである。それでも良くならなかった。実はそのときはじめて、手のひらが痒いのに気がついたのである。翌朝はあまりに痛くて、ベッドから起き出せないほどであった。その夜、ぶるぶると寒気がして、三八・九度の熱が出た。

発疹はその翌日に出てきた。まず両腕、顔、それから胸にも出てきた。もしかしたら発疹は薬へのアレルギー反応かもしれないと思って、痛み止めを飲むのを止めたのです、と彼女は言った。それでも発疹はどんどん広がってきた。

そこでスプラーグは心配になった。患者は五七歳、数年前に背中を怪我したことと、だいたいうまくコントロールできている高血圧があること以外、彼女はいつも元気であった。だが、今日は違う。これはちょっと時間がかかりますよ、と言えるので、彼女がその日の最後の患者であることをスプラーグは喜んだ。

診察をしてみると、彼女は疲れた様子で顔は紅潮し、汗をかいていた。彼女の短く黒い髪の毛は、べったりと頭蓋にはりついていた。熱はないが、血圧は相当低く、心臓は不自然に速く打っていた。今ではもう全身に広がっている発疹は、何百という小さくて平たい、赤い跡になっていた。ごく最近のものは両脚にあって、赤いそばかすのようであった。腕や胸のものはもう少し大きく、コインほどの大きさで輪郭がはっきりしていなかった。発疹は痒くも痛くもなかった。しかし、手のひらは発疹がないのにとても赤く、ぴりぴりしていた。尿には感染を示すものはなかったが、血液が陽性と出た。これは熱のためかもしれないし、あるいは腎臓の損傷によるものかもしれなかった。

「救急室へ行く必要がありますか」と、スプラーグは患者に指示した。「入院の必要もあるかもしれませんよ。何に罹ったのかわからないけれど、これは深刻なものとみてまず間違いないでしょう」。

飲んでいる薬のどれかにアレルギー反応を起こしたのかもしれない。その場合、ことによると危険で、別の薬物が必要かもしれません、と彼は説明した。しかし彼が本当に心配したのは、彼女が何かに感染していて、それが体中に広がっていることであった。病院へ行けば血液検査をして、どうしたのかがもっとよくわかるであろう。

救急室の医者は胸部レントゲン以外に、きりがないと思われるほどの血液検査を指示した。そのすべての検査が正常と出たので、医者は自宅に帰ってよいと判定した。たぶんアレルギー反応でしょうと彼女に話し、これまでと違う抗生物質を与えた。そして、もう二、三日かかりつけの医者にみてもらうように、と言った。

二日経って、彼女はまたスプラーグの診療所に戻ってきた。少し気分は良くなったが、まだ熱があって、何もしないのに息切れがしてしまう。「いったいどうなっているんでしょう?」と彼女は尋ねた。

スプラーグはわからなかった。救急医が言ったとおり、本当にアレルギーかもしれない。抗生物質を変えてから彼女が少し良くなっているのだから。しかし、息切れはその後に始まっている。スプラーグはまだ感染を心配していた。発熱と発疹はごくふつうに見られる症状である。ウイルス性の病気かもしれない。コクサッキーか?　西ナイル熱か?　それとも細菌性のものか?　このような症状はこれという決め手がなく、ごくふつうのライム病から、ロッキー山紅斑熱のようなきわめて珍しい病気にまで、何にでもこのような症状が出てくるのですよ、とスプラーグは言った。「もしかしたら、正体が突きとめられないかもしれないですね」と、彼は正直に話した。しかし多少良くなっているので、もう二、三日様子を見てみることにした。それでも高い熱が出ているようだったら、血液を検査に送って結果を待つつもりであった。

帰宅してからも、患者はやはり心配であった。その晩、彼女はコンピュータの前に座って、自分で調べてみることにした。「発疹、成人、発熱」と、グーグル検索したのである。

グーグルにいくつか症状を重ねて入力検索してみたとしても、必ずしも最もありふれた、あるいは最もありそうな病名が得られるとは限らない。ほかのウェブサイトからのリンクが最多であるような病名が出てくるだけである。彼女のグーグル検索では、ふつうにはあまり見られないが、参照リンクの多い病気が十件ほど出てきた。すなわち西海岸で最も広く見られる真菌感染によるコクシジオイデス病と、熱帯と亜熱帯の伝染病であるデング熱、はしかと猩紅熱である。

しかしこの患者は、最初に出てきたロッキー山紅斑熱にすぐ注目した。たしか、かかりつけ医がこのことを言っていた。この病気について読むうちに、彼女は少々パニック気味になった。発疹、発熱、筋肉の痛み、まさにその症状の記述は私にぴったり合っていたのです、と彼女は言った。読んでみると、この発疹は両方の手のひらに広がることもあるが、かなり稀である、とあった。彼女の場合、そこに発疹はなかったが、手のひらが赤く、痒かった。それにこの病気は犬のダニによって伝染するものである——彼女は犬を飼っていた。夏に最も多い——今は八月だった。稀ではあるが、ロッキー山脈よりは東海岸により広く見られる——彼女はニューヨークの北部に住んでいた。この病気で死亡することもある、と書いてあった。ダニによる伝染病のなかでは最も死亡率が高い。

彼女は診察を受けていた救急室に電話をかけた。ロッキー山紅斑熱の検査はしていましたか?と尋ねると、いいえ、していませんよ、なぜする必要がありますか、との答え。この地域では、これまで一例も見つかったことがありません、とも。彼女はいくらか安心して電話を切った。彼らはロッキー山紅斑熱だとは思っていない、スプラーグもそう思わない。おそらく、そうではない。

次の二、三日で、患者はほとんど正常に戻った。発疹は色が薄くなっていて――今はどうしようもなく痒いが――体力は戻ってきていた。しかし、夜には熱が出て、ときどき息切れがした。彼女はスプラーグの診療所にまた戻ってきた。「あなたが気分が良くなったのは嬉しいのですが、しかしこの熱は心配です。いくつか検査しましょう」と彼は言った。

「ロッキー山紅斑熱はどうなんでしょう」と患者は尋ねた。彼女はインターネットで調べてみたこと、その症状が自分のに近いと思ったことを打ち明けた。医者はしばらく考えた。「たぶんそれではないと思いますが、その可能性も入れて考えましょう」。自分の患者が診断のウェブサイトをサーフィンするのが困る、と医者たちが愚痴っているのをよく耳にしていたが、彼は気にしなかった。彼はロッキー山紅斑熱を診たことがなかった。ひょっとしたら彼女の言う通りかもしれない。

その検査結果が数日して戻ってきた。「あなたは内科医の夢を叶えました」と、医者は診察室に入りながら笑みを浮かべて言った。「本当にロッキー山紅斑熱ですよ。あなたの言うことを聞かなかったら、完全にわからなかったですね」。彼はこの細菌用の抗生物質であるドキシサイクリンの投与を始めた。それ抜きでも彼女の身体は病気を打ち負かしているようであったが、しかし危険は冒したくなかった。数日のうちに彼女の熱は下がり、発疹は薄くなり、手のひらも正常に戻ってきた。

私はこの患者に、彼女のかかりつけ医について——彼はほとんど病因がわからずじまいだったわけだが——どう思うか尋ねてみた。「でも彼は見逃さなかった。初めにそれを思いついたのは彼です。それに、ちゃんと検査をしてくれました。もしかしたら、それで自分が間違っていたことになるかもしれないのに。彼はただ、どうなっているのか、その正体を突きとめたかったのです」。

この事例は、現実と今後の向かうべき方向とを例証している。すなわち患者たちは、自分でインターネットで診断もするし、あるいは医者の診断をインターネットでもっと徹底的に調べる。しかし、それは患者だけがグーグルの力や他の検索エンジンを用いているということではない。ある医者が、自分の病院でなされた見事な診断について『ニューイングランド医学雑誌』に書き送っている。それは下痢と、まれな発疹と、多様な免疫異常をもった赤ん坊のことである。研修医と指導医と客員教授とでなされる症例検討会で、患者について長時間議論がなされた。だが結論は出なかった。その投稿論文は次のように続けている。

とうとう客員教授がフェローに、診断ができたのか、と尋ねた。彼女は、たしかに診断をつけましたと言って、IPEX［immunodeficiency, polyendocrinopathy, enteropathy, X-linked］（免疫不全・多発性内分泌障害・腸症・X連鎖）症候群という名の稀な症候群を挙げた。それは症例と符合していると思われ、皆それで満足しているようだった……。

「どうやって診断を下しましたか?」と、教授が尋ねた。するとこんな答えが帰ってきたのだ。「はい、手元に皮膚生検の報告があり、また免疫学的検査結果もありました。それで、私は目立った特徴をグーグルに入力したのです。そしたらすぐ、答えがちゃんと出てきたんです」

この話や、自分の症状についてインターネットから情報を得ていた患者たちに接した経験から、数人のオーストラリアの研究者が、グーグルの診断の正確さを確かめてみることにした。

グレイバー同様、彼らも『ニューイングランド医学雑誌』に発表されていた症例研究を用いて、一つの論文から三個から五個のキーワードを選び、自分が実際の診断を読む前にそれをグーグルに入力してみた。医者たちは、各事例についてグーグルが出した診断のうち最も重要なものを三つ選び、それを記録した。それから、そのグーグルの結果を実際の診断と比べてみた。

結果はどうか？ グーグルは落第であった。グーグルは二六症例のうち、一五例（五八％）しか正しい診断を見つけることができなかった。もちろんグーグルは、医者のための診断支援を目指していないのだから、この強力な検索エンジンで正解が見つかれば、それはあくまで儲け物である。この研究に当たった報告者が興味深い指摘をしている。グーグルは特殊な徴候や症状、あるいは極めて稀な現れ方をする病気について最も正確であるというのである。これはグーグルを用いるわれわれにとって特に驚くにあたらないが、興味深いことではある。検索エンジンを使ったことのある人ならだれでも、目ざすものが特殊であればあるほど見つけやすいことを知っている。たとえばグーグルで二人の友人を探そうとするとき、アイオニア・ハモウアン（Ionia Khammouane）という名の友人のほうが、アン・ジョーンズ（Ann Jones）よりもずっと探しやすいであろう。アイオニアについての情報はすぐに出てくるであろう。それはちょうど、白血病で、しかも茶色の発疹のある子どもの診断と同じことである。

興味深いのはこのふつうでない病気――医者たちがめったにみないような変わった症状のもの――こそが、医者や患者をひどく困惑させるものだということである。ずっと前の章で紹介した症例では、われわれのプログラムにいる研修医が、間欠的な吐き気と嘔吐の患者を診断できたのは、ふつうでない症状、すなわち彼女の吐き気が熱いシャワーでよくなることであった。エイミー・シアはグーグル検索によって、稀な、そして最近になって明らかとなった、マリファナ性悪阻（cannabinoid hyperemesis）と呼ばれる病気を確定できたのである。

グーグルは世界のどこででも利用でき、簡単で、速く、無料であるため、型破りの症例に対する診断補助の主力選手になるだろう。『ニューイングランド医学雑誌』の二〇〇八年八月号でも、グーグルは「難しくて稀な症例の診断に役立つ」としている。グーグルによって、ユーザーはウェブ上の三十億以上の記事にすぐアクセスでき、かつグーグルは医学論文を手に入れるのに、出版物よりずっと頻繁に用いられている。

グーグル研究者たちは、グーグルは一般の素人にとってよりも臨床医にとって、より正確な診断をするツールになるだろう、と述べている。なぜなら臨床医はより特定された検索用語（たとえば「心臓発作」と言わずに「心筋梗塞」と言う）を用いるからであろうし、またそれまでの経験があるので、どれが本当らしいかを見分けられるだろうからである。患者の場合は日常語を用いているので、数少ない役立つ適合事例を、無関係なサイトのページの中に埋もれさせてしまうことが多いであろう。使える情報を嗅ぎ分ける能力が、医学用語に疎いことで損われてしまうといえよう。

医学診断の領域におけるグーグルの威力は、グーグル自体においてはいまだ失われていない。グーグルはこの領域での成果を情報として与えるために、健康相談パネルをつくっている。またグーグルは医学関連の検索の質を向上させるために、評判のよい組織（たとえば国立医学図書館）や個人の医者に、それが信頼出来る情報を提供するサイトであるという標識を付けさせることに力を入れている。こうしたサイトから検索結果が戻ってくると、特に目立つように、それらを調査した個人または組織のラベルが貼られるのである。

グーグルは患者のための検索能力を向上させるプランについては広く公開しているが、同じことを医者のためにやることについては口を閉ざしている（グーグル代表者たちは、このテーマについてのインタビューを断った）。もしかしたらそれは、医者がグーグルの重要な顧客であって、もしグーグルが、イザベルその他の民間システムよりもっと正確な診断検索結果を出せるまでに改良する方法を見つけられれば、有利に市場を獲得し、（薬の）広告者を利用して、すべての医者の「目」を惹きつけられるからかもしれない。

しかしかりに、グーグルに基づくより正確な診断決定支援システムができたとしても、誤診という問題を現実に解決することはできないであろう。まず第一に、どのようなシステムであるにせよ、医者や看護師が患者に対処する場合には、デジタルな作業空間から離れた形で情報が与えられるべきであり、それは医療の専門家の心の中に確かでないものがある場合にしか用いられないであろう。もし医者が自分の診断に自信をもっていれば、あるいは看護師が正しい薬が処方されていると確信していれば、わざわざグーグル（あるいはイザベルやDXプレイン、あるいは他のどのシステムにせよ）に向かいはしないであろう。

コンピュータ・プログラムが今日よりずっと「賢く」、楽に使えるようにならないかぎり、誤診やその他の医療過誤という問題を実際に減らすことはないであろう。

もう何十年も医療用コンピュータの進歩を追い続けてきた研究者、エタ・バーナーはこう言っている。「これからのシステムは前面でではなく背後で働くことが必要です。医者が入力する必要がなくならないといけません。システムは医者や看護師がすでにやっていること――メモをとるとか、検査値を入力するとか、薬を処方するなど――から、情報を引き出せるようにならなくてはなりません。システムは何かが実際に欠けているときに、たとえば検査が抜けているとか薬が渡されていないときに、警告したり、想起させるだけの賢さが必要です」。

バーナーは、今日の断片的な医療システムの情報の流れのすべてが一つに統合され、一貫性をもつようになる時がくるだろうと予想している。患者の健康記録が――ＭＲＩスキャンやX線の画像も含めて――完全にデジタル化されるであろう。基準となる用語やフレーズ、そして計量単位や説明書が、遠隔地のコンピュータ・システムがその情報を賢く正確に活用できるよう、用いられることになるであろう。医者や看護師はすべての情報をデジタルな形で入力し、手書き（とにかく医者たちは得意であったためしがない）は時代遅れとなるだろう。

この種のシステムがきちんと配置されてさえいれば、前述の若い女性が救急室で最初に検査を受けたときに、住血吸虫が寄生し、感染している可能性が浮かんだはずである。小さなイザベル・モードが、水痘症の稀な合併症に罹っている可能性を、そう簡単には見逃さなかったであろう。そしてロッキー山紅斑熱の患者も、自分でグーグルを使わずにすんだであろう。彼女の主治医が、彼女の症状と診断可能なものとがぴったり合うことを、先に見つけていたであろう。

もちろんこのようなシステムが適切に設置されるには何年も、おそらくは数十年もかかるであろう。私はこのデジタル時代の巨大な資料が、われわれの医療ケアシステムに、また医者の診断の手順に、より完全に統合されることになるのは不可避だと思うが、必ずしもわれわれが予想するような形ではないかもしれない。コンピュータはすでに、われわれの診断能力を劇的に革新している。開発された最初の、最も重要なデジタル診断ツールはＣＴスキャンだと私は考えている。一連の二次元的画像から入力し、身体の三次元的表現をつくりだすことを可能にしたのは、強力なコンピュータの開発によるものであった。ＣＴスキャンが初めて開発された一九七二年以降、それまでは死後にはじめて明らかとなった診断を、このツールがごく日常的なものに変えたのである。だから、われわれはコンピュータが医者のように考える方法を学ぶという将来像を描いているが、コンピュータの最大の貢献は、それとは全く違う形をとることもあるだろう。

ある種の超有能な、完全で、知的なコンピュータ・システムが、すべての診断の問題を解消することになるだろうか？　コンピュータが医者に取って代わることになるだろうか？　それはまずあり得ないことである。診断の過程がより効果的に進められるようになることで、患者のどこが悪いかの診断過程が、より迅速かつ容易になり、将来はほとんどゼロに近づくかもしれない、と私は信じている。しかし、そこには必ず選択を迫られる場面があるだろう。それはどの診断を、どの検査を、あるいはどの治療法を選択するかの場面をめぐってである。この種の決定は、熟練した技能と知識をもつ人間にのみなし得ることである。

そしてもちろん、正確な診断と治療それで事足れり、ということにはならない。人々は、自分の話に耳を傾けてもらえること、そして安心、説明、励まし、共感を求めているのである。そうした患者の心を精一杯に支えることこそ、われわれ医者が自らに課す決定的な役割であり、癒しにほかならない。

結語　最終診断

「残念です」。電話の若い男性がそう言った。その声は思いやりに満ちてひそめられ、診察室の戸口のいつもの慌ただしい喧騒で、よく聞き取れなかった。その男性は、私の知らない人だった。彼は名前をジョルジュと名乗った。彼は、共通によく知っているある若い女性の親友だった。「二十分ほど前に、彼女とちょっと話したのですが、直ぐ来てというので、今車で来たところです」。

よく晴れた九月の朝、彼女の家のベルを鳴らしたのだが、返事がなかったので、裏門を通り抜けて中に入って行ったのです、とジョルジュは言った。彼女が水着姿で長椅子に身体を伸ばしているのを見たとき、なんてきれいなんだろうというのが第一印象であった。「僕は妻帯者だし、そういう意味合いはないのですが、でも彼女はいつ見ても実に魅力的でした」。「やあ、具合はどう?」と言っても返事がないので、近づいて彼女の肩に手をかけた。肌は温かかったが、日焼けしているものの、その下の皮膚が奇妙に青白いのに気づいた。「それでわかったのです。何があったか。携帯がいつものように、彼女の身体のすぐ脇においてあったので、取り上げて九一一番しました」。

ジュリーに最後に会ったときのことを、私は思い起こしていた。日焼けした頬にはまだ皺ひとつなく、目の色はとても濃い青色で、白目の部分ですらコマドリの卵のような薄緑色であった。低音でタバコの飲み過ぎで掠れ声の、あの母音を引き延ばす物の言い方や、気取らないユーモアがまだ耳に残っていた。私は診察室の戸を閉め、がっくり椅子に腰を落とした。

あの美しく、神秘的な妹が死んでしまった。

考える気力がやっと戻ってきたとき、はじめに思ったのは「どうして?」であった。いったいどうして、助けを求める間もないほど突然に、若い女性が死んでしまったのか、私はそれを知りたかった。何があったのか?

「どうして?」というのは、不思議なくらい頻繁に出てくる疑問である。私の患者が亡くなってそのことを伝えると、まさにこの「どうして?」が、その配偶者や両親、あるいは子どもや友人の口から発せられるのである。救急室や集中治療室の前の控え室で、ショックを受け、悲しみ、泣きながら、彼らはきっとこう尋ねる。先生、どうしてこうなったのですか? この人が、ついさっきまでは元気だったこの人が、どうして死んでしまったのですか? と。困惑させた病気や衰弱が残した糸をたぐりよせようと、私はいつもできるだけの努力をしたが、随分奇妙な質問だと思っていた。あたかもその答えが得られれば、ぎざぎざに苛まれた喪失の傷の表面が滑らかになって、癒されるとでもいうかのように。しかし私は今、突然納得がいった。どうしてなのかを、どうしても知る必要があるのだ。

四十二歳の妹は健康だった。しかしアルコール依存症であった。約十五年間の彼女の生活は、飲みたいという願望に、そしてやがてその必要に支配されていった。きっかけは、よくあるように高校時代の暴飲で、その後結婚と愛息子の誕生で治まっていた。そのうちに、私には知る由もない理由でジュリーはまた頻繁に飲むようになった。

週末ごとの飲み過ぎがすぐに、毎日の保育園へ行く息子の支度をしているときの、仕事にとりかかる前の、食事の準備中の、息子を寝かしつけるときの、こっそり飲む癖となっていった。

彼女は止めようとした。繰り返し病院で検査したし、あるいは断酒会（ＡＡ：アルコール依存者自主治療協会）の会合に出たりしてなんとか止めようと、本気で止めようとしていたと私は思う。彼女はほとんど毎日、私たちに誇らしげに電話してきて、最後に飲んでからもう何日目、あるいは何時間目よ、と言ったものである。それから電話がだんだんかかってこないようになった。こちらから電話しても、あとで電話しますという返事がメールではくるが、たいていはそれきり電話はこなかった。そして遂に沈黙がおとずれ、次の努力を彼女が始めてくれるまでずっとそれが続いた。私と妹たち――われわれは五人姉妹であった――は、それをどうしようもない悲痛な思いで見守るだけだった。数年間かかってわれわれは、アルコール依存症の家族が学ぶことを、つまり何をしても充分ではないことを学んだのだった。

そして、ほどなく彼女は亡くなった。彼女の生きた人生と同じほど謎に包まれて。

あれほどに若い女性を、急激に死に追いやったものは何か？　ジョルジュは、彼女のすぐ脇にタバコの箱とコーラの瓶とともに、携帯電話が置いてあるのを見つけた。彼女はたしかに、夏の陽射しを浴びてリラックスしながら日焼けを楽しんでいたのだ。何が原因で突然の死が彼女を襲ったにせよ、携帯を手にとって九一一をダイヤルすることもできなかったのである。いったい何がそんなことをひき起こしたのだろうか？　この恐ろしい疑問が私の頭を離れなかった。帰郷の手はずを整えながらも、それをあれこれ考えてみた。私は自分を、医者モードにギヤチェンジしていった。ひとつには、そうすることで悲しみを制御しやすかったからであり、またそれが私の専門だったからでもある。そして知らないうちに、鑑別診断をまとめることで、妹の突然の死を説明できるようなシナリオを探し当てようとしていた。

いうまでもなく心臓発作は急激で致命的となりかねず、特に若年者ではそうである。しかし四二歳の女性には、めったにみられることはないであろう。それに、われわれの家系には心臓病の家族歴はない。脳の血管が破裂した場合、その瞬間に気を失ってすぐに死亡することがある。大きな血塊が彼女の肺に入ったという可能性もある。彼女は喫煙者だった。もしかしたら避妊薬を飲んでいたかもしれない。この二つが重なると血塊に繋がることがある。感染症はまず考えられない。それにしても、彼女はこのところ具合が悪かったのだろうか？　そんなことは知らなかった。自殺は私には考えられないことであるが、しかし可能性としては残る。彼女はお酒のぶり返しの時期には、しばしば鬱状態になっていた。たまたま誤って薬を飲み過ぎたという可能性もある。

彼女が最後の一年間をそこで過ごし、亡くなったジョージア州サバンナの検死官が、解剖を行うように命じた。妹の一人はこれは冒涜だと腹を立てたが、私にはありがたかった。解剖をすれば、不可欠かつ最終的な診断をきっと与えてくれるだろうと期待したのである。

解剖という語は、自分で見るという意味のギリシア語の autopsia からきている。歴史的にみて、解剖は医学に決定的な役割を果たしてきた。何世紀もの間、われわれが病気について知ることはすべて、死後の身体の観察からのみ得られていた。今日でも、患者から診断のつかない痛みや苦痛についていろいろ聞かれたときには、私は次のように白状してしまう。病気についてわかっていることのほとんどが、いまだに死体解剖から得られたものなので、死に至らないような病気についてのわれわれの知識はまだまだ日が浅く、よくわかっていないのですよ、と。

医学の近代的診断への最初の足がかりとなったのは、十八世紀後半に、医師でパドヴァ大学の教授であったジョヴァンニ・バティスタ・モルガーニが、『解剖によって明らかにされた病気の座および原因について』を出版したのがきっかけである。この本はモルガーニが七九歳のときに完成したもので、彼の長い経歴を通して行った解剖に基づいて見事に詳細に描きだされた、何百という解剖図から成っている。この注意深く描かれた図は、皮膚の下に隠れつつ、遂には死に至らせる身体組織の破壊と歪みを明示している。病気が身体の内部でどのような姿をしているかを、こうして見ることのできる具体的な形で正確に示すことにより、病気がわれわれの身体の最も基本的な身体組織を歪め、乱してゆく経過を探索するよう、この著作は以後何世代にもわたって医者たちを促すことになった。それ以前の何世紀もの間、病気と死は、気や霊やその他無形のものに起因するとされていて、これらの図にあるような実在し、明らかに目に見える何ものかのせいであるとはされていなかったのである。

過去二五〇年間、解剖は病気の本性についての、医学の最も信頼のおける情報源のひとつであった。癌も心臓病も出血もみな、死後の身体を探り、調べることで初めて直接に見ることができた。二十世紀には、解剖は最終的な診断手段であった。多いときには、病院で亡くなった患者の半数が死後解剖を受けていた。その患者を助けるには遅すぎるが、そこで明らかにされたことは、しばしば医者にとっても、病院にとっても、また家族にとっても有用な知識となる。見逃されたり、利用できる技術では発見できなかった病気が、最後に目に見えるものとなったのである。医者たちはこの知識を、次の患者のために用いることができた。病院はその情報を、彼らが提供するケアおよび、そこでの医者の実践技術の質を保証するものとして用いた。残された家族にとってもまた、恩恵となった。愛する者を奪った病気は、彼らをも襲う危険があるのである。

今日では病院で亡くなる患者が、病理医の解剖台に回されることはめったになくなった。かつては病院が、解剖することを要求されていた。医療施設認定合同機構（ＪＣＡＨＯ）――病院監視団体――は、医療施設は解剖率を少なくとも二〇%（教育病院の場合は二五%）に維持することを要件としていたし、その提唱者の多くは、それが診断および医療の過誤を監視するのに最低限必要な割合であり、今でもそれは変わらないとしていた。一九七〇年に合同機構はこの要求基準を削除した。メディケア（高齢者または障害者向け公的医療保険制度）が、数年後にやらなければならない分についての支払いを中断したのである。

ごく最近まで、解剖は医学研修における主要な構成要素とみなされてきた。研修医用プログラムでは、研修期間中に亡くなったすべての担当患者のうち、一五%については解剖することが要求されていた。病気の実際の損壊の跡を見ることが、医学研修の重要な部分であると考えられた。しかし、一九九〇年代にほとんどの研修医に対するこの要求は取り下げられた。小規模な研修医用プログラムが、限りなく増大する費用――解剖費は自前であった――に異議を唱え、その基準を実施することは困難だったのである。

病院と研修プログラムに対する要求の取り消し以前から、すでに解剖件数は激減していた。一九六〇年代には、病院で死亡した人の半数近くが解剖されていた。それからほんの四十年後の二十一世紀初めには、その割合は入院中の死亡者百人中、六人以下に落ちていた。もはやデータは集計されないので、われわれは今日、いったい何人が解剖されたのかもわからないのである。私が患者を診ている地域病院では、一九八三年に九三件の解剖がなされていた。最近の一年間に総計で十一件の解剖をしているが、その半数近くは死産児である。

ここ米国で起こっていることは、よそのどこでも起きている。世界中で解剖率は後退しており、それは部分的には医療費の増大のためであり、さらにかなり以前からある、こうした身体への冒涜にまつわる文化的な懸念も手伝っている。しかし、この解剖の激減を背後から押し進めている本当の力は、生存中になされる診断が正しいのだかと、医者も患者もますます自信を強めてきているからにほかならない。

たしかに一人の医者が正確な診断をする能力は、この半世紀で劇的に向上した。最近の米国保健医療研究品質局の最近の調査によれば、一人の医者が重大な誤診を冒す可能性は、二十世紀半ばから一〇年ごとに二五%ずつ減ってきている。これは、手近にある新しい検査技術がいかに効果的であるかの証左である。

しかしながら、この調査は同時に、それでも医者が重要な問題を見逃すケースがあることも示している。今日もなされている数少ない解剖のうち、一二件中の一件で、診断が患者への対処の仕方を変えたかもしれず、従ってその最終結果を変えることができたかもしれないということが明らかとなっている。今日では、患者の死が意外だったとき、あるいは何の病気かがわからなかったときにのみ、医者たちは解剖を依頼する。そうだとすれば、重要な何かが間違っていても驚くにあたらないといえよう。そもそもわからないからこそ、医者は解剖するのである。にもかかわらずいくつかの調査が、医者たちは実のところ、そもそもどの症例が意外さを提供することになるのかが予測できないことを示している。医学においては（ドナルド・ラムズフェルトが戦争について言ったように）、自分は知らないとわかっている事柄がある一方で、自分は知らないとわかっていない事柄もあるということになる。解剖とは、そうした闇の奥底を探る一つのやりかたである。解剖数の低下は、自分たちは知らないとわかっていないそうした深い奥底の探究に、医者も病院も無関心になっていることを示している。

私の妹の場合、病院で亡くなったわけでもなく、最終診断が得られる可能性も少なかった。彼女は「病院外の現場で」死んだのであるから、法医学上の死ということになる。医学的診察官と法学的検死官が対になって、不慮の死を取り調べる両腕となる。この二つの組織の重要な差異は、医学的診察官はつねに医者であり、通常は病理医で、州が任命するのに対し、検死官は選ばれた官吏であって、医者であることはめったにない。ともに病院の外部で起死きた不慮の死の捜査を任務としている。連続ドラマ『科学捜査班（ＯＳＩ）』を見ている方はご存知のとおり、死が犯罪によってひき起こされたものかどうかを探るのが、その主たる目的である。さらにこれに加えて、医学的診察官は公衆衛生サービスをもたらすこともできる。たとえば新興感染症を同定する早期警戒システムなどである。妹は自宅の裏庭で亡くなったので、ジョージア州の検死制度の管轄に入り、そこで遺体は解剖に回された。若い女性の不慮の死は捜査に値し、それがきっと疑問に答えてくれるだろうと私は期待した。

この気が滅入る捜査を検死官が終えるのを待ちながら、私は彼女が亡くなる前の数日、そして数時間、何があったのかをまだ考え続けていた。そこに何か手がかりがないだろうか。彼女を見つけた友人ジョルジュが、いくつか細かいことを教えてくれた。その話を聞くのは辛いことであった。あの週末の労働祭にかけて、妹はまた過飲をした。ひどい泥酔であった。彼女はその朝、後悔と恥ずかしさでいっぱいになって彼に電話したが、今度こそは止めようと決心していた。彼女は身体に力が入らず、疲れて、痛みがあった。胃痛と頭痛があり、背中も痛かった。彼はすぐ出かけていくからと言って、そのまま出かけたのである。そして彼女を見つけた。

もう一人の妹は、彼女が亡くなる二、三日前に彼女と話していた。「前の週に医者に行ったというけれど、普段そんなことをする人ではないの。胃が痛かったというけれど、でもお医者さんはどこも悪くはないと言った。どちらにせよ、彼女がどれだけお医者さんに話したかもわからないわ」。

私は彼女が診てもらったという診療所に電話した。「彼女は一度、何年か前に来たことがあって、それからまた、一ヵ月ほど前に来ました」と医者は言った。彼女のカルテのページをめくっている音が聞こえた。「そのとき彼女は、下腹部がこのところ数日ずっと痛み続けている、ということでした。吐き気と嘔吐がありましたが、下痢はありませんでした。彼女は既往歴は何もないと言い、薬は何も飲んでいませんでした。身体診察では、痩せて疲れていました。血圧は正常で122／80、心拍数は高めですが、正常範囲内でした。熱はありませんでした。腹部の診察は特記することもなく、ごくわずかに全体的圧痛があり、腸雑音がありました。直腸検査はしませんでした」。ページをめくる音。「検尿は正常。CBC（全血球計算、すなわち白血球、赤血球、血小板の数を計る検査）は、感染を証拠づけるものなし。私はもしかしたらウイルス感染症ではないかと考え、吐き気止めと軽い痛み止めを与えました。良くならなかったら電話をするように言ったのです」。彼はそれからしばらく黙って、ページをめくる音がやんだ。「亡くなったとは知りませんでした。お気の毒です」。

私は飛行機で家族の墓地へと急いだが、そこは前世代からの墓石が所狭しと並んでいた。妹や私は、花や弔辞、それにキャセロール入りのシチューなどを受け取った。検死官が遺体を送り返してくるのを待ち、それが届いたところで埋葬した。われわれの故郷の町からも、彼女が移り住んだ新しい町からも人々がやってきた。私はジョルジュや、彼女の断酒会の友人仲間とも会った。そして、われわれがみな同じ疑問、「どうして？」と闘っていることに気づいたのである。

葬式のあと、私はきっと回答が聞けると確信して、検死官のオフィスに電話をかけた。報告はまだ未完成――検査室からの報告はまだ返ってきていなかった――であったが、そこの助手を説得して、リポートをつなぎ読みして何とか結論らしいものを聞かせてほしい、と頼んだ。解剖は完了していたのだが、何も見つかっていなかった。何が彼女の死因なのか、全く証拠がつかめなかった。電話口の女性は親切で、すまなそうだった。私が落胆しているのを感じとったのである。

私が最初に解剖を経験したのは、医学生の一年目である。半年間、解剖学をきちんと習得していたので、それまでにすでに死というものを目の当りにしていた。そこでは、医学生と研修医が少人数のグループになって観察するのだった。私たちは解剖室で必要とされる紙製のつなぎと顔覆いとマスクを身につけ、病理医が簡単に症例を説明した。それは最初の子どもを生んで数日後に亡くなった若い女性であった。妊娠終期の数週間、高血圧の合併症が出ていた。血圧は与えられたいくつかの薬剤でも、どうにもならないほど高かった。それから肝臓と腎臓の機能障害を悪化させて、子癇前症——妊娠中にみられる原因不明の珍しい合併症——と診断された。この治療のうち唯一成功したのは胎児の出産で、この若い女性は帝王切開したのであった。

しかし、子どもの出産後も母親の病気は治らず、そして突然、亡くなった。どうして死んだのか？ その問いに答えるための解剖であった。

われわれは解剖室にぞろぞろ入って行った。それは広くて照明の明るい部屋で、何の変哲もない緑色の壁に囲まれ、いくつか等身大のステンレスの台が置いてあった。それぞれの台が置かれた場所には、標本用の物差しと目録が、そして台の下の樋伝いに水を流すホースが置かれていた。排気ファンがたてる低い騒音が、その場をさらに産業的な感じにしていた。

私の鼻と口は厚い紙のマスクでしっかり覆われていたが、気持ちが悪くなるような甘い洗剤と保存剤の匂いが辺りに満ちていて、その下から動物特有の血と便の悪臭がしていた。若い女性の遺体は台に横たわっていた。彼女は裸だった。この細長い冷たい板の上で、いかにも小さく、はかなげであった。マネキンのような蒼白な肌を除けば、ほとんど眠っているようであった。短い栗色の髪の毛が台にかかっており、頸は木の箱でもち上げられていた。肩の小さな入れ墨は飛んでいる鳥の模様だった。

技官が時間ですと言い、それから訓練された素早さで解剖用メスを取り上げ、女性の胸の、左側の鎖骨の直ぐ下のところに刃を差し込んだ。そこから鎖骨に平行に胸廓中央部に到り、さらに正中線上を胸廓の下部まで切り進んだ。この傷から血は全く流れ出なかった。

彼は素早く右側、続いて左側の肋骨を縦に切り裂き、胸廓を大きくV字型に見えるようにした。それから腹部へと移り、まだ生々しい帝王切開の手術瘢痕を通って、恥骨までいった。その冷静で実用的な残虐さは魅力的でもあり、多少嫌悪感をひき起こすものでもあった。それでもその実験室的な環境と、この亡骸にはもう命はないのですと叫んでいる身体の微妙な変化とが、考えられないことを可能にしているのだ。

たくましい腕をした中年男性のその技官は、胸と腹を切り開き、なかの内臓を見えるようにした。一つまた一つと臓器が結合を切られ、身体の外に取り出され、点検され、そして計量された。すべての観察結果と計量結果が、後で転記できるように口述され、記録された。

両肺が持ち上げられて心臓が露わになったが、その心臓は肥大しているのだと、われわれは教えられた。彼女はいかにも小柄で、私には心臓も随分小さく見えたが、重さを測ると目利きたちの間に、たしかに心臓は驚くほど大きいと認める囁きがもれた。残りの臓器は取り外され、点検され、計量されてから、後でもっと詳しく調べるために台の上に一列に並べられた。

技官は次に頭部へと移った。頭蓋骨の背後に切り込みを入れ、まるでバナナの皮を剝ぐようにいとも簡単に組織を手前に剝ぎとった。電気鋸のようなものを使って、彼は手早く頭頂部に円い切り込みを入れた。切り離されてゆるくなった頭蓋骨の蓋の部分を、細いかなてこのような道具でうまく取り外した。私が解剖学の授業で調べてよく知っていた、色褪せた、灰色がかった褐色の皺は、そこにはなかった。それではなくて、見えたのは滑らかな灰色のボールのようなもので、そこにコップ用コースターほどの大きさの、円い光った黒褐色の斑点がついていた。脳はひどく膨れ上がっていた。このコースター模様は、古い血液が脳の表面で凝固したものだった。あきらかに脳内の大きな血管が破れ、空いている隙間を満たし、その結果、脳を絞り圧迫して、てらてら光る不自然な滑らかさにしてしまったのだった。彼女は脳出血を起こしていた。それは子どもが生まれても、あらゆる治療薬でも下げられなかった高血圧のせいである。

検死官の助手が、妹の解剖で何も明らかにならなかったと言ったとき、私はあの若い女性のことを思った。私は知らず知らずのうちに、自分の妹があのアルミニウム板の上に横たわっていて、濃い青い目を閉じ、白っぽく日に焼けた髪がもつれ、彼女の最も深い奥の奥が、彼女のことを知りもしない専門家の目に曝されている姿を思い描いていた。それは妹のイメージを傷つけることであった。きっと彼らは、彼女の荒れた人生の跡を見てしまったに違いない。肺の黒い何本もの線が、彼女が長いことタバコをのんでいたことを如実に示しており、また肝臓は肥大し、いや、もしかしたら長年の飲酒のため肝硬変となり、縮んでいたかもしれない。妹の長くはない人生の秘密をこれらの技官たちが知ることに、私は痛みをともなったある種の恥ずかしさがあった。それはまるで、彼らが私と姉妹が悲しみに浸っているところへ闖入し、なぜかわれわれの秘密もみな見てしまうといった感じである。それでいて、彼らが知り得たことで、彼女の突然の不慮の死を説明することは何ひとつなかったのである。私は電話を切って、二、三度深いため息をついた。

実は、この落胆させられた結果が私に教えてくれたこともあったのである。この解剖で、もし彼女がどこかに大量の出血をしていたとすれば、それがわかったはずである。心臓ないし肺に大きな血塊があったとか、致命的な感染症とかが。ところが、彼女は全く正常であったようなのだ。

死をもたらしながら、その痕跡を残さないものもいくつか存在する。薬物の過剰摂取のためか。彼女の場合、好みの薬物とはアルコールであった。何か他のものを混ぜて飲んだのだろうか？　もしそうだとしたら、わざとやったのだろうか？　絶望のあまり意図的に薬を増やしたと考えるのは、私にはとても耐えられないことであった。警察はそこに、不法な薬物の瓶とか証拠などは何も見つけていなかったし、書き置きもなかった。彼女は心拍異常を起こしたのであろうか？　もしそうだとしたら、何が原因だろうか？　次の段階としては、検死官が目に見えない原因を見つけるために血液と組織を調べることになるだろう。

私が妹と最後に話をしたのは、彼女の誕生日のことであった。あまり話したがらないので、きっと飲んでいたのだとわかった。「このところどう？」。「特に何もないわ」と彼女は答えた。「いつものとおり仕事に行って、会議に出て、家に帰って」。彼女はぐっと深くたばこを吸い込んだ。「お姉さんはどう？」自分の生活についてまともに話すのを避けようと、私のほうに話題をふった。私は二人の子どものことを少し話して、それで二人の短い会話が終わってしまった。二人とも不満を残したままで。彼女はこれから会合に行くと言っていたが、もし飲んでいなかったら、いろいろな細かい事情や、まつわる物語や、笑い話もしたことであろう。妹は酔うと落ち込むタイプであった。秘密っぽくなり、弁解し、話したがらない。飲むようになる以前の、はつらつとして飾り気のない女性だった彼女とは、雲泥の差であった。

葬式後の清掃をしながら妹たちと、彼女が亡くなる数年間のことを話し合った。最後まで住んでいた場所でも、気持ちのうえでも、彼女と一番近かった妹は、以前に一度、病院へ連れて行ったときのことを思い出していた。「覚えている？　彼女、血を吐いていて、ローパーの所へ連れて行ったの。採血して、胃カメラをされた後、彼女を診るため若い医者が入ってきたわ。彼女のカリウム値が危険なほど低いから、カリウムの静脈注射が必要だ、と彼が言ったのよ」。

低カリウム血症は、アルコール中毒の合併症として詳しく記録されているものである。アルコールを過剰にとると、身体はある種の電解質、たとえばカリウムとかマグネシウムなどを放出する。こうした電解質は毎日補充されるものなので、通常は問題を起こさない。われわれの多くが、自分の身体が使用するよりずっと多くを食べているのである。しかしアルコール依存者は、これらの必須の化学物質を補充できないことがときどきある。そして、ひとたびこの重要な電解質が正常範囲を越えて放出されてしまうと、身体がうまく機能するのが難しくなるのである。正常値からあまりに外れてしまうと、身体は全く機能しなくなる。心臓は間もなく停止し、死がおとずれる。

通常は、われわれの身体はこのような事態からよく保護されている。しかし、妹の場合は通常ではなかった。この重大な電解質の不均衡が、また起きたのであろうか？ 状況はそれに符合していた。彼女は飲み過ぎの状態で、恐らく何も食べていなかった。私はこれまでにも、彼女が飲み過ぎの間ずっと何も食べようとしないので、体重が二・五キロ、ときには五キロも減ってしまったのを知っている。彼女の低カリウム血症の既往歴のことを、私はすっかり忘れていた。それが、飲み過ぎの直後にまた起こっていたのだ。カリウムなしでは心臓は全く動かないのだ。苦痛もなく、電話に手を伸ばす間もないままに。彼女はそれで亡くなったのだろうか？

数週間後、検死官は彼女の報告をようやく発表できることになった。死後に通常認められるもの以外は、何も異常は見つからなかった。アルコールは存在していたが、毒物も、薬物も、感染症の徴候も何もなかった。電解質値はめちゃくちゃであった。カリウム値は私が思ったように低すぎるのではなく、なんとあまりに高すぎたのである。私は解剖をした病理医に電話した。妹は予測外のカリウム値の高さのために亡くなったのでしょうか？ いいえ、高カリウム値は死後の身体の変化によるものです、と病理医は答えてくれた。もしもカリウムあるいは別の必須の化学物質の値が、致命的に低レベルに落ち、それが彼女の心臓を停止させたのだとしても、死そのものがすべての証拠を消してしまったのである。

そういうわけで、解剖は答をもたらさなかった。それでも、すべての事情——低カリウム血症の既往歴、解剖で異常が見つからなかったこと、突然の死——を考え合わせれば、何が起こったのかはわかる。私はひとつの話をまとめることができた。ジョルジュは、妹のジュリーがずっとお酒を飲み続けていたこと、そして酒浸りになっているときには何も食べないのを知っていたことを、私に話した。それらをつなげて考えれば、腹部の痛みで、彼女が診療所の医者を訪ねたこととの説明がつく。彼女のカリウム値は下がっていた。だから彼女は亡くなった日の朝、ひどく身体が痛く、疲れていたのである。低カリウム値のせいで彼女の心臓は異常をきたし、致命的な不整脈につながったのである。彼女の死はほとんど瞬間的であったに違いない。九一一に電話する間もなかったのである。

次のクリスマスを、私は三人の妹たちと過ごした。寒くて灰色の十二月の夜を、海岸の家を借り切り、子どもや夫たちが寝ついたあと、われわれは座ってジュリーのことを話した。一年以上経っていたが、喪失感はいまだに生々しく、彼女抜きで集まったこの最初の休暇が、苦痛をもっと辛いものにしていた。妹たちにとって彼女の謎めいた死に方は、末の妹にいつもついてまわる脈絡のない不思議な出来事のもつれに、さらに拍車をかけるものであった。そこで私は妹たちにわかりやすい言葉で、教科書で低カリウム血症と呼ばれている症状について話し、それからジュリーの死について私がまとめた話をした。パズルの最後のピースを置いてみると、彼女の突然の死という物語が、われわれがすでに知っているもっと長い物語にうまく当てはまっていった。それはジュリーの病の物語であり、彼女のアルコール依存症の物語であり、そして彼女の人生というさらに長い物語である。たしかに彼女は深酒で亡くなった酒浸りであるが、面白い、気取らない女性でもあった。彼女の辛口のユーモア感覚が、彼女の人生に起きたさまざまな辛い不運を、ウインクとジョークで解決する助けとなったのである。

「ねえ、今の私たちを見たら、きっとジュリーは笑い出すでしょうね」と、妹の一人がしわくちゃのティッシュで涙を拭いながら、さりげなく言った。「みんなが泣き出すまでは本当のクリスマスじゃない、とか言ってたわね。私たちこんなに夜更かしして、食べ過ぎて、飲み過ぎて、好きな人にも嫌いな人にも会い過ぎてしまって。これではふつうの心臓ではやってゆけないわ」。すると突然に、私たちはジュリーについての話を、それぞれが思うままに話し合えるようになった。彼女は毎日の苦労を笑い飛ばす方法を知っていた。私はそれを羨ましいと思っていた。妹たちみんなと、こんなふうに彼女のことを思い出せるのは嬉しいことであった。

われわれは笑い続け、話し続け、夜明けが近づいてもう寝なければと合図するまで、そうしていた。もうそのときには医学は慰めにはならず、その晩には出番すらなかった。私がまとめた話も、今いろいろわかったことの背後にとっくに消えてしまっていた。カリウムとか不整脈といった冷たくて厳密な言語は外の風にあてられ、包みをとかれて、医療スタッフが部屋を出てしばらくしてから家族たちがしゃべる、くつろいだことばに翻訳し直されたのである。結局のところ、医療は慰安をもたらすものではないが、しかし人生の最後の物語を語るのを助けてくれる。だれかがどのようにして死んだかを知ることは、その人がどのように生きたかを思い出させる手助けとなるのである。そして医療がそのできることをすべてなし終えた後で、私たちが求めるものは物語であり、最終的にはそれだけが私たちの手もとに残るものなのである。

解題——訳者あとがきにかえて

松村理司

　ここ数年来ＮＨＫで「総合診療医ドクターＧ」という番組が散発的に放映されている。平日の夜十時という時間帯なのだが、視聴率は比較的高いようだ。一般に医療系テレビ番組というと、ドラマが先ず頭に浮かぶ。青年外科医が悪戦苦闘の末に、辣腕の名人芸を縦横無尽に発揮する。主人公の俳優医師は、見目も含めて実に格好がいい。あるいはヒューマンな青年家庭医が山間離島僻地で、さまざまな難題を地道に克服しながら、初期診療（プライマリ・ケア）にあたる類のものもある。地域の人々との心の交流が感動的に描かれる。次に頭に浮かぶのは、医療に関わる問題提起番組である。「ドラッグ・ラグをめぐって」というシンポジウムでは、欧米で使用されている抗癌剤の国内認可に手間取る理由が種々の視点から取り上げられる。医学界の権威だけでなく厚生労働大臣までもが、患者代表や司会者と共に参加することがある。「救急医療の前線で」と題した番組では、昨今疲労困憊しがちな救急医療が社会問題として取り上げられ、二四時間・三六五日、救急を維持している元気な病院の工夫が紹介される。

　個別の実際の医者や医療が前景に登場するテレビ番組の筆頭なら、いわゆる啓蒙番組があげられる。ＮＨＫの「きょうの健康」に代表される病気解説番組のことだが、これらの放映は全体としてかなりの量になると思われる。治療の名医が、たとえば外科系医師ならば神の手の持ち主としてじっくり紹介される番組もある。名医列伝ものといえよう。地域での医者の地道な活動を丹念に追ったものも時折は放映され、ヒューマン・ドキュメンタリー物と括られるらしいが、名物医者であることが多く、やはり名医列伝系に含まれよう。

冒頭の「総合診療医ドクターG」の話に戻る。「ドクターG」のGはGENERALの略だが、これは医学の専門用語ではない。つまり、日本の医学界にも米英の医学界にも「ドクターG」やDr.Gといった言い方はない。そのことからもわかるように、番組自体は学術的なものではなく、あくまでエンターテインメントである。比較的好評を博している理由の一つは、クイズ番組一般にみられる謎解きの妙味とされる。若手研修医たちは黙考し、質疑応答に汗だくになるが、その初々しいひたむきな姿勢も好ましいとみなされているようだ。

実は私はこの番組の医療監修の役を担っているのだが、少々こだわる理由は、この種のテレビ番組の放映がかなり珍しいからなのである。どういうことかというと、医者が診断に悩む姿が描かれているのである。これはあまりテレビ番組で取り上げられない。特にドラマで取り上げられることはない。格好が悪すぎる。啓蒙番組の「きょうの健康」の趣旨からもはずれるし、「神の手」の診断自体がそもそも不出来であっては、快刀乱麻を断つ治療の鮮やかさは期待できない。「医療事故をめぐって」というシンポジウムなら、改良点が種々の角度から提案されやすいので放映されることがあるが、「誤診をめぐって」という番組が公になった話は聞かない。しかし考えてみると、謎解きの妙味は、謎が解けない苦渋があるということの裏返しでもあるはずだ。

医者は本当に診断にそんなに悩むものだろうか。これは、ケース・バイ・ケースである。診断の局面に左右されるともいえる。診断の手順は、病歴聴取（問診）、身体診察、検査と進む。そしてこの順に診断の正解率が加算される。病歴のみに基づく診断と最終診断との一致率は六〜八割と驚くほどに高い。病歴に身体所見を加味した診断と最終診断との一致率は、七〜九割とさらに高くなる。検査自体が診断に寄与する割合は一割前後であり、意外に低い。そして、どんなに高級な検査をしても診断のつかない場合が数%残る。これらの数字はとても不思議なことに、検査に乏しかった半世紀前から超高級な検査にあふれかえる今日に至るまでほとんど変化していない。つまり、病歴聴取や身体診察をきっちりと行うと、今日でも約八割の診断がつくのである。もっとずっと低いように錯覚されやすいのは、病歴聴取や身体診察をはしょってしまい、検査漬けに陥ってしまっている昨今の風潮のせいなのである。

一般に視覚に訴える診断は、訓練さえ積めばそれほど悩ましいものではない。例えば皮膚科での診立ては素早いものである。簡便な検査器具を使うが、耳鼻科や眼科での診断もたいていはきっぱりとしたものである。放射線診断や病理診断も、深い学問的水準での不一致はともかく、すぱっと決まるのがふつうである。「一発診断」という医学用語があり、そういう題名の参考書が存在するくらいである。では逆に、どんな場合に診断に難渋するのだろうか。ああでもない、こうでもないと頭の中で考えなければならない場合、つまり認知作業に手こずる場合は、診断は難しくなりそうである。それから、病気の初期やとことん末期なのにそれまでの情報が乏しすぎる場合も難しそうである。

次のような言い方もできる。ありふれた病気のありふれた症候（症状と徴候）なら、診断はお手の物である。稀な病気であっても典型的な症候を示すなら、診断は意外と簡単である。ところが、比較的ありふれた病気なのに定型的でない症候を示す場合が実際にはけっこう多く、この診断に難渋させられる。その際に医者、特に初学者は、ありふれた病気や比較的ありふれた病気を考えるのではなく、稀な病気を考えようとしがちである。これは医者だけでなく、人間一般の心理的傾向とされている。もっともたまには、ごく稀な病気であることが本当にある。その場合には、「稀な事象が思いつけば、それを指摘する気概を失うな」と先輩医から諭されることになるという寸法である。

病気と症候の関係をもう少し掘り下げて考えてみよう。病気があって症候が生じる。つまり病気という原因（本質）があって、症候という結果（現象）が生じるわけである。日本の現代医療の主柱である西洋近代医学ではそのように考え、病気の原因や本質を科学的に解明しようとひたすら努める。そして、解明された原因に応じて根本的治療が考案され、試される。原因が解明されても根本療法がない場合もあるし、原因が解明されなければ対症療法しかないことは言うまでもない。したがって臨床医学の専門医は、自らの専門領域の病気・病態について詳しく把握しているのがふつうであり、その診断や治療について悩むことは少ない。まして名医や達人ともなると、診断能力や治療の腕がひときわ秀でたものであることも間違いない。テレビ出演に慣れている医者なら、いたずらに医学専門用語を乱発せずに、広く市民層にわかりやすい言葉使いを心がけることであろう。

ここまではたいした支障がないようにみえる。はたしてそうだろうか。病気と症候についてさらに一歩突っ込んで考えてみよう。具体的に腹痛について考えてみる。腹痛は救急室で最も多くみられる病気の一つであり、病気の種類も数十に上る。実際の救急現場ではいろいろな専門科の医者に診療されることがふつうだが、専門科を一つ挙げるとするなら、消化器内科や消化器外科であろう。ところで腹痛をきたすごく稀な病気に上腸間膜動脈症候群というものがある。仔細な解剖学の話になり恐縮だが、十二指腸の一部は、周りの脂肪とともに大動脈と上腸間膜動脈に挟まれている。摂食障害や悪性腫瘍などのために急激に体重が減ってしまうと、脂肪がなくなってしまうために二つの動脈がさらに接近することになり、十二指腸のこの部分がほぼ完全に閉塞してしまうことがある。そのために、吐き気・嘔吐や腹痛が生じるのである。このようなごく稀な病気であっても、専門の消化器内科医なら自家薬籠中の物であろう。専門医は自分の専門領域の病気なら、ごく稀なものでもよく知っているわけだから、ここまでは理解しやすい。ところが腹痛をきたす多岐にわたる病気の中には、消化器内科医や消化器外科医の手に余るものもけっこうあるのである。たとえば容易に類推できるように、産婦人科や泌尿器科領域の下腹部痛がある。肺炎や胸膜炎による上腹部痛や季肋部痛、心筋梗塞による上腹部痛なら、出番はそれぞれ呼吸器内科医と心臓内科医ということになる。強烈な腹痛が始まってから何日も経って発疹が出現し、皮膚科で帯状疱疹と診断されることがある。体をねじったときに増悪する右脇腹痛の最終診断が、結核性脊椎炎（背椎カリエス）ということもある。こうなると専門医は、結核医（呼吸器内科医）や整形外科医ということになる。腹痛をきたす鉛中毒やら家族性地中海熱をごくまれに経験することがあるが、どの専門科が診療の最適任かは状況に左右される。

このようにありふれた腹痛という症状一つを取ってみても、病気の可能性のリストは実に多岐にわたるのである。病気と症候について一般化すると、次のようになる。訓練を積んだ一人前の専門医は、自らの守備範囲の病気・病態について詳しく、またそれぞれの症候についてもよく理解している。症候の組み合わせについても造詣が深いものである。しかしながら逆に症候から病気に迫ろうとする場合、同様の症候が数多くの病気にみられ、多くの診療科にまたがるほど病気の特定は困難ということになる。症候はそれほどに諸専門科横断的である。病気→症候は専門医の得意技だが、症候→病気は専門科内の訓練だけでは習得できないのである。「木を見て森を見ず」ということになりかねないわけなのである。守備範囲が本来よりもかなり外側にまで及び、いわゆる「周辺領域にも強い」専門医も多々いるが、それでもこの弊からなかなか抜け出せない。また、先述したように定型的症候は意外に少ないという事実も、診断の目くらましになる。このあたりを扱う学問は「症候学」とか「症候論」とかいわれるが、歴史は相当に古いものの、近代的な学問としてはまだまだ発展途上であり、最近徐々に整備されつつあるという程度にとどまる。

西洋医学の歴史を遡ると、約二百年前までは病気はむしろ症状によって分類されていたことがわかる。十八世紀の後半に病理解剖学が盛んになり、病気の場としての器官、さらに組織という考え方が出てきた。生前の臨床症状と死体解剖所見を突き合わせる作業が歴史上最も精力的になされたのは、十八世紀末から十九世紀初頭にかけてのパリのいくつかの病院においてであった。「病院医学の時代」と呼ばれる所以である。身体診察法のうち打診や聴診が発見されたのも、ほぼこの時期である。身体診察による客観的徴候の把握が、生前の診断に重要とされるようになったのである。

症候から病気を着想したり、推理する方法には幾種類もあるが、分析的なものと非分析的なものに分けられる。先述した「一発診断」は、後者の代表である。ただし最近の研究では、分析的回路と非分析的回路は明瞭に境されるものではなく、かなり重なり合うものだとされる。そして可能性のある病気やその順位がどのようにして医者の頭脳に思い浮かぶかについては、最新の認知心理学の研究成果を利用しても、未だによくわかっていないのである。だから、このあたりを指して、「暗黙知」・「名人芸」・「アート」・「センス」・「勘」といった言葉が使われる。医者にもいくつかのタイプがあり、さまざまの病気・病態については実に詳しいのに、実際の症候から病気を推理するのはあまり得意でないタイプがある。逆に病気・病態についてはそれほど該博な知識はないけれども、症候から病気を推理する力は抜群のタイプもある。

なお漢方医学では、処方を決めるのに病名を必ずしも媒介しなくてよいとされる。ということは、西洋医学における診断過程を経由せずに治療ができるということになる。二百年間に及ぶ西洋近代医学の苦闘の欠如との見方も一方にあるが、ここではこれ以上立ち入って考察しない。何はともあれ、西洋医学では切れ味のよくない種々の慢性症状に対する漢方薬の喧伝される効果情報に接すると、漢方医学の歴史の長さをつくづく感じさせられる。最近ある医学系雑誌で、「東日本大震災では漢方薬・鍼灸が活躍。検査機器もなく診断できる漢方医学」という見出しの記事を見かけた。そこでは急性例・重症例に対する有効性も取り上げられていたが、なかなか斬新な内容であった。見出しの後半は、正確には「検査機器もなく治療できる漢方医学」と言うべきであろうが、「検査機器がなければ診断も治療もできない西洋医学」と揶揄されていることにもなりかねない。

検査に関して少し述べる。ここまでの文脈では、「検査さえできれば診断も治療も確実な西洋医学」がどっしりと控えていることになる。しかし、これは半分しか正しくない。「検査も立派で、診断も治療も確実な西洋医学」というものは、個別にはたしかにある。しかし、これはいつでも言えることではない。病歴聴取や身体診察をきっちりと行った後の検査自体の診断寄与率は、先述したように一割前後でしかない。

「検査が陽性であれば、ある病気がある。検査が陰性であれば、その病気はない」というように一般の人々は考えやすいが、そうは問屋がおろさない。相当に立派な検査であっても、せいぜいが、「検査が陽性であれば、ある病気の可能性がぐっと高まる。検査が陰性であれば、その病気の可能性はかなり減る」程度なのである。これは実際にも原理的にも言えることである。原理的にも言えるということは、今後どんなに立派な検査ができたとしても、検査だけで病気の有無を正確に断言できるようにはならないということなのである。

病気がないのに検査が陽性になるのを偽陽性という。立派な検査であっても、常にこれが幾分かは付きまとう。エイズの疑いが全くない一群の人々にＨＩＶという専門の検査を集団検診で行っても、けっこう多くの陽性例が出現する。うちごくわずかの人々は本物のエイズであるが、ほとんどの人々は偽陽性であり、エイズではない。たまたまの検査が思いもかけないエイズ発見につながり、適切な治療を受けるという好機（医学的にはそうでも、唐突に患者になった心情は複雑であろうが…）にめぐり合うことも稀にあるが、不必要な疑心暗鬼に路頭に迷うことがほとんどであるということになる。こういう場合は、「意味のない検査はするな！」と戒めるのである。そして、真陽性例に「これまでエイズの疑いが全くなかったかどうか」について内省するのである。

この逆を偽陰性という。病気があるのに検査が陰性になる場合である。臨床的にある重要な病気がまず間違いなく疑われ、確定診断のために侵襲的な（つまり、患者に苦痛を強いる）検査を何度繰り返しても陰性にしかならず、往々にして合併症や副作用に悩まされがちな治療に移行しにくい時がある。こういう場合は、よしんば名人による超音波検査や超高級な画像検査で陰性だったとしても、「検査結果を疑え！」を合言葉にする。

診断をつける作業を、医学では診断推論と言う。「症候学」に基づいた診断推論、つまり病歴聴取や身体診察を重視し、症状や徴候から病気を特定する診断推論が、総合診療医によって担われるのはこれまで述べてきた文脈からは理解しやすい。総合診療医は初期診療を間口広く引き受けており、ふだん接している症候もきわめて多数かつ複雑であり、したがって診断作業の幅も広い。いわば「木を見て森も見る」わけである。もちろん「森を見て木を見ず」といった浅いものでは困る。ともあれ総合診療医、わけてもいろいろな病気の種々の初期像に造詣が深い方々に、ひとつ医学の謎解きの醍醐味を託してみようということになったというのが、「総合診療医ドクターＧ」が開始された種明かしである。

なおこの番組で実際に登場する総合診療医には、「病院総合医」や「家庭医」だけでなく、「救急専門医」や「感染症内科医」や「リウマチ医」も含まれる。多くの専門科は「臓器別」に診療する特性があるのだが、同番組で登場する「救急専門医」や「感染症内科医」や「リウマチ医」には、「総合診療的」に診療する泰斗や新進気鋭が選ばれている。「救急」や「感染症」や「リウマチ」は、本来的に「臓器横断的」であるという事情ももちろん手伝っている。

「後医は名医」という言葉がある。病気の輪郭は時間が経つほど自ずから明瞭になってくるので、診断がつきやすくなる。ということは、後で診療する医者ほど正解を出しやすく、診断の名医になりやすいのである。一定の時間が経ってから診療することが多い専門医ほど名医になりやすく、初期診療に携わる総合診療医や家庭医やかかりつけ医ほど名医になりにくい事情を表現している。さて、「前医にも名医あり」は成立するだろうか。「病歴だけで七割の診断が出来るのでしょう。ぜひ展開していただきたい」との専門医たちの脅迫めいた声が聞こえてきそうである。

正確な病歴聴取が診断の最重要な鍵となるわけだが、留意したいことが二つある。第一は、この過程は患者・家族の主体的な参画なしにはあり得ないという確認である。心身ともに病んでいる患者、場合によっては意識がない患者からの正確な病歴聴取は、医療者と患者・家族との双方向的なコミュニケーション抜きには成立しない。このような患者と医療者の病歴共有という考え方に立つと、診療の第一歩である病歴獲得の過程が、問診から病歴聴取に変わり、最近では医療面接と称されるようになった理由がよくわかる。問診では医者が問う、病歴聴取では医者が聴取する、と医者から患者への一方向的な流れである。患者は受け身のままである。医療面接という用語になって、やっと双方向の趣が出てきたように思える。ただし、この用語は一般にもメディアの世界でもまだしっかりとは定着していない。第二は、患者・家族と医療者に十分なコミュニケーションが展開され、正確な病歴が共有されても、診断推論にみられる医学の不確実性はなくならないという覚悟である。これも医療者だけが理解しておくべきものではなく、患者・家族そして一般の方々にも広く共有してもらいたい事実である。医学の不確実性は、診断にも治療にも付きまとうものなのである。

さてこれまで、診断と病名付けをほぼ同様に扱ってきた。しかし、実は違うのである。診断推論のほうが単なる病名付けよりも意味するところが明らかに大きい。病名付けは診断にとって必要であるが、十分条件ではないとも言える。それに、諸診療科における種々の臨床病名をじっくり眺めてみると、実に多様で、なかには混沌としている場合もあり、その命名法に学問的な一貫性がほとんどないことがわかる。誤診を排し、正しい診断に至る不断の努力は欠かせないが、診断推論が単なる病名当てで終わってはならないのはこの面からも言える。

前置きがかなり長くなってしまったが、本書が書かれた背景を私なりに表現させてもらうと以上のごとくになる。さて本書はどのように構成されているか、以下に要約させてもらう。

緒言では、大病院の病床で死に瀕している二二歳の女性が描かれる。さしたる既往歴はない。検査は異常値に満ちているが、全く診断がつかないのである。最後には一般内科医の名医が登場し、ウィルソン病という稀な病気がごく稀な形の急性増悪像を呈したものとわかり、肝不全に対する肝移植で一命をとりとめることになる。診断の妙味が示されるわけだが、それまでどうして診断できなかったかも語られている。

診断にまつわるこのような深刻な具体例を本書でいくつも挙げていくことで、医者の苦悩を読者にもわかってもらおうと著者のリサ・サンダース医師は考える。本書の章立ては、医者が患者を診察し、診断を下していく順序になっているが、週刊のニューヨーク・タイムズ・マガジンへの寄稿記事を六年間分集めたものである。

サンダース先生は、イェール大学医学部を卒業し、同大学プライマリ・ケア内科で研修を終え、現在もそこの現役教官である。彼女は、医学部入学以前にテレビ報道の仕事をしており、その多くが医学関連番組であった。医学の診断の妙味や苦悩を読者と共有したいと思う彼女の姿勢には一貫したものがある。

第一章では、診断に占める病歴の価値、診断を患者に戻す際の配慮が取り上げられている。何ヵ月にも及ぶしつこい吐き気・嘔吐を訴える二二歳の女性。熱いシャワーを浴びると改善すると本人も言い、入院中の患者の行動もそれを支持するものだった。「熱いシャワーで改善するしつこい吐き気」でグーグル検索すると、何と「マリファナ性悪阻」が引っかかった。経験例は身近にはなかったが、同様の症例は世界中で蓄積されていた。「正解」が見つかったのだ。同性の若い担当研修医は、発見に小躍りし、マリファナの中止が治療の根本だと勇んで患者に告げた。患者の反応は全く予想外であり、マリファナ使用はしぶしぶ認めたものの、ひどく怒るのだった。「あの程度のマリファナ使用でどうして私だけに吐き気が起こるのか」と。

診断は間違ってはいまい。患者の行動形式を含めた病歴聴取もしっかりしているし、グーグル検索によるヒットというアプローチも最近の若手医師に似つかわしい。問題は、医学的診断を患者へ戻す際の医者の対応・態度である。患者には自分自身の生活や物語があり、それは医学的事実の告知だけでは覆い切れないことが多い。「病気の解釈モデル」という医学の専門用語があるが、病気の解釈は医者と患者で随分ずれることがあるのである。

第二章では、患者の物語を医者が医者用の物語に置き換え、診断に至る筋道が描かれている。患者の物語が医者用の物語に代わる具体例を挙げてみよう。話をわかりやすくするために、私の創作例を使う。五十歳の男性が外来を受診して、次のように訴えたとする。「右足の親指の付け根が痛いんです。特に夜寝ているときにひどくなります。えっと、三に痛くて目が覚めました。それ以来痛みが続いているんです。ええ、赤くなってます。二日前の夜年前と去年にも同じような痛みがありました」。医者は、これを「中年男性の再発性で急性発症の夜間発作性単関節炎」といった医学的な言葉に置き換えるのである。医者の頭の中には病気スクリプト（台帳）があり、この医学的な言葉への置き換えは、「痛風だろう」と考えさせやすくするという次第である。そして訓練を積んだ医者ほど、さまざまな病気スクリプトをきちっと整理していると言える。

ただし気をつけなければならないのは、この変換作業には、患者を非個性的、非人間的に扱ってしまいやすい傾向があるということである。「三代にわたって学生たちをローマ帝国の話で魅了し、ラテン語の名詞の格変化を覚える気にさせてきた、いかにも優雅な元高校の先生」が、「七〇三号室にいる、急速に認知症が進行している七三歳の女性」と等し並みに括られてしまうことにもなりかねないとサンダース先生は言う。

第三章では、亡びていく身体診察について描かれる。身体診察の軽視や省略で重篤化したり、致死に至った具体例が何例も呈示される。軽視傾向は、すでに二十年以上前から指摘されてきた。研修制度の中での身体診察の訓練は、それほど組織的なものではなかったとしてもかつては確かにあった。しかし、今日では患者の平均在院日数が極端に短くなり、また研修医が病院にいる時間が法的にかなり制限されてしまい、患者と担当研修医とのベッドサイドでの共存時間もすっかり減ってしまった。したがって身体診察の時間や、その訓練の機会も減ったのである。身体診察の軽視の理由はそれだけではない。発達・進化する医療技術や検査のクールさに比べて、身体診察は何となく原始的で、密着し過ぎで、押しつけがましい感じがあり、医者も心理的に怯みやすいのである。

サンダース先生は、医学生一年次のときに義姉の乳癌に触ってみないかと請われたことがあると打ち明ける。当時彼女にはできなかった。それほどプロフェッショナルに振る舞えなかったし、何よりもきっちりとした触り方を未だ習っていなかった。その後しばらくして、医学生二年時には模擬患者から乳房診察の実地訓練をみっちりと習うことになり、具体的な手技を手中に収めることになった。しかし、医者になってから相当の年数になるが、乳房撮影検診を勧める割に乳房診察を自身では行っていないことに気づく。これは乳房診察が、ぎこちない親密さをもっているだけでなく、乳房撮影などの技術の進化に比べて価値が低いと思われているからである。そうであるのになぜ触診にいつまでもこだわるのだろうか。

第四章では、身体診察の今日的意義が考察されている。身体診察が絶滅危惧種化している実態が前提となっている。そのうえで、この章でも身体診察の軽視や遅れのために重症化したり、致死的になったりした具体例が何例も取り上げられている。逆に、身体診察が臨床現場できらりと光った実例も示されている。また身体診察によって必要な検査が適切に指示されることになり、時間や資源が節約されることも述べられている。

この分野での比較的最近の業績の一つに、『証拠に基づく身体診断学』の刊行がある。さまざまな身体所見の特性や有効性が調べられたのである。きらりと光るとされた身体所見ももちろん存在するが、よく周知されているのに無価値だと断定された所見も意外に多い。またごく最新の臨床研究によれば、入院患者の身体診察をきっちりと行うと、二六％の確率でそれまでの診断や治療法が変更されるともいう。

五感の科学とでもいうべき身体診察が今後どのように復権すべきか、つまり何を残し、何を捨てるべきなのかが問われている。以下に視診、触診、聴診の順に考えてみよう。

第五章では、視診が取り上げられている。冒頭で、網膜色素変性症で失明した六十歳代の男性医師が某医療センターのリハビリテーション部長として登場し、その手慣れた診療風景が描かれ、いささか驚かされる。グーグルで検索すると、盲目の医師は米国に十数名おり、約十名が精神科医、二、三名がリハビリ医とのことである。視診を全く利用できなくても医師として機能できる部門が、例外的には存在するわけである。

視診に関連する医学的事象がいくつか紹介されている。まず病気の際の表情が取り上げられる。病気は確かに顔に現れやすいし、視覚は顔に向きやすい。重篤観も顔に表現されやすいわけだが、病気の重症度は生命徴候（バイタルサイン）にこそ頼るべきである。つまり、血圧・脈拍・呼吸・体温・意識・尿量といった客観的な具体的情報を利用すべきなのである。

シャーロック・ホームズが得意とする観察による推理は、医学でも大切である。米国の医学部の中には、絵画の鑑賞などを利用して観察の訓練を授業で行っているところがある。日常生活では異常さから目をそらす慎ましさが要求されるが、医学部での学習では、異常さを見つけ、目をそらさず、その原因を追及する貪欲さが求められる。

見えるものに気づくことはとても大事である。見えなければ気づかないことは多い。しかし、見えるからといって気づくとは全く言えないのである。これは診療でよく経験される。「無関心による盲目」とは、このあたりの事情を指している。「ゴリラを失認」の挿話は実に面白い。白と黒の衣服の二チーム間でのバスケットボールを使ったゲームのビデオを鑑賞しながら、サンダース先生が、「白い服チームのパス回し」について凝視する実験に加わる。その質問には何とか答えられたのだが、「ゴリラを見ませんでしたか」の唐突な質問には、彼女には当初その意味すら不明なのであった。同じビデオをその目で見直すと、なるほどゴリラのぬいぐるみを着た女性が、画面の中を歩き回っているのがすぐにわかる。ゴリラがよくやるように、胸まで叩いている。違うことに関心が集中していると、見えてはいるかもしれないが、全く気づかないということが実際に起こるのである。

第六章では、触診が取り上げられている。触診は、歴史的にも文字通り手当ての原型であり、癒しの源泉である。米国における乳癌の七〇％以上が自分の胸を触れた女性によって発見されている。二〇％は乳房撮影によるが、五％、一万例程度は医者による乳房触診で発見されている。米国の救急室を受診する腹痛患者は毎年三百万人を超え、二五万人が虫垂切除術を受ける。そこでも触診は大きな武器となっている。うち虫垂が正常だったもの（陰性虫垂炎）は二〇％、女性だけに限ると四五％にもなるという。二十数年前に点数化が図られることにより、不必要な手術は五％以下になったとされる。この点数化によっても虫垂炎の診断がはっきりしない患者があるのだが、その群にCT検査を応用すると陰性虫垂炎は一％近くに減少する。

CT検査がそれほどすばらしい識別能力をもつのなら、虫垂炎の可能性のある腹痛患者に全例CTをしたらどうだろうか。米国では実際にはかなり多くが術前に検査をしているのである。ところがこれに問題があって、術前にCT検査をした群の患者のほうが、しなかった群の患者よりも合併症をずっと起こしやすいという統計がある。CT検査のために、手術までの時間が二倍近くかかるかららしい。

サンダース先生は、インターンが終わり卒業後二年次の研修医になった日に、急に起こったひどい腹痛の高齢女性を入院させた。強い腹痛なのに腹部の触診を含め、身体所見が乏しい。結局虚血性大腸炎の典型像と判明するのだが、自力で診断を思いつくのはむずかしいことを悟る。

続いて触診を利用した身体診察法が三つ示される。スパーリング徴候、チネル徴候、アドソン徴候である。これらは現在も教えられているのだが、その価値が今一つはっきりしない。そういった不確実さのために、今日の医者は身体診察全体を軽視・省略してしまいやすい。第四章でも取りあげた『証拠に基づく身体診断学』の著者の主張の骨子は、次のようである。第一に、身体所見は何となく不確実で、検査は確実だという印象があるが、それは間違っている。第二に、身体所見の一部には切れ味がすばらしいものがあり、継続して教えられるべきである。身体所見の中には価値が乏しいものもあり、捨て去るべきである。教育上の取捨選択が大事である。チネル徴候は価値が低い。第三に、検査は必ずしも確実ではない。胸部レントゲンでの心臓の大きさ、乳房撮影の読み、病理標本の解釈についても専門家の見解が分かれることがけっこうある。第四に、多くの病気の診断基準が未だに身体所見に基づいている。

第七章の「問題の核心」では、身体診察のトリとして聴診が取り上げられている。「問題の核心」は原文では「The Heart of the Matter」となっており、聴診の中心対象が心臓であることを考えると、言葉の使い方が心憎い。

心臓診察コースは、近年盛んになってきた生涯医学教育における身体診察コースの中心を占めており、わけても心臓聴診に力点が置かれる。身体診察が生涯教育の対象になるのは、第三章で示されたようにそれが亡びつつあるからだが、心臓診察（聴診）がなぜ中心を占めるのか。眼底診察（検査）が技術的に最も難しく、神経系診察が最も複雑だという事情があるが、心臓診察は最も熟練した技能を要するのである。

心臓聴診の源流は、一八一六年のパリでのラエンネックにさかのぼる。ごく簡便な聴診器の発明である。すでに十八世紀の末に二つの新しい考え方が登場していた。第一の考えは、病気は個々の器管の機能不全によって起こるというものである。これは病理解剖学の発展に支えられている。第二の考えは、第一のそれを延長するようなものであり、病気は症状によって定義されるべきではないというものである。この時代以前には、病気は症状別に分類されていた。つまり、患者の主観的感覚に拠っていたのである。しかし多くの病気が同様の症状を呈し、患者はどの器管が悪いかを指摘できないのだから、医者の仕事は、身体に由来する客観的な徴候を見つけて機能不全の器管に迫るということになる。これが身体診察の隆盛の淵源である。

現代における心臓聴診の能力は、心臓超音波検査に比べてどうだろうか。心臓専門医に限ると、合格点を出せそうである。救急医もそこそこできる。プライマリ・ケア医はちょっとわからない。しかし嬉しいことに、この能力は学習で習得できるのである。

ということで、今日の米国の医学校での身体診察の授業は、入学当初から活発に行われている。実習では模擬患者も有効に活用されている。米国医師免許試験でも、実技に身体診察が加えられたのが二〇〇四年であり、一九六四年の中止から四〇年経ってからであった。

ところが身体診察の技能は、研修医時代にあまり伸びないことが知られている。時間や機会が制限されているというのが理由の一つである。もう一つの理由は、身体診察が何となく古くさいと受け取られているからである。実地臨床では、役立つことが多いというのに。

米国における研修の伝統は、「先輩のやり方を見て、自分でやり、すぐに後輩に教える」である。病歴聴取や身体診察に関しては、これだけでは足りない。きっちりと、正確に実施されているかどうかが保証の限りではないからである。研修医が直接に観察され、指導されることが不可欠である。そして、教官自身も再実習を受けなければならない。

第八章では、万能と考えられやすい検査が、実はそうでもないのだといろいろ考察されている。ライム病の判定は医学論争にもなっているところだが、ライム病が疑われる患者がまず登場する。抗生物質の服用でもよくならず、思い余って「ライム病専門医」にかかったところ、「慢性ライム病」という診断が下される。これはよく起こることだが、「慢性ライム病」なんてものはそもそも存在しないのだとサンダース先生は言う。長期にわたる抗生物質の副作用は相当に危険である。何らかのその他の病気なのだから、その病気の診断と治療を遅らせてしまう。ではどうしてこの診断名が使われるかというと、ライム病の診断が難しいからだけでなく、患者の前で病名が付かないという不確実さに医者が耐えにくいからだと先生は考える。

ライム病の病原細菌は一九八一年に初めて発見された。培養が困難なので、診断には二種類の抗体検査が用いられる。米国の専門機関は、第一の検査で陽性であり、かつ第二の検査のうち一〇分の五以上で陽性であれば、ライム病にかかった可能性はきわめて高いとしている。より科学的に言うと、精度（真陽性率＋真陰性率）が九〇％以上とされる。話が込み入ってくるのは、ここから先なのである。抗体産生には時間がかかり、二種類の検査で測定できるようになるには数週間かかる。したがって、病気の早期は診断できないのである。細菌が抗生物質による治療でやっつけられた場合も、抗体が産生されないかもしれず、いずれの場合も偽陰性になってしまう。逆にいったん抗体が産生されると、生涯ずっと陽性になるので、以前の感染なのか新規のものなのかの区別ができないことになる。ということもあり、「慢性ライム病」患者の中には、一三年間も抗生物質治療を続けている者がいる。

ライム病にかかった患者のほとんどは二～四週間の抗生物質療法で改善するが、約一～二割の者は数ヵ月から数年、疲れやあちこちの痛みや腫れが続いたり、ぶり返したりすることがある。「後ライム病症候群」と命名されたこれらの患者群に本格的な試験（無作為化比較試験）をしたところ、三つの試験のすべてで抗生物質は無効となった。ところが、「ライム病専門医」は「慢性ライム病」にこだわり、抗生物質の使用を継続するのである。ライム病の診断は、身体所見と検査に拠るのではなく、症状だけに基づくべきだと主張する「ライム病専門医」もいるが、その症状はごくありふれたものばかりである。こうなると、万人がライム病の感すら呈してくる。

冒頭の患者は、「慢性ライム病」ではないと、当の「ライム病専門医」から最終的に告げられた。他のリウマチ医に診てもらったところ、リウマチ性多発筋痛症という診断であった。副腎皮質ステロイド薬が著効した。その後四年経ち、ぶり返しもあったが、これはこの病気のかなり自然な経過である。

第九章は、思考の間違い、つまり誤認についての話である。誤認とは何かというと次のようである。まず大きな項目として、誤診がある。これは、診断の誤り、見逃し、遅延のことであり、医療過誤訴訟の第二の理由となっている。この誤診が、無過失の誤診、診療システムによる誤診、そして誤認の三つのカテゴリーに分かれる。無過失の誤診とは、医者の技量の範囲外の因子によって起こるものをいう。診療システムによる誤診とは、検査結果の報告の遅れといったうまく機能しない診療システムによるものをいう。誤認は思考の間違いだから、医者に責任がある。ただし、この三つのカテゴリーには重複がある。

ある研究では、無過失の誤診は七％とごく少ない。本書では細かくは書かれていないが、診療システムによるだけの誤診は、その研究の原著論文では一九％となっている。そして誤認によるだけの誤診は二八％、診療システムによる誤診と誤認の両方の要素が絡む場合が四六％となっている。だから、本書に書かれているように、診療システムが絡む誤診は、全体として一九＋四六＝六五％となり、全誤診例の三分の二に見られるということになる。誤認が絡む誤診は、全体として二八＋四六＝七四％だから、全誤診例の四分の三に見られ、単独でも四分の一を超えるという次第である。誤認はさらに、知識の欠落、情報収集の不備、誤った総括に細分化されるが、誤った総括が大半を占める。つまり、収集した情報を全体としてまとめる過程にこそ最大の困難と陥穽があるのである。

誤った総括の一つに、「早すぎる結論づけ」というものがある。一つの診断がつくと思考が停止してしまって、それ以外の可能性が考慮されないのである。「医者の偏見」も誤認に関わることがある。すなわち患者の年齢、性、社会経済的身分、人種、民族性などの因子が偏見を形成することがあるが、それにも「正当な偏見」と「不当な偏見」がある。後者はできるだけ除外されるべきである。「診断のはずみ」と呼ばれる誤認もある。ある診断のラベルが貼られると、だんだんと粘着力が強まって、はがせなくなってしまうのである。

誤診の研究の歴史は浅い。今後この方面での研鑽が積まれ、誤診を回避する策略は練られることだろう。しかし、人間の脳の容量が限られていて、近い将来の拡大は望めないのに、究極的に誤認から免れることができるだろうか。コンピュータによる記憶量の拡大は、はたして実用化するだろうか。

第一〇章は、コンピュータによる診断についてである。開発され出して三〇年以上が経過するが、当初の予想に反してバラ色では全くないのである。理由は三つある。第一に、コンピュータは、患者から直接に情報を収集することができない。第二に、あちこちで使われるコンピュータのソフトは別々のものであり、一貫したものではない。かかる費用も無視できない。第三に、臨床上の難問に遭遇した際の医者の最善とされる行動は、コンピュータからではなく、他の医者から適切な助言を得ることであるとされている。チェスの場合を考えてみよう。チェスの名人は、計算力、記憶力ともに桁外れに能力の高いコンピュータといい勝負をする。医学の診断は、チェスよりずっと複雑である。だから、診断学ではコンピュータはあまり大きな顔はできない。ベテランの医者が行う一発診断も、コンピュータは履行できない。医者の誇る五感とも、コンピュータは無縁である。

そうはいっても、けっこう価値のある診断決定支援ソフトはいくつも開発されてきた。熱帯の国から帰国した発熱患者の鑑別診断に感染症を考えるのは医学の常識だが、特定の国にはどのような感染症があるのか、専門のソフトならたちどころに教えてくれる。しかしながら、第九章で触れた「早すぎる結論づけ」が、医者にはつきまとう。この場合には、医者がコンピュータに相談するということはない。それから、よいソフトほど価格が高い。

グーグル検索なら無料である。今日では多くの一般人が、医療の分野でもグーグルを利用している。第一章での「マリファナ性悪阻」も、研修医によるグーグル検索のおかげであった。今後もこの類のコンピュータ利用は、市民の間にも医療界にもますます広がるだろう。しかし、コンピュータが人間の頭脳に完全に取って代わるということはありえない。なぜなら、物事を選択する局面がなくなることはないし、選択は人間にしかなし得ないことだからである。また、傾聴や共感は医療に不可欠であるが、これもコンピュータにできることではないからである。

「結語」の見出しが最終診断となっている。最終診断というのは、病理診断のことを指すのが恒例だが、ここでは解剖による病理診断、わけても異状死体の解剖による病理診断の実例が示されている。そして誰の異状死体かというと、何とサンダース先生自身の実の妹であり、驚きを禁じ得ない。アルコール依存症の四二歳の妹が自宅で亡くなっているのが発見されたのだ。しかも、二〇分前には電話で話をしている。医療関係者でない他の妹たちにはとりわけ心理的抵抗が強かった解剖だが、その結果に特記すべきものはなく、毒物や薬物や感染症が原因でもなかった。ということは、解剖によっても死因が突きとめられなかったということになる。「アルコール依存症に起因する低カリウム血症があり、それによって不整脈が起こったための突然死」が、実姉である先生が総合的に下した推定診断であった。

解剖によっても最終診断が得られないとは、診断の不確実さの極致とでもいえようか。そういった事例の存在は、病理形態学のもつ限界として医者にはつとに受け入れられているのだが、一般の読者には納得しにくいことだろう。それがよりによって医者である著者の実妹の死という形で、診断にまつわるさまざまな話が盛り込まれた本書の最後尾を飾るのは何とも皮肉である。しかし、診断の不確実さの「証明」のために、敢えて内情が暴露されているのかもしれない。

一年以上が経った次のクリスマスに遺族が集まって、夜を共にした。著者は三人の妹たちに推定死因をわかりやすく、じっくりと説明した。その後の時間はゆっくりと流れ、やり切れなさも薄れ、妹の死に関する医学的物語は、彼女の生活・人生を包む家族・遺族の物語に昇華していくのだった。

ゆみる出版の田辺肇さんから本書の翻訳に関するお誘いがあったのは、三年近く前になる。その当時、すでにNHKの「総合診療医ドクターG」の制作にかかわっていたので、「一般の方々と医学診断」という課題には興味を惹かれるものがあった。しかし、聞くと著者は、全米で大ヒットしている医療ミステリー「Dr. HOUSE（ドクター・ハウス）」のアドバイザーをしているという。このシリーズは何回か見たことがあったのだが、登場する医者役の俳優たちの診断推論が自由闊達には聞こえるが、突拍子もないことが多く、またやたらに検査に頼り、思いつきのように治療に走ることがあり、それに何よりも、主人公のハウス医師の人格が奇矯としかいいようがない描写が多いので、刺激的ではあるが、かなり変わった医療診断ドラマくらいに思っていた。なお、同番組は約八年間続き、二〇一二年五月に終了したとのことである。

その番組に医学情報を流している中堅の総合診療医の一般人向きの著書というかなりの偏見をもって読み始めたのだが、緒言から外れた。とても正統なのである。このため私にしてはきわめて珍しいことに、ついに原著を読破してしまった。面白く、かつ格調が高い。さっそく田辺さんに監訳快諾の旨を伝えたところ、塚本明子氏を紹介された。良き翻訳者を得たわけだが、わずかながら私自身も翻訳することになった（緒言と第八章）。

出来上がった翻訳を通読してみると、医学の診断にまつわるさまざまな過程が順序よく、かなりの厚みをもって書かれている。具体例にも事欠かない。診断の妙味や誤診の契機についても、ほぼ余すところなく取り上げられている。患者・家族の参加なしには正確な病歴は成立しないというメッセージ性も強い。診断の不確実さは永遠になくならず、医者はそれに耐えねばならないという信念も堅い。一般の読者に向けての言葉で書かれているので、本来は良質の啓蒙書なのだが、多くの医療関係者にも資するところがあるように思われる。

本書の元は、ニューヨーク・タイムズ・マガジンへの連載記事である。このニューヨーク・タイムズ・マガジンというのは、日刊新聞であるニューヨーク・タイムズの日曜版の別冊という代物である。したがって、週刊なのだが、著者は今も月に一度くらいのペースで連載を続けている。インターネットを使えば便利なもので、http://well.blogs. nytimes.com/ にアクセスすれば、「THINK LIKE a DOCTOR（医者の身になって考える）」というサンダース先生の記事が無料で読める。ところでニューヨーク・タイムズは百万部そこそこの販売数だが、ニューヨーク・タイムズ・マガジンは一六〇万部を超えるらしい。ということは、サンダース連載記事も相当数の読者を獲得している可能性がある。良質の医学的啓蒙の量的拡大の方法についても教えられるところが大きい。

略歴

松村理司（まつむら・ただし）

1974年京都大学医学部卒業。京都大学結核胸部疾患研究所胸部外科、国立療養所岐阜病院外科、京都市立病院呼吸器科、市立舞鶴市民病院内科勤務を経て、2004年、洛和会音羽病院院長。2013年、洛和会総長。2015年、洛和会京都厚生学校学校長（兼務）。国立がんセンター、沖縄県立中部病院、米国バファロー総合病院・コロラド州立大学病院で研修。1998年より京都大学医学部臨床教授。

主な編著書：『“大リーガー医”に学ぶ』医学書院、2002年。『地域医療は再生する』医学書院、2010年、など。

〈連絡先〉

〒606－8062　京都市山科区音羽珍事町2番地　洛和会音羽病院

rakuwadr002@rakuwadr.com

塚本明子（つかもと・あきこ）

東京大学教養学部教養学科イギリス分科卒業。同人文科学研究科博士課程修了。英国オックスフォード大学留学。哲学博士（D.Phi）1985年。筑波大学教授、東京大学教授、などを歴任。東大名誉教授。現在、ポーランド在住。

主な著訳書：『新講座哲学16巻』“生と自然”、岩波書店、2003年。『動く知フロネーシス』ゆみる出版、2008年。M. グリーン『リヒトホーフェン姉妹』みすず書房、2003年。F. エプスタイン『もし五歳になったら』ゆみる出版、2008年、など。

患者はだれでも物語る――医学の謎と診断の妙味

2012年12月20日　初版第1刷発行
2021年3月30日　第3刷発行

発行者　田辺　肇

発行所　株式会社　ゆみる出版
東京都新宿区新宿1-7-10-504 電話03(3352)2313・振替00120-6-37316

印刷／製本・モリモト印刷
ISBN978-4-946509-47-6